Hans-Werner Wahl · Heidrun Mollenkopf
Frank Oswald (Hrsg.)

Alte Menschen in ihrer Umwelt

Hans-Werner Wahl · Heidrun Mollenkopf
Frank Oswald (Hrsg.)

Alte Menschen in ihrer Umwelt

Beiträge zur Ökologischen Gerontologie

Westdeutscher Verlag

Die Deutsche Bibliothek – CIP-Einheitsaufnahme
Ein Titeldatensatz für diese Publikation ist bei
Der Deutschen Bibliothek erhältlich

Der Westdeutsche Verlag ist ein Unternehmen der Bertelsmann Fachinformation GmbH.

www.westdeutschervlg.de

Höchste inhaltliche und technische Qualität unserer Produkte ist unser Ziel. Bei der Produktion und Verbreitung unserer Bücher wollen wir die Umwelt schonen: Dieses Buch ist auf säurefreiem und chlorfrei gebleichtem Papier gedruckt. Die Einschweißfolie besteht aus Polyäthylen und damit aus organischen Grundstoffen, die weder bei der Herstellung noch bei der Verbrennung Schadstoffe freisetzen.

Umschlaggestaltung: Horst Dieter Bürkle, Darmstadt

ISBN 978-3-531-13437-6 ISBN 978-3-322-90684-7 (eBook)
DOI 10.1007/978-3-322-90684-7

Inhalt

Vorwort

Die Ökologische Gerontologie versteht sich innerhalb der Alternsforschung als ein Dach, unter dem sich jene vielfältigen Perspektiven vereinigen lassen, die allesamt alte Menschen in ihrer räumlich-sozialen Umwelt ins Blickfeld nehmen. Allen diesen Perspektiven ist gemeinsam, daß sie das alltägliche Altern fokussieren, sei es in einer eher grundlagenwissenschaftlichen oder in einer eher angewandten Sicht. Gemeinsam ist ihnen ferner die besondere Hervorhebung des Wohnens im Alter als „dem" Brennpunkt des Alltags alter Menschen, denn alte Menschen verbringen, durchschnittlich gesehen, den weitaus größten Teil ihres Alltags in den „eigenen vier Wänden", auch wenn die interindividuellen Unterschiede beträchtlich sind. Gleichsam natürlich und zwangsläufig schließt eine solche Schwerpunktsetzung allerdings auch das „Draußen" mit ein: Alltägliches Leben im höheren Lebensalter wird auch in starkem Maße von den Gegebenheiten des Wohnumfelds, seinen Entwicklungsmöglichkeiten, aber auch Barrieren, fehlenden oder verloren gegangenen Umweltressourcen mitgeprägt. Die Schließung des Ladens um die Ecke kann die alltägliche Versorgung und damit die Aufrechterhaltung einer selbständigen Lebensführung einer ganzen Gruppe älterer Menschen in einem Stadtteil nachhaltig beeinträchtigten, doch seltsamerweise wird solch ganz konkreten Risiken eines Autonomieverlusts in der Gerontologie bis heute relativ wenig Aufmerksamkeit zuteil. Nicht selten fehlt bei oft recht statischen Charakterisierungen von Problemgruppen alter Menschen (z.B. hochaltrigen Frauen in der Situation des Alleinlebens und mit hoher Multimorbidität) die dynamische Komponente der Person-Umwelt-Wechselwirkung, in der sich solche Risikokonstellationen deutlich abschwächen oder aber noch verstärken können.

In diesem Buch wird der Versuch unternommen, den Alltag alter Menschen in ihrer Umwelt „drinnen" und „draußen" im Spiegel unterschiedlicher Disziplinen zu betrachten. Eine solche Trennung muß immer analytisch bleiben und soll Wechselwirkungen keinesfalls ausschließen. Vielleicht liegt sogar eine der besonderen Herausforderungen der zukünftigen Ökologischen Gerontologie darin, diese Verknüpfungen zwischen dem „Drinnen" und „Draußen" im Prozeß des alltäglichen Alterns noch sehr viel differenzierter zu verstehen, als dies bereits heute möglich ist. Das Buch will insofern neue Beiträge zur Ökologischen Gerontologie und damit auch zur Weiterentwicklung und stärkeren Integration dieses bislang recht uneinheitlichen Gebiets leisten. Die grundlegende Überlegung geht dahin, daß sich viele Disziplinen mit Fragen des Wohnens im Alter, aber auch mit der Gestaltung des außerhäuslichen Alterns in räumlich-sozialen Kontexten auseinandersetzen, ohne daß bislang eine deutliche Vernetzung dieser Zugänge erkennbar ist. Auch scheint uns bisher die

Verschränkung der wissenschaftlichen Sichtweise mit der Anbieterseite, etwa mit Herstellern von barrierearmen Küchen- oder Badeinrichtungen oder Planern von öffentlichen Nahverkehrssystemen, noch in keiner Weise gelungen zu sein. Es werden deshalb Forschungs- und Anwendungsperspektiven der Ökologischen Gerontologie – unseres Wissens zum ersten Mal in einer deutschen Publikation – vereinigt und gegenseitig aufeinander bezogen. Insofern besteht auch die Hoffnung, die gerade am Beispiel der Ökologischen Gerontologie immer wieder hervorgehobene Bedeutung einer interdisziplinären Sichtweise von Alternsprozessen ein Stück weit stärken zu können.

Die dem Buch zugrunde liegenden Ideen haben zunächst zu einer Konferenz geführt, die im November 1998 gemeinsam vom Deutschen Zentrum für Alternsforschung an der Universität Heidelberg und der Wüstenrot Stiftung, Ludwigsburg, durchgeführt wurde. Die Überlegung der beiden Veranstalter ging dahin, im Rahmen der Konferenz durch Referate und Ko-Referate einzelne Forschungs- und Anwendungsperspektiven auf alte Menschen in ihrer Umwelt „drinnen“ und „draußen“ zusammenzutragen und zu gegenseitigen Stimulationen anzuregen. Weiteres Ziel der beiden Veranstalter war es, alle Konferenzbeiträge in überarbeiteter Form auch als Buch vorzulegen, was hiermit geschieht. Die inhaltliche Zusammengehörigkeit von Referaten und Ko-Referaten ist im Duktus des Buches durch eine entsprechende Kennzeichnung der Kapitel (a,b) zu erkennen.

Das Werk gliedert sich in vier Teile. In Teil I, „Standortbestimmungen, Konzepte und Anwendungsfragen“, wird zunächst in zwei Kapiteln das Gebiet der Ökologischen Gerontologie grundlegend in seinen Möglichkeiten und Grenzen diskutiert (Kaminski; Wahl, Oswald & Mollenkopf); zudem werden Nutzungsoptionen ökogerontologischer Konzepte und Forschungsergebnisse – oft schnell behauptet, aber selten überzeugend nachgewiesen – hinterfragt (Pichert). In Teil II, „Alltag im Alter als Person-Umwelt-Beziehung in der Wohnung“, wird in fünf Kapiteln und fünf zugehörigen Komplementärbeiträgen die ganze Bandbreite des Wohnens im Alter, speziell des Wohnens in Privathaushalten, beleuchtet. Psychologische Sichtweisen des Wohnens (ökopsychologische: Saup; entwicklungspsychologische: Sowarka & M. Baltes) werden soziologischen gegenübergestellt (Lebensstilforschung: Lüdtke; Architektursoziologie: Narten), wobei vor allem in den Komplementärkapiteln nicht nur aus der Perspektive des Alters, sondern auch aus einem Blickwinkel der gesamten Lebensspanne argumentiert wird (Flade, Gaiser). Ferner werden die Aspekte Design und „neue“ Technologien, beide derzeit vor allem unter den Überschriften „Design for all“ und „intelligentes Wohnen“ Teil der Fachdiskussion, in ihrer Bedeutung für das Wohnen im Alter entwickelt (Meyer & Schulze; Quinten) und in den Komplementärbeiträgen ergänzend aus der Warte von Vertretern der industriellen Produktfertigung und -vermarktung betrachtet (Breimesser, Hütt). In Teil III, „Alltag im Alter als Person-Umwelt-Beziehung außerhalb der Wohnung“, zeigt sich in weiteren fünf Kapiteln und entsprechenden Komplementärbeiträgen erneut die Notwendigkeit eines Zugangs anhand unterschiedlicher wissenschaftlicher Disziplinen. Sozialstrukturelle und soziologische Perspektiven (Heuwinkel & Borchers; Karl, Künemund) werden ebenso eingenommen wie sozialgeographische (Friedrich) und verkehrspsychologische (Kaiser). Auch hier werden die einzelnen Ansätze mit Anforderungen der Planung und damit der alltäglichen Gestaltung von Umwelten zum Nutzen älterer Menschen konfrontiert (speziell Stadtplanung: Schmaus; Gestaltung des ÖPNV: Balschbach). Des weiteren fließen in die Komplementärkapitel psychologische und sozialgerontologische Überlegungen sowie Gedanken zum differentiellen Altern ein (Fooken, Tesch-Römer, Tews). In Teil IV des Buches, „Integration und Zukunftsperspektiven", geht es in einem abschließenden Kapitel der Herausgeber (Mollenkopf, Oswald & Wahl) darum, Verschränkungen des „Drinnen" mit dem „Draußen" aufzuzeigen und diese verknüpfende Sichtweise zu nutzen, um einige Fragen zum zukünftigen Altern zu formulieren. Um Leserinnen und Lesern den Überblick über die vertretenen Disziplinen und Arbeitsgebiete zu erleichtern, schließt sich ein Glossar der am Buch beteiligten Forschungs- und Anwendungsperspektiven an.

Obwohl mit diesem Konzept die Bandbreite der Thematik „Alte Menschen in ihrer Umwelt" relativ umfassend abgedeckt wird, konnten spezifische Facetten und Fragestellungen nicht behandelt werden. So konzentrieren sich die Autoren auf das Wohnen in Privathaushalten. Bekanntlich unterliegt das Altern und Wohnen in Institutionen und in so genannten neuen Wohnformen (z.B. dem Betreuten Wohnen) ganz anderen Bedingungen, die im Rahmen des Buches nicht auch noch erschöpfend hätten behandelt werden können. Dabei war auch das Argument maßgeblich, daß das Altern in solchen „Sonderwohnformen" die absolute Ausnahme darstellt (bekanntlich wohnen nur 5% der über 65jährigen in Heimen), was sich allerdings in bezug auf neue Wohnformen in Zukunft verändern könnte. Auch spezifische Fragen des Wohnens von älteren Migranten gewinnen immer mehr an Bedeutung, konnten jedoch im Rahmen der vorliegenden Buchkonzeption in der notwendigen Differenziertheit keine Berücksichtigung finden.

Das Buch richtet sich schon aufgrund seiner interdisziplinären Anlage an unterschiedliche Gruppen von Leserinnen und Lesern. Studierende gerontologischer Diplomstudiengänge sind ebenso angesprochen wie an Alternsfragen interessierte Studierende der Psychologie, Soziologie, Architektur, des Designs, der Geographie, der Ingenieurwissenschaften und der Haushaltswissenschaft. Neben im engeren Sinne wissenschaftlich Tätigen in den genannten Disziplinen will das Buch auch Praktikern, Planern, Entwicklern und Herstellern ein breit angelegtes und dennoch integriertes Wissen anbieten – als Hintergrund und hoffentlich auch als Hilfestellung zur Optimierung der in ihren ganz konkreten Anwendungszusammenhängen zu bewältigenden Aufgaben und Herausforderungen. Es wurde grundsätzlich versucht, einseitige geschlechtsspezifische Formulierungen zu vermeiden. Für die Fälle, in denen dies – auch aus Gründen der Lesbarkeit – nicht geschah, weisen wir ausdrücklich darauf hin, daß stets die weibliche und die männliche Wortform gemeint ist.

Die Erstellung des Buches konnte nur durch die Hilfe einer Reihe von Personen erfolgreich abgeschlossen werden. Zu danken ist hier zunächst Frau Katrin Falk, Frau Simone Klein, Frau Ursula König und Frau Isabelle Scholtes für ihre sehr engagierte Arbeit, ohne die die Realisierung des Projekts in einem relativ kurzen Zeitraum nicht möglich gewesen wäre. Schließlich danken wir dem Westdeutschen Verlag und speziell Herrn Dr. Gerd Nollmann dafür, die Publikation in zügiger Weise vorangetrieben und in allen Phasen des Produktionsprozesses in hilfreicher Art befördert zu haben.

Gewidmet sei dieses Buch Frau Prof. Dr. Margret Baltes, die unsere Konferenz mit ihren Beiträgen sehr bereichert hat und im Januar 1999 im viel zu frühen Alter von nur 59 Jahren verstorben ist. Ausdrücklich danken möchten wir auch ihrer langjährigen Mitarbeiterin Frau Dr. Doris Sowarka, die die Gedanken von Margret Baltes für dieses Buch zu einem prägnanten Kapitel verdichtet hat.

Heidelberg, im Sommer 1999

Hans-Werner Wahl
Heidrun Mollenkopf
Frank Oswald

I. Standortbestimmungen, Konzepte und Anwendungsfragen

Hans-Werner Wahl, Frank Oswald und Heidrun Mollenkopf

Alter und Umwelt – Beobachtungen und Analysen der Ökologischen Gerontologie

1. Ökologische Perspektiven in der Gerontologie

Dieses Einführungskapitel sei mit zwei Vorbemerkungen begonnen. Es geht in diesem Beitrag zum ersten darum, in die Thematik der Person-Umwelt-Beziehung im höheren Lebensalter im Sinne einer Sensibilisierung für damit verknüpfte zentrale Fragen einzuführen. Wir sehen also die Aufgabe des Kapitels im Sinne des Aufspannens jenes Forschungs- und Anwendungsfeldes, das den alten Menschen in seinen alltäglichen Umweltzusammenhängen fokussiert, also der *ökologischen Gerontologie.* Es soll ganz bewußt keine Forschungsübersicht präsentiert werden, zumal essentielle Inhalte der ökogerontologischen Forschung im Verlauf der weiteren Kapitel dieses Buches dezidiert aufgegriffen werden. Zum zweiten soll im folgenden keine wissenschaftliche Disziplin eindeutig im Vordergrund stehen, denn es gehört nach unserem Verständnis zu einer Grundanforderung der ökologischen Gerontologie, Interdisziplinarität anzustreben, also die eigene Heimatdisziplin zu zügeln und die Chancen einer diesbezüglichen Heimatlosigkeit zu erkennen. Allerdings wird eine psychologische Akzentsetzung schon notwendig sein, da die psychologische Gerontologie gerade zur Klärung von Fragen der Person-Umwelt-Beziehung im höheren Lebensalter wichtige Theorieansätze und Befunde beigetragen hat (Oswald, 1996; Saup, 1993; Wahl & Saup, 1994; Wahl, 1992).

Was die Gliederung dieses Kapitels betrifft, so sollen zunächst einige grundlegende Überlegungen zu ökologischen Perspektiven in der Gerontologie dargelegt werden. Im zweiten Teil werden drei Fragen an die ökologische Gerontologie gerichtet (Wie ist das „Setting ökologische Gerontologie" einzugrenzen? Wer beschäftigt sich mit Fragen der Person-Umwelt-Relation im Alter? Was hat die ökologische Gerontologie heute in die Gerontologie einzubringen?), und es werden entsprechende Antworten diskutiert. Am Ende werden die wichtigsten Punkte noch einmal in einem Resümee zusammengefaßt.

Menschen altern stets in spezifischen Umwelten und diese wirken sich auf den Verlauf von Alternsprozessen aus. Dies ist an sich heute ein breiter Konsens in unterschiedlichen Zugängen zum Altern, von der Biologie, biologischen Anthropologie über die Psychologie bis hin zur Soziologie, Human-Factors-Forschung und Geriatrie beziehungsweise Gerontopsychiatrie. Die wissenschaftliche Beschäftigung mit menschlicher Entwicklung im allgemeinen und Altern im besonderen weist dabei seit langer Zeit eine ausgeprägte Affinität zu Fragen der Person-Umwelt-Relation auf (dazu auch L. Kruse & Graumann, 1998). Nachfolgend seien dafür einige beispielhafte Autorinnen und Autoren bzw. Arbeiten aus der Psychologie und Gerontologie, auch im Sinne einer schlaglichtartigen historischen Perspektive, in chronologischer Folge genannt und näher erläutert:

- Havighurst (1948) hat im Rahmen seines Konzept der lebenslaufbezogenen Entwicklungsaufgaben auch die Gestaltung bzw. Neugestaltung des Wohnens als zentrale Herausforderung des Alterns herausgestellt. Und mit dem Wohnen ist zweifellos eine wichtige, vielleicht gar „die" prototypischste Person-Umwelt-Relation, ganz gleich in welchem Lebensalter, angesprochen.
- Kleemeier (1959) hat im „Handbook of Aging and the Individual" wohl eine der frühesten Arbeiten zur Bedeutung von Umwelten für alte Menschen bzw. für den Verlauf von Alternsprozessen publiziert. Kleemeier hebt beispielsweise auf den alterskorrelierten Rückgang in der sensorischen Leistung und entsprechende umweltbasierte Kompensationsmöglichkeiten ab.
- Lindsley (1964) hat den Begriff der „prothetischen Umwelt" eingeführt, der in der Folge gerade in der ökologischen Gerontologie einen inflationären Gebrauch erlebte.
- Rosenmayr und Köckeis (1965) können als Klassiker auch ökogerontologischen Denkens in der Gerontologie, speziell der sozialen Gerontologie im deutschsprachigen Raum, gelten; sie betrachten ebenfalls die Bewahrung eines guten und selbständigen Wohnens als besondere Anforderung von Altern.
- Lawton und Nahemow (1973) haben mit ihrem Umweltanforderungs-Kompetenz-Modell wohl eine der am meisten zitierten Arbeiten in der Gerontologie überhaupt vorgelegt. Sie argumentieren, vereinfacht dargestellt, dahingehend, daß mit reduzierten Kompetenzen im Zuge des Alterns das Verhalten älterer Menschen immer stärker von Umweltgegebenheiten mitbestimmt, ja gar geprägt werden kann. Wahrscheinlich ist diese sogenannte Umweltfügsamkeits-Hypothese (Docility-Hypothese) bis heute die am weitesten verbreitete implizite oder explizite theoretische Argumentationsfigur für die unterschiedlichsten ökogerontologischen Teildisziplinen und Anwendungszusammenhänge.
- Lantermann (1976) hat den Begriff der „Umweltkompetenz" in die Literatur eingeführt und damit die beharrliche Nutzung von Umwelt im Sinne des Verfolgens von Lebenszielen im höheren Lebensalter hervorgehoben. Leider ist dieses Konzept nicht weiterentwickelt, geschweige denn empirisch bearbeitet worden.
- Lehr (1977) hat in ihrer „Psychologie des Alterns" Altern auch als ökologisches, und nicht nur als biologisches, soziales und ökonomisches Schicksal charakterisiert. Bedauerlicherweise ist allerdings die ökologische Perspektive in späteren Auflagen des Werkes wieder entfallen.
- M. Baltes und Barton (1979) haben die Möglichkeiten eines lerntheoretischen Zugangs zum alten Menschen herausgestellt und damit Umwelteinflüsse als entscheidenden Motor für unterschiedliche Alternsverläufe ins Feld geführt.
- Kahana (1982) hat in einem vielzitierten Buch zu ökogerontologischen Theorien (Lawton, Windley & Byerts, 1982) den Gedanken der Person-Umwelt-Passung bzw. der Person-Umwelt-Kongruenz im Detail ausgearbeitet und

- Carp (1987) hat ähnliche Gedankengänge in dem wichtigen „Handbook of Environmental Psychology" und damit an exponierter Stelle innerhalb der allgemeinen umweltpsychologischen Publikationslandschaft eingebracht.
- Saup (1993) hat ein erstes Lehrbuch der ökologischen Gerontologie im deutschsprachigen Raum vorgelegt, das allerdings bislang auch international kaum ein entsprechendes Pendant besitzt.
- Wahl und Saup (1994) haben in einem Editorial zu einem ökogerontologischen Themenheft der Zeitschrift für Gerontologie (heute Zeitschrift für Gerontologie und Geriatrie) Forschungsdesiderata der ökologischen Gerontologie aufgezeigt und Vorschläge für einen stärkeren Einbezug ökologischer Perspektiven in die Gerontologie vorgelegt.

Daneben sind sozialisationstheoretische und entwicklungspsychologische Arbeiten zu nennen, in denen die Schlüsselrolle der Kontextualität von Verhalten und Erleben herausgehoben wurde. Zu erwähnen wären beispielsweise, was sozialisationstheoretische Ansätze betrifft, bereits Barker und Wright (1949) im Sinne einer Fokussierung alltäglicher Entwicklungskontexte von Kindern, sowie Bronfenbrenner (1981), etwa sein Konzept des ökologischen Übergangs. Was Konzeptionen einer lebensumspannenden Entwicklungsperspektive angeht, so sei speziell die dort herausgearbeitete kritische Rolle von Kohorteneinflüssen auf die menschliche Entwicklung und auf das Altern genannt (z.B. P. Baltes, 1968, 1990; Kruse & Thomae, 1992; Schaie, 1965). Auch die aktuelle Gerontologie bietet Ausgangs- und Anknüpfungspunkte für ökologische Perspektiven. Nach einer recht intensiv rezipierten Definition von Baltes und Baltes (1992) beschäftigt sich Gerontologie „mit der Beschreibung, Erklärung und Modifikation von körperlichen, psychischen, sozialen, historischen und kulturellen Aspekten des Alterns und des Alters, einschließlich der Analyse von *alternsrelevanten und alternskonstituierenden Umwelten und sozialen Institutionen*" (S. 8; Hervorhebung durch die Autoren dieses Kapitels). Eine solche Definition ist für ökologische Perspektiven in der Gerontologie bzw. für entsprechende Forschungsarbeiten ermutigend, wird doch darin die Bedeutung von Umwelt und von sozialen Institutionen für das Alter eindeutig anerkannt – als alternsrelevant, ja, sogar alternskonstituierend. Wir verstehen dies so, daß in beiden Qualifizierungen auch eine Prioritätssetzung enthalten ist: Zum einen und in der schwächeren Variante: Umwelten und soziale Institutionen als *alternsrelevant.* Hier geht es etwa um die Bearbeitung der Frage, wo Umwelten, gebaute Umwelten, dinglich-technische Umwelten, Nachbarschaften, kommunale Umwelten usw. Alternsverläufe mitbestimmen bzw., umgekehrt gesehen, es geht darum, daß Alternsverläufe nur verstehbar sind vor dem Hintergrund des jeweiligen räumlich-sozialen Kontexts. Zum anderen und in der stärkeren Variante: Umwelten und soziale Institutionen als *alternskonstituierend.* Altern ist nicht ausgenommen von zeitgeschichtlichen Einflüssen und Wandlungen, und Altern morgen wird vermutlich anders aussehen als Altern heute oder gestern. Bei alternskonstituierenden Umwelten geht es also um die Frage, wo verändernde Bedingungen dazu beitragen, neue Formen des Alterns ein Stück weit mit anzustoßen bzw. wo sie dies mit hoher Wahrscheinlichkeit morgen oder übermorgen tun werden. Denken wir beispielsweise an die bereits heute vorhandenen Optionen des Wohnens im Alter, die anders sind als jene von vor, sagen wir 30 oder 40

Jahren, und die sich ständig weiter ausdifferenzieren: Wohnen im Privathaushalt, eventuell Wohnanpassungsmaßnahmen, „intelligente" Häuser (siehe dazu auch Meyer & Schulze in diesem Band), neue Kommunikationsmöglichkeiten, die vielleicht schon bald jedes Haus, jede Wohnung, ganz gleich, wo diese sich befindet, mit der „Welt" vernetzen werden, betreutes Wohnen, Mehrgenerationenwohnen, Haus- und Eigentümergemeinschaften, Wohngemeinschaften. Wir glauben, daß – aus einer Kohortenperspektive des Alters betrachtet – es auch solche im Wandel begriffenen Person-Umwelt-Dynamiken sind, die Altern bereits heute verändert haben und dies morgen und übermorgen in noch viel stärkeren Maße tun werden (Wahl, Mollenkopf & Oswald, 1997; Mollenkopf, Oswald & Wahl, 1998).

So weit, so gut – aber dennoch: Die Identität des Forschungs- und Anwendungsgebiets der ökologischen Gerontologie ist bislang unscharf und eher patchworkartig geblieben. Was an der ökologischen Gerontologie kann oder könnte also verbindend wirken? In welcher Weise sollte – aus einer interdisziplinären Perspektive betrachtet – ein solches Wissenschaftsfeld überhaupt verstanden werden?

2. Drei Fragen an die Ökologische Gerontologie und erste Antwortversuche

2.1 Wie ist das „Setting ökologische Gerontologie" einzugrenzen?

Eine erste, sehr allgemeine Antwort: Ökologische Gerontologie kann ein „Dach von Fragen" anbieten, unter dem sich die unterschiedlichsten Zugänge und Personen, die sich mit Aspekten der Person-Umwelt-Relation bzw. -Gestaltung im Alter beschäftigen, wiederfinden können. Wir wählen dieses Bild bewußt, weil wir denken, daß ein solches Dach nur in der Vernetzung der unterschiedlichen Fragen trägt und jedes partikulare Fragen zu seltsamen Isolationen – vielleicht gar zum Einsturz des Daches – führt.

Drei einfache Fragerichtungen seien umrissen: Es geht *zum ersten* um grundlegende Fragen, etwa darum, welchen Umweltbegriff, aber auch welches Menschenbild wir der Wechselwirkung von Person und Umwelt zugrunde legen, es geht um Theorien der Mensch-Umwelt-Beziehung im höheren Lebensalter, es geht um eine Auseinandersetzung mit der Frage, was denn charakteristisch für diese Person-Umwelt-Relation ist – und was möglicherweise für Menschen jeglichen Alters in ihrer immer bereits gegebenen Eingebundenheit in räumlich-dingliche Kontexte Gültigkeit besitzt. Angesprochen werden mit solchen Fragen vermutlich vor allem ökologisch orientierte Psychologen und Soziologen. Es geht *zum zweiten* um Fragen der Gestaltung und konkreten Optimierung von gebauter, dinglicher und technischer Umwelt auf der Mikroebene: Angesprochen fühlen sich hier wohl eher Architekten, Designer, Haushaltswissenschaftler, aber auch Anbieter, etwa von „barrierenfreien" Küchen- oder Badeinrichtungen oder von „seniorengerechter" Technik. Es geht *zum dritten* auch um Fragen der Umwelt auf der Meso- und Makroebene. Hier fühlen sich wohl eher Stadtsoziologen, Sozialgeographen, Verkehrswissenschaftler und sicherlich auch ein anderes Segment der Anbieter- und Praxisseite, etwa Verkehrsunternehmen (ÖPNV) oder Verantwortliche in der kommunalen Planung, angesprochen.

Besonders wichtig erscheint uns nun, daß keine dieser Fragerichtungen für sich stehen kann oder zumindest sollte. Die Bearbeitung grundlegender Fragen einer ökologischen Gerontologie, etwa von Psychologen, ist bedeutsam, jedoch bleibt diese seltsam „blutleer", wenn nicht Aspekte der Architektur oder des Designs ganz konkret mit einbezogen werden. Praktiker und Anbieter sind andererseits aufgefordert, grundlegende Fragen zu stellen: Welches Menschen- und Altersbild existiert in ihren Köpfen? Vielleicht eines, das den alten Menschen primär reaktiv und seiner Umwelt „ausgeliefert" betrachtet? Oder eines, das auch alten Menschen zutraut, daß sie ihre Umwelten „proaktiv" (Lawton, 1985, 1989) und zielgerichtet zu gestalten in der Lage sind, daß sie, um den Begriff von Lantermann aufzugreifen, auch „umweltkompetent" sind?

Das gemeinsame Dach von Fragen, als Minimalkriterium einer ökologischen Gerontologie mit weitem Geltungs- und Anwendungsbereich, beinhaltet demnach immer auch das Miteinander unterschiedlicher Disziplinen, also Interdisziplinarität und Multiprofessionalität, obwohl die Gefahr einer Leerformel gerade bei diesen Begriffen hoch ist (Wahl, 1998a; Wahl & Saup, 1994).

Und es ist weiter zu fragen: Um welche Umwelt geht es eigentlich der ökologischen Gerontologie? Um die soziale, die räumliche, die sozial-räumliche oder die räumlich-soziale? Wir finden dies zunehmend schwerer abzugrenzen. Lange Zeit war eine Standardantwort in der Umweltpsychologie, die räumlich-dingliche Umwelt sei bislang vernachlässigt worden, also gehe es vor allem um dieses Umweltsegment (und in dieser Weise wird auch heute der Begriff „ökologisch" noch häufig gebraucht). Mit diesem Umweltzuschnitt kam man der sozialen Netzwerkforschung bzw. der Forschung zur sozialen Umwelt nicht ins Gehege, was forschungspragmatische Vorteile hatte. Dann allerdings wurde zu Recht angeführt, die räumlich-dingliche Umwelt sei immer kulturell-sozial aufgeladen bzw. ihre Wahrnehmung und Gestaltung sei stets auch durch die soziale Umwelt mitbestimmt (Kruse & Graumann, 1987). Beides würde eine Akzentuierung der ökologischen Gerontologie im Sinne der Fokussierung der *räumlich-sozialen* Umwelt nahelegen. Andererseits könnte man wiederum mit der sozialen Netzwerkforschung und den Forschungen zu sozialen Beziehungen in der Gerontologie argumentieren, die soziale Umwelt habe ein Primat verdient, nur müßten soziale Netzwerke und Beziehungen auch stets in räumlichen Dimensionen gesehen werden, vor allem vor dem Hintergrund bestimmter baulicher Gegebenheiten und in Termini von räumlicher Nähe und Distanz bzw. von Erreichbarkeit und Nichterreichbarkeit. Dies würde dann eher für die Konzeption einer *sozial-räumlichen* Umwelt sprechen.

Insgesamt scheint das ökologische Standardargument weiterhin Gültigkeit zu besitzen, denn es ist bis heute so, daß Person-Umwelt-Beziehungen in wissenschaftlichen und praxisbezogenen Zusammenhängen immer noch zu häufig nur *implizit* angenommen, aber nicht *explizit* herausgearbeitet werden. Dies allerdings gilt besonders im Bereich der räumlich-dinglichen Umwelt und weniger im Bereich der sozialen Umwelt. So findet in vielen bekannten gerontologischen Studien auch erhebungstechnisch die Erfassung der sozialen Umwelt alter Menschen eine sehr viel größere Aufmerksamkeit und Differenziertheit als die räumlich-dingliche Umwelt (z.B. Mayer & Baltes, 1996; Rowe & Kahn, 1998). Es ist demnach weiterhin sehr bedeutsam, im Rahmen der ökologischen Gerontologie eine *räumlich-soziale* Perspektive in den Vordergrund zu stellen (Saup, 1993), auch wenn diesbezüglich ein häufiger Gestalt-Switch im Sinne des Umkippens in eine *sozial-räumliche Perspektive* durchaus hilfreich ist.

Es geht ferner bei einer Eingrenzung des „Reviers" der ökologischen Gerontologie, in Anlehnung an Saup (1993), um theoretische Beiträge, um empirische Arbeiten und Anwendungszusammenhänge, die als Gegenstandsbereich das Verhalten und Erleben älterer Menschen in der Beziehung zur konkreten räumlich-sozialen Umwelt thematisieren (vgl. auch Wahl, 1992). Die Qualifizierung „konkrete räumlich-soziale Umwelt" ist dabei so zu verstehen, daß es in ökologischen Sichtweisen von Altern stets um den *Alltag* alter Menschen geht, den wohl gerontologische Forscher wie Praktiker in seiner hohen Heterogenität immer noch zu wenig kennen bzw. sich zu wenig um diese Kenntnis bemühen.

2.2 Wer beschäftigt sich mit Fragen der Person-Umwelt-Relation im Alter?

Hier ist es zunächst faszinierend festzustellen, wer sich alles mit Fragen der Person-Umwelt-Beziehung im höheren Lebensalter bzw. in einer lebenslaufumspannenden Sicht auseinandersetzt – ohne dies immer auch gleich so zu nennen. Betrachten wir nur die deutsche Forschungslandschaft, die ja recht gut überschaubar ist:

- Überlegungen zu ökologischen Perspektiven in der Psychologie waren und sind mit ökologischen Perspektiven in der Gerontologie eng verbunden bzw. sie haben nicht selten die Besonderheiten des Altwerdens auch als besonders typische Veränderung der Person-Umwelt-Relation im Lebenslauf betrachtet. Dafür stehen beispielsweise die Arbeiten von Kaminski (1976), L. Kruse und Graumann (L. Kruse & Graumann, 1998).
- Ökologisch orientierte Psychologen und Soziologen beschäftigen sich beispielsweise mit der Frage, wie Alltag und Wohnen im Erwachsenenalter und Alter erfahren und gestaltet wird. Dafür stehen etwa die Arbeiten von M. Baltes (M. Baltes, Maas, Wilms & Borchelt, 1996), Flade (1987), Oswald (1996) und Saup (1993).
- Verkehrspsychologisch ausgerichtete Psychologen nehmen den alten Menschen in seiner außerhäuslichen Fortbewegung, zunehmend häufiger auch als Autofahrerin und Autofahrer, ins Blickfeld. Dafür stehen etwa die Arbeiten von Kaiser (Kaiser & Myllymäki-Neuhoff, 1996), Schlag (1993) und Tränkle (1994). Ökogerontologisch besonders interessant ist an diesen Arbeiten, daß Optionen und Barrieren der Verkehrsteilnahme älterer Menschen die objektive und subjektive Weite der alltäglichen Lebenswelt in entscheidender Weise mitbestimmen dürften.
- An räumlichen Handlungsmustern und Lebensstilen interessierte Soziologen und Sozialgeographen verfolgen im Quer- und Längsschnitt die alltäglichen Wege und Aktionsräume alter Menschen und fragen nach erleichternden und erschwerenden Bedingungen für außerhäusliche Mobilität im Alter. Offensichtlich stehen diese Untersuchungen in enger Beziehung

zu verkehrspsychologischen Studien. Dafür stehen etwa die Arbeiten von Friedrich (1995), Karl (1996) und Mollenkopf und Flaschenträger (1997).

- Haushaltswissenschaftler, Ingenieure, aber auch Soziologen fragen nach den Möglichkeiten und Grenzen von neuen Technologien für das Leben, speziell das Wohnen im Alter, aber auch nach allgemeinen Zusammenhängen zwischen Technik, Lebensstilen und Lebensqualität. Technik ist dabei zwar bislang eher selten als „Umwelt" verstanden worden, aber es kann ja kein Zweifel daran bestehen, daß Technik auch einen wesentlichen Aspekt von Person-Umwelt-Relation darstellt und insofern auch dieses Feld eine enge Affinität zur ökologischen Gerontologie besitzt. Dafür stehen beispielsweise die Arbeiten von Lüdtke (Lüdtke, Matthäi & Ulbrich-Herrmann, 1994), Meyer und Schulze (1996), Pichert (1996) und Mollenkopf (1998a,b).
- Architekten und Designer gestalten tagtäglich auch die Person-Umwelt-Relation von alten Menschen mit. Dafür stehen etwa die Arbeiten von Heeg (1994), Narten (1993), Quinten (1997) und Stolarz (1992).
- Forschungsarbeiten zur Bedeutung von umweltrelevanten Kompetenzeinbußen, etwa des Hörens und Sehens, haben immer auch enge Bezüge zur Beziehung des alten Menschen zu seiner sozialen und räumlichen Umwelt. Dafür stehen etwa die Arbeiten von Tesch-Römer und Nowak (1998) und Wahl (1997).
- Untersuchungen zu sozial-strukturellen Determinanten des inner- und außerhäuslichen Verhaltens im Alter und damit auch der Nutzung von und der Partizipation an Umweltressourcen in einem allgemeinen Sinne bis hin zu ehrenamtlichem Engagement werden ebenfalls zunehmend häufiger thematisiert. Dafür stehen etwa die Arbeiten von Heuwinkel (Heuwinkel, Kujath & Bergmann, 1996), Kohli (z.B. Kohli & Künemund, 1997) und Tews (1993).

Es ist nicht leicht, etwas Profundes zur wissenschaftlichen Kommunikation zwischen diesen Zugängen bzw. den jeweiligen Repräsentantinnen und Repräsentanten, von denen viele in diesem Buch versammelt sind, anzumerken. Insgesamt drängt sich allerdings der Eindruck auf, daß die gegenseitige Wahrnehmung von Arbeiten sehr selektiv und nicht selten über den Zufall gesteuert geschieht. Teilweise wissen die jeweiligen Personen wohl auch gar nichts voneinander bzw. kämen gar nicht erst auf die Idee, auch die Arbeiten eines anderen Zugangs in Erwägung zu ziehen. Wir glauben, daß diese Ausgangslage der ökologischen Gerontologie ein sehr spezifisches Charakteristikum darstellt, das so sonst in dieser Weise in der Gerontologie nicht zu finden ist. Dieses Buch will einen bescheidenen Beitrag zur Verbesserung dieser Situation leisten.

2.3 Was hat die ökologische Gerontologie heute in die Gerontologie einzubringen?

Ein Antwortversuch muß hier mit der Beobachtung beginnen, daß die räumlich-soziale Umwelt in der Gerontologie, speziell in der psychologischen Gerontologie, zu häufig nur *implizit* angesetzt, aber nicht *explizit* thematisiert wird. Sicherlich: Mit der Aussage, alter Mensch und Umwelt stünden in Interaktion oder gar Transaktion liegt man gewissermaßen heute stets richtig, man findet zumindest keinen Widerspruch, sondern nur Zustimmung (Wahl & Saup, 1994). Aber dies kann ja wohl nicht genügen. Von einer ökogerontologischen Warte aus betrachtet muß man es demnach bedauerlich finden, daß in vielen „Trendkonzepten" der aktuellen Gerontologie Person-Umwelt-Relationen zu wenig explizite Beachtung verdienen. Dazu drei Beispiele aus der psychologischen Gerontologie:

- *Ein erstes Beispiel – Kontrollüberzeugungen alter Menschen.* Theorien und empirische Befunde zu Kontrollüberzeugungen im Alter haben konvergierend belegt, wie entscheidend das Erleben, Kontrolle über die Lebenswelt und über Umweltereignisse ausüben zu können, für Aktivität, Emotionalität und Wohlbefinden ist (Heckhausen & Schulz, 1995). Offensichtlich sind mit dem Konzept der Kontrollüberzeugungen auch Prozesse der Person-Umwelt-Regulation angesprochen, wobei gerade im höheren Lebensalter die Regulierung von Relationen zur räumlichen Umwelt eine entscheidende Rolle für gutes Altern spielen kann. Lawton (1985) hat beispielsweise bei gehbeeinträchtigten alten Menschen Prozesse einer Verdichtung von Kontrolle beobachtet, das heißt diese alten Menschen bewahrten in einer „Gewinnen durch Verlust"-Strategie ein relatives Höchstmaß an Kontrolle durch Reduktion ihres Aktionsradius und ein bestmögliches Arrangement von Gegenständen im Rahmen eines, wie Lawton es nannte, innerhäuslichen „Kontrollzentrums". Auch wir haben in unseren Studien mit gehbehinderten, sehbehinderten und blinden Menschen deutliche Anhaltspunkte für solche Strategien der Kontrollverdichtung unter besonderer Nutzung der räumlich-dinglichen Umweltbedingungen gefunden (Oswald, 1998; Wahl & Oswald, in Druck; Wahl, 1997), jedoch steht eine systematische Analyse derartiger Prozesse insgesamt noch weitgehend aus.
- *Ein zweites Beispiel – psychologische Widerstandsfähigkeit im Alter.* Psychologische Widerstandsfähigkeit oder Resilienz ist nicht zuletzt durch Arbeiten aus dem Bereich der Berliner Altersstudie, speziell von Staudinger und Kollegen (Staudinger & Fleeson, 1996; Staudinger, Marsiske & Baltes, 1995), zu einem wichtigen Konzept der Gerontologie avanciert. Und es ist ja in der Tat eine der vielleicht spannendsten Fragen der psychologischen Gerontologie, warum es so vielen alten Menschen, trotz aller alterskorrelierten Verluste, gelingt, ein hohes subjektives Wohlbefinden aufrechtzuerhalten. Die vielleicht noch spannendere Frage geht dahin, warum die einen alten Menschen eine besonders hohe Ausprägung solcher psychologischer Widerstandsfähigkeit auch bei ungünstigen und ungünstigsten Erfahrungen zeigen, andere – auch bei weniger hohen Belastungen – hingegen nicht. Allerdings scheint auch in diesen Forschungsarbeiten bislang der Aspekt der Auseinandersetzung mit der räumlich-sozialen Umwelt vernachlässigt zu werden. In unseren Studien mit sehbehinderten und blinden alten Menschen haben wir jedenfalls gefunden, daß in Abhängigkeit von unterschiedlich ausgeprägten Lebenszielen, beispielsweise dem basalen Ziel der Aufrechterhaltung einer selbständigen Lebensführung, die Bereitschaft und vielleicht auch Fähigkeit zur umweltbasierten Kompensation des sensorischen Verlusts sich sehr unterschiedlich darstellte (Wahl, 1997). Insofern könnte die explizite Berücksichtigung von Person-Umwelt-Regulationen auch die Forschungen zur psychologischen Resilienz bereichern, jedoch ist dies bislang noch in keiner Weise geschehen.
- *Ein drittes Beispiel – Alltagskompetenz im Alter.* Alltagskompetenz hat sich ebenfalls in den letzten Jahren zu einem wichtigen „Trendkonzept" in der psychologischen Gerontologie und darüber hinaus entwickelt (M. Baltes et al., 1996; Diehl, 1998; Wahl, 1988b; Willis, 1991). Obwohl in den entsprechenden theoretischen Zugängen die räumliche Umwelt als eine wichtige Determinante von Alltagskompetenz betrachtet wird, existiert auffallend wenig rigorose Forschung zu diesem Aspekt. Ergebnisse, wie wir sie in unseren Studien mit sehbehinderten und blinden alten Menschen gefunden haben, daß nämlich auch bei Kontrolle anderer Faktoren, beispielsweise der Ko- und Multimorbidität, Nicht-Passungen zwischen alten Personen und ihren jeweiligen Umfeldgegebenheiten einen signifikanten Anteil der Variation in der Alltagskompetenz vorhersagen können (Wahl, Oswald & Zimprich, 1999), sind erstaunlich selten.

Solche Beispiele können Forschungsmöglichkeiten und Verknüpfungen zwischen der ökologischen Perspektive und wichtigen „Trendkonzepten" der Gerontologie aufzeigen, die bislang zu wenig genutzt werden. Auch wenn wir hier Beispiele aus dem Bereich der psychologischen Gerontologie gewählt haben, sind wir doch sicher, daß ähnlich auch mit Forschungsfragen und -themen aus anderen Disziplinen argumentiert werden könnte. Aus der sozialen Gerontologie, beispielsweise bietet sich insbesondere das Konzept der Lebenslage (z.B. Backes & Clemens, 1998) für eine Verschränkung mit räumlich-sozialen Theorien und Konzepten der ökologischen Gerontologie an und vice versa. Mit Bezug auf die Geriatrie, Rehabilitation und Versorgungsforschung erscheint es theoretisch wie praktisch sehr bedeutsam, Krankheitsverläufe und ihre alltäglichen Auswirkungen auch in einer räumlich-sozialen Dimension zu betrachten, was im übrigen zunehmend häufiger in entsprechenden konzeptuellen Ansätzen auch berücksichtigt wird (z.B. Jette, 1996).

Allerdings: Auch selbstkritische Überlegungen sind angebracht – zwei Aspekte seien genannt: Im Gegensatz zu anderen klassischen Gebieten der Gerontologie, etwa der Persönlichkeits- oder der Kognitionsforschung, scheint sich derzeit in der ökologischen Gerontologie auf theoretischem Gebiet relativ wenig zu tun. Immer wieder werden die „alten" Theorien und Konzepte ins Feld geführt, vor allem die bereits weiter oben genannten, etwa das Umweltanforderungs-Kompetenzmodell von Lawton und Nahemow (1973), aber diese Theorien wirken heute, wie uns scheint, nicht mehr sehr befruchtend auf einfallsreiche empirische Arbeiten. Andererseits lassen sich nur wenige neue theoretische Ansätze erkennen, die eine solche auch empirisch stimulierende Rolle übernehmen könnten, wenngleich theoretische Integrationsversuche, wie etwa jener in Gestalt eines Prozeßmodells der Person-Umwelt-Interaktion von Saup (1993), auch eine stärkere Beachtung in empirischen Arbeiten verdient hätten. Gerontologen aus klassischen Gebieten, wie prototypisch dem Feld der geistigen Leistungsfähigkeit, muß zudem auffallen, daß ökogerontologische Arbeiten derzeit kaum in den hochangesehenen einschlägigen Journalen, beispielsweise den *Journals of Gerontology*, auszumachen sind, und nach unserem Eindruck heute noch weniger als in den 70er und 80er Jahren. Woran dies liegt, ist schwer zu sagen. Vielleicht hängen beide Aspekte auch zusammen: Ohne neue und stimulierende Theorien und Konzepte werden wohl kaum vielversprechende neue empirische Arbeiten entstehen, Arbeiten, die so gut und innovativ sind, daß sie in den besten Journals eine Publikationschance besitzen.

3. Resümee

Abschließend seien in einem kurzen Resümee die wichtigsten Schlußfolgerungen aus den vorgelegten Beobachtungen und Analysen noch einmal thesenartig zusammengefaßt:

1. Ökologische Gerontologie verfügt wissenschaftshistorisch wie wissenschaftssystematisch über eine breite Verankerung in der Gerontologie.
2. Ökologische Gerontologie bietet für eine faszinierende Bandbreite von Disziplinen zumindest ein „Dach von Fragen". Die Fokussierung der räumlich-sozialen Umwelt und damit auch des Alltags alter Menschen ist dabei essentiell.

3. Ökologische Gerontologie hat etwas in die Gerontologie einzubringen – grundlagenwissenschaftlich wie anwendungsbezogen. Besonders wichtig erscheint uns dabei für zukünftige Forschungsarbeiten oder gar -programme, die Potenz ökogerontologischer Perspektiven durch Forschungsverknüpfungen mit anderen wichtigen Zugängen der Gerontologie unter Beweis zu stellen.

Die folgenden Kapitel in diesem Buch mögen dazu dienen, dieses Resümee in konvergierender Weise aus der Sicht unterschiedlicher wissenschaftlicher Disziplinen mit engem Bezug zur ökologischen Gerontologie zu illustrieren und damit weiter zu untermauern.

Gerhard Kaminski

Alltag, Person und Umwelt – Fragen der Anwendung aus einer primär psychologischen Perspektive

An dieser Gemeinschaftspublikation ist – mindestens aus psychologischer Sicht – manches außergewöhnlich: die beachtliche Anzahl der beteiligten Disziplinen, die fast beunruhigende Breite ihres thematischen Spektrums und nicht zuletzt die Kühnheit der konzeptionellen Vorstrukturierung dieses Unternehmens. Demnach wird hier ein „problemfeldorientierter" transdisziplinärer Diskurs (vgl. Mittelstraß, 1992) angestrebt und damit die Überwindung von disziplinären Abschottungen und interdisziplinären Kommunikationsdefiziten. Für dieses Vorhaben soll und will ich in diesem Beitrag die Position der Psychologie grundlegend zu charakterisieren versuchen.

Dabei stellt sich als erstes die Frage: Welche „psychologische Perspektive" ist denn für diese Zwecke geeignet bzw. gefordert? Somit muß zunächst, im ersten Abschnitt, zum Bewußtsein gebracht werden, welche Anforderungen an eine „psychologische Perspektive" durch dieses Vorhaben – explizit oder implizit – vorgegeben sind. Im zweiten Abschnitt werde ich zwar eingangs behaupten, daß es eine allen diesen Anforderungen genügende psychologische Perspektive noch nicht gibt, dann jedoch zu zeigen versuchen, daß und wie sie – und zwar aus bereits Vorhandenem – konstruiert werden kann.

1. Anforderungen an die hier benötigte psychologische Perspektive

Was heißt „hier"? Dieses Publikationsvorhaben hat sehr weitgesteckte, anspruchsvolle Ziele vorangestellt bekommen (vgl. Wahl et al., in diesem Band), die sicherlich nur längerfristig erreicht werden können. Dennoch dürfen wir als Autoren dieses ehrgeizigen Sammelwerkes die Verwirklichung dieser Ziele nicht schlichtweg seinen Lesern überlassen. Wir selbst tragen eine Primärverantwortung für das, was nach dem Erscheinen der Publikation auf diese Ziele hin geschieht oder auch nicht geschieht. Letztlich ist intendiert, eine neue Variante einer „Ökologischen Gerontologie" zu konstituieren und zu etablieren (vgl. dazu Saup, 1993). Was wir hier, das heißt mit dieser Gemeinschaftspublikation, zu leisten versuchen können, ist – um eine Redeweise der Weltpolitik zu strapazieren – einen entsprechenden „ökogerontologischen Prozeß" zu entwerfen und in Gang zu setzen. Somit wird eine psychologische Perspektive gesucht, die „ökogerontologieprozeß-tauglich" ist, d.h., die geeignet erscheint, diesen Ökogerontologie-Prozeß möglichst optimal zu fördern.

Aus dieser globalen Anforderung kann man – so wie uns „Ökologische Gerontologie“ hier vorkonzipiert wurde (vgl. Wahl, Oswald & Mollenkopf, in diesem Band) – eine Reihe von spezielleren Teilanforderungen an eine psychologische Perspektive ableiten:

1. Sie müßte für *„transdisziplinäres“* Arbeiten verwendbar sein und es unterstützen. Schon das ist allerdings ungemein schwer zu verwirklichen. Denn diese Perspektive soll sowohl den Wissenschaftstandards der Psychologie genügen, als auch für alle anderen involvierten Disziplinen nachvollziehbar und verständlich sein.
2. Die gesuchte Perspektive soll *„alltagstauglich“* sein. Aber welche der wenigen auffindbaren „Alltagspsychologien“ erfüllt die hier vorgegebenen Anforderungen und ist dabei noch kompatibel mit einschlägiger laborforschungsbasierter Psychologie, die wir keineswegs ignorieren wollen?
3. Die gesuchte psychologische Perspektive soll sich nicht nur mit *subjektiven,* erlebten Umwelten (speziell alter Menschen) befassen können, sondern gleichrangig auch mit objektiven Umgebungsbedingungen.
4. Sie soll nicht nur für (subjektive und objektive) soziale Umwelten bzw. Umgebungen zuständig sein, sondern gleichrangig auch *materiell-räumliche, physische* (darunter auch *„zeichenhafte“*, symbolische, „medienartige“) *Umgebungsbedingungen* berücksichtigen können, solche also, mit denen es, z.B. Designer, Architekten, Geographen zu tun haben.
5. Die gesuchte psychologische Perspektive soll auf *Umwelt-Einheiten unterschiedlichster Größenordnung* (und entsprechend unterschiedliche *Person-Umwelt-Beziehungen)* anwendbar sein; sie soll gewissermaßen Hierarchisierungsmöglichkeiten vorsehen. Der Umgang älterer Menschen mit einem Küchengerät, einer Tastatur oder einer Badewanne muß in dieser Perspektive gleichermaßen artikulierbar und bearbeitbar sein wie ihr Verhältnis zu ihrer Wohnung, ihrem Stadtteil, dem Reiseland ihrer Wahl, dem anthropogen gefährdeten Planeten Erde; ihre Beziehung zu ihrem Wohnungsnachbarn gleichermaßen wie die zu ihrem Seniorenclub und der Gesamtheit ihrer Altersgleichen.
6. Die gesuchte psychologische Perspektive darf nicht auf die *Individuumzentriertheit* beschränkt bleiben, die für den Großteil der Psychologie charakteristisch ist. Sie muß vielmehr – wie dies beispielsweise in Teilen der Sozial- und der Kulturpsychologie vorzufinden ist – gewissermaßen Schnittstellen zum *Denken in Sozialsystemen* vorsehen, insbesondere auch zu sozialwissenschaftlichen Konzeptualisierungen auf Aggregatebenen.
7. Wenn immer innerhalb von Person-Umwelt-Beziehungen auf die Person als *Individuum* zentriert wird, soll die gesuchte psychologische Perspektive *Differenzierungsmöglichkeiten nach zeitlicher Erstreckung* bereitstellen. Das heißt, der alte Mensch soll gleichermaßen in seinem schlechthin *aktuellen Transagieren,* beispielsweise mit einem Fahrkartenautomaten oder mit einem Arzt, beschreibbar sein wie, im anderen Extremfall, in seiner gesamten *lebensgeschichtlichen Welteingebundenheit* (wie auch in beliebigen Erstreckungsgraden *dazwischen*).
8. Die gesuchte psychologische Perspektive soll der Tatsache individueller und sozialkultureller *menschlicher Historizität* Rechnung tragen. Alt Werden und Alt Sein können nicht lediglich wie naturgesetzlich bestimmte Sachverhalte aufgefaßt und analysiert werden; sie wandeln sich mit geschichtlichen Veränderungen sozialkultureller und zivilisatorischer Lebensverhältnisse.
9. Die gesuchte psychologische Perspektive soll nicht nur *Forschung stimulieren* können, sondern sie soll auch *praxistauglich* sein, d.h., das zielgerichtete Bearbeiten konkreter praktischer Probleme unterstützen.

Diese neun Anforderungen scheinen einigermaßen unstrittig aus dem konzeptionell Vorgegebenen (vgl. Wahl, Oswald & Mollenkopf, in diesem Band) ableitbar zu sein. (Vielleicht wird jetzt klar, warum eingangs von der „Kühnheit der konzeptionellen

Vorstrukturierung" gesprochen wurde.) Eine zehnte Anforderung sei noch angefügt, über die man vielleicht verschiedener Meinung sein kann:

10. Eine psychologische Perspektive könnte und sollte, meine ich, in dem „ökogerontologischen Prozeß" in erster Linie (d.h., keineswegs ausschließlich!) vermittelnde, integrierende und koordinierende Funktionen wahrnehmen. Daraus folgt, daß sie nicht lediglich ein synkretistisches Konglomerat heterogener, untereinander theoretisch unverbundener Forschungsansätze verkörpern darf; denn es ist zu bezweifeln, daß mit einem solchen Konglomerat das in den Zielsetzungen geforderte „Katalysieren von Kommunikation" zwischen den Disziplinen geleistet werden könnte. Vielmehr sollte man sich diese „psychologische Perspektive" als eine Art Netz konsistent miteinander verbundener rahmentheoretischer Konzeptionen vorstellen, in dessen gleichsam grobmaschiges Gefüge an verschiedensten Stellen, je nach Bedarf, engmaschigere, präziser artikulierte, empiriegestützte Modelle und Partialtheorien eingebettet sind.

2. Module der hier benötigten „psychologischen Perspektive"

Eine gewissermaßen schon bereitliegende, derartige psychologische Perspektive, die die Gesamtheit dieser höchst unbescheidenen und trotzdem kaum abweisbaren Anforderungen erfüllt, gibt es – so darf getrost behauptet werden – noch nicht. Allerdings kann man sie aus bereits Vorhandenem neu konstruieren. Wie könnte das vor sich gehen? Man hält nach psychologischen Konzepten Ausschau, die jeweils wenigstens einige dieser Anforderungen erfüllen. Dabei ist zugleich darauf zu achten, daß die ins Auge gefaßten Kandidaten, im Prinzip, miteinander kompatibel sind und daß sie sich gegenseitig ergänzen, so daß die Schwächen und Leistungsdefizite des einen durch die Stärken und Leistungsschwerpunkte des anderen abgedeckt werden. Die dabei aufgefundenen Konzepte versucht man schließlich miteinander zu einer Art flächendeckendem konzeptuellem Netz konsistent zu verbinden. Verfahren und Ergebnis können hier nur grob skizziert werden. Welche psychologischen Konzepte kommen als Module eines solchen Netzes in Frage?

1. Was wir alle – und somit auch alte Menschen – im Lebensalltag tun, kann großenteils als *Handeln* aufgefaßt, beschrieben und analysiert werden, d.h., als „sinnvolles", zielorientiertes („intentionales") Tätigsein. Prozessuale psychologische *Handlungs-Rahmentheorie* wäre somit ein erstes potentielles Modul der zu konstruierenden Perspektive (vgl. beispielsweise Miller, Galanter & Pribram, 1960; von Cranach, 1982; Hacker, Volpert & von Cranach, 1982; Fuhrer, 1984; Kaminski, 1990a). Welchen Anforderungen genügt dieses Konzept, welchen nicht?

Für *„transdisziplinäres" Arbeiten (1)* eignet es sich, weil es vielen der hier beteiligten Disziplinen ohnehin in der einen oder anderen Form vertraut ist. Daß Menschen im Alltag *handeln,* darüber kann sich der Psychologe mit dem Soziologen und dem Sozialgeographen ebenso verständigen wie mit dem Designer und dem Architekten, dem Verkehrsplaner und dem Freizeitforscher; auch darüber, was „Handeln", psychologisch betrachtet, ungefähr impliziert. – Seiner *„Alltagstauglichkeit" (2)* wegen war das Konzept „Handeln" primär aufgefunden worden; jedoch ist es auch mit psychologischer *Laborforschung* in gewissen Grenzen kompatibel (Kuhl & Waldmann, 1985). – Es bietet ferner weitreichende *Differenzierungsmöglichkeiten nach zeitlicher Erstreckung (7)* (bzw. nach entsprechenden *„Handlungsebenen")* an: Es erschließt „Mikrohandlungen" wie sich waschen oder Umgang mit einer Fernbedienung oder mit einem Gasherd gleichermaßen wie zeitlich länger erstreckte Verrichtungen wie eine Auskunft bei der Bank einholen oder den Besuch der Enkelkinder vorbereiten. Für noch ausgedehntere und komplexere „Makrohandlungen" wurde der Begriff „personal projects" eingeführt (Little, 1983), beispielsweise, eine Augenoperation angehen und hinter sich bringen oder in eine kleinere Wohnung umziehen (vgl. auch den Begriff „Thema" bei Thomae, 1988, und bei Pulver, 1991; vgl. ferner Brunstein & Maier, 1996). Nochmals deutlich umfänglicher sind handlungsartig organisierte Prozesse, bei denen man von der Bewältigung von „Entwicklungsaufgaben" spricht (vgl. Silbereisen, Eyferth & Rudinger, 1986; Thomae, 1988). – Auch eine Hierarchisierung nach *Umwelt-Einheiten unterschiedlichster Größenordnung* und nach dementsprechend unterschiedlichen *Person-Umwelt-Beziehungen (5)* wird von dem Handlungs-Konzept – mindestens teilweise – mitgetragen. (Das deutete sich bereits in den Beispielen für unterschiedliche zeitliche Erstreckungsgrade an.) Unterschiedlichste Alltagsgegenstände, Geräte, Möbelstücke, Bücher usw., können in Handlungen einbezogen sein, aber auch ein ganzes Zimmer, eine Wohnung, ein ganzes Nahverkehrsnetz, ein Stadtquartier u.a.m. (vgl. Russell & Ward, 1982). – Und *„praxistauglich" (9)* ist das Handlungs-Konzept zweifellos auch, da es jegliche Art von Problemlösungsprozessen zu artikulieren hilft (vgl. Kaminski & Fleischer, 1984).

Mit den restlichen Anforderungen hat das (psychologische) Handlungs-Konzept allerdings, genauer besehen, Schwierigkeiten. Das gilt beispielsweise für die systematische Berücksichtigung *objektiver Umgebungsbedingungen (3),* seien sie *sozialer* oder auch *materiell-räumlicher Art (4).* Handlungsräume und speziell Handlungsziele – „Erreichungs"- wie „Erhaltungs"-Ziele – (auch Handlungs-„Barrieren") werden nämlich in der Regel (außer bei sogenannten „ökologischen" Handlungstheorien) als subjektiv repräsentierte Strukturen und Zustände aufgefaßt (vgl. Kaminski, 1983). Die objektiven Handlungsumstände werden bestenfalls selektiv und beiläufig mitbeachtet. – Auch das Hinüberwechseln zum *Denken in Sozialsystemen (6)* macht Probleme. Sozialwissenschaftler können zwar ganze Sozialsysteme als Handelnde betrachten (eine Institution, eine Kommune, einen Staat usw.); aber die Rückverbindung hin zum individuumzentrierten psychologischen Handlungskonzept erscheint noch als ein Schwachpunkt (vgl. von Cranach, Ochsenbein & Valach, 1986). Aus der Gegenrichtung gesehen: Das psychologische Handlungs-Konzept berücksichtigt die Kontextualität (insbesondere die soziale Kontextualität) des Handelns nicht weitreichend genug. – Auch *Historizität (8),* die sich in langfristigen strukturellen Veränderungen niederschlägt, ist im Rahmen des Handlungskonzepts nicht angemessen faßbar (vgl. Jüttemann, 1988).

2. Benötigt wird jetzt also ein ebenfalls „alltagstaugliches" rahmentheoretisches Konzept, das mit dem Handlungs-Konzept kompatibel ist und dessen Schwachstellen möglichst auszufüllen vermag. Angesichts dieser Vorgaben kommt die *„Ökologische Psychologie"* in den Blick, zunächst in ihrer klassischen, dann in weiterentwickelter Form. Dazu einige grundlegende Informationen: Der amerikanische Psychologe Roger Barker begann Ende der 40er Jahre in einer kleinen Ortschaft damit, das Alltagsleben speziell der Kinder extensiv „in freier Wildbahn" – kontinuierlich über ganze Tagesabläufe hin – zu beobachten (bzw. beobachten zu lassen), eben ähnlich wie ein „biologischer Ökologe" (Barker & Wright, 1955). Dabei machte er eine ihn überraschende Entdeckung: Das Handeln von Kindern erschien größtenteils nicht durch individuell-spezifische Handlungsziele und Eigenarten determiniert, sondern primär durch bestimmte aktuelle überindividuelle Sozialgeschehenssysteme, die er *„Behavior Settings"* nannte. Beispiele dort waren eine konkrete Mathematik-Schulunterrichtsstunde, eine Geburtstagsparty, ein Gottesdienst, ein Bäckerladen-Geschehen usw. Auch eine wissenschaftliche Konferenz wäre in diesem Sinne ein – etwas komplizierteres – Behavior Setting, das in bestimmte Subsettings untergliedert ist. Alle daran Teilnehmenden verhalten sich (oder handeln) – grob gesehen – in erster Linie „konferenz-gerecht". Alte Menschen partizipieren im Alltag vielfältig an Behavior Settings, und ihr Alltagshandeln wird durch derartige aktuell-kontextuelle Rahmenbedingungen mit determiniert. Barker meinte damals, daß man das gesamte Alltagsleben der Menschen gewissermaßen ohne Rest in solche Behavior Setting-Grundeinheiten aufgliedern könnte und es dementsprechend deskriptiv erfassen und taxonomisieren könnte. (Inzwischen hat man auch noch andersartige Alltagsgeschehens-Grundeinheiten aufweisen können; vgl. Rapp, 1997.) Dazu entwickelte und verwendete er ein sehr differenziertes Beschreibungsinstrumentarium, das sich in relativ breit angelegten, deskriptiven Erhebungen bewährt hat, den Behavior Setting Survey (vgl. Kaminski, 1990b). Darin werden – außer Lokalität, Beginn und Ende eines konkreten Behavior Setting-Geschehens – verschiedene sozialstrukturelle und Ablaufparameter festgehalten, aber auch räumlich-materielle Rahmenbedingungen, nach „Milieu" und „Verhaltensobjekten" unterschieden. Zusätzlich entwarf Barker eine verhältnismäßig simple, grobmaschige Prozeßtheorie vom Funktionieren dieser Geschehenssysteme, genauer gesagt, vom (nicht selten konfliktdurchsetzten) Zusammenfunktionieren der Behavior Settings und der einzelnen an ihnen partizipierenden „Individualsysteme", die in deren Rahmen durchaus – mehr oder weniger – auch individualspezifische Neben- und Sonderziele verfolgen können (Barker, 1968). – An diesem Behavior Setting-Konzept ist mittlerweile vieles defizitär gefunden und dementsprechend nachgebessert worden, worauf hier nur andeutungsweise eingegangen werden kann (vgl. Wicker, 1981, 1987; Kaminski, 1986, 1989b; Fuhrer, 1990b; Rapp, 1997). Jedenfalls erfüllt dieses rahmentheoretische Konzept schon in der klassischen und erst recht in seiner weiterentwickelten Form mehrere unserer „Perspektive"-Anforderungen, insbesondere einige durch das „Handlungs"-Konzept noch nicht abgedeckte:

Seine *„Alltagstauglichkeit" (2)* steht, nach seiner Provenienz, außer Frage. – Seine

Kompatibilität mit dem Handlungs-Konzept ist dadurch gewährleistet, daß schon Barker selbst die Aktivitäten im Behavior Setting im Prinzip als Handeln aufgefaßt hat; zwar in sehr provisorischer Weise, die jedoch präziserer theoretischer Auflösung zugänglich ist (Barker, 1968). – Vor allem kann das Behavior Setting-Konzept als Schnittstelle zwischen individuumzentriertem psychologischem Denken, das beim einzelnen Partizipanten ansetzt, und dem *Denken in Sozialsystemen (6)* fungieren. Das Gesamtgeschehen in einer Institution, beispielsweise einer Seniorenresidenz oder einer Klinik, setzt sich – zu großen Anteilen – gewissermaßen aus kleinsten sozialkontextuellen, Behavior Setting-artigen Geschehenseinheiten und den Austauschprozessen zwischen ihnen zusammen. – Diese Sichtweise ist geeignet, *„transdisziplinäre" Kooperation (1)* zu unterstützen, was sich bereits in planerischer Praxis erwiesen hat. So gibt es in den USA Architekten und Sozialwissenschaftler, die beim planerischen Vorstrukturieren („facility programming") größerer architektonischer und institutioneller Projekte das Behavior Setting (oder „Activity Site/Setting") als analytische Basis-Einheit verwenden (Moleski, 1974; Duerk, 1996, S. 122f., 143; Bechtel, 1997, S. 241ff.; Popov, 1998). Dieses Konzept kann somit auch als *praxis-tauglich (9)* gelten. – Weitere Vorteile des Behavior Setting-Konzepts gegenüber dem Handlungskonzept bestehen darin, daß es *objektive Umgebungsbedingungen (3),* und unter ihnen auch *materiell-räumliche (4)* (physisches Aktual-„Milieu" und „Verhaltensobjekte"), ausdrücklich mit einbezieht, was ebenfalls einen systematischen Übergang zu bestimmten Nachbardisziplinen (z.B. Design- und Architekturwissenschaften) eröffnet.

Mit den verbleibenden Anforderungen ist das Behavior Setting-Konzept allerdings mehr oder weniger überfordert. – Zu *laborforschungsbasierter Psychologie (2)* (beispielsweise Wahrnehmungspsychologie, Kognitions-, Emotions-, Motivationspsychologie) kommt das Behavior Setting-Konzept im wesentlichen durch die Zwischenschaltung des Handlungs-Konzepts in Kontakt. – Sich mit *subjektiven,* kognitiv repräsentierten *Umwelten (3), (4)* zu befassen, erlauben somit erst spätere, systematische Erweiterungen der Barkerschen Urform (vgl., z.B., Wicker, 1987; Kaminski, 1989b, 1992). – *Umwelt-Einheiten größerer Umfänglichkeit* und *Komplexität (5)* (wie Haushalt, Nachbarschaft, Stadtquartier, Region usw.) sind vom Behavior Setting-Konzept aus nur vermittels andersartiger konzeptueller Zwischenstufen erreichbar, ebenso die ihnen entsprechenden *Person-Umwelt-Beziehungen (5)* (vgl., z.B., Wicker, 1987; Wicker & August, in Druck). – Eine *Differenzierung nach Gradstufen zeitlicher Erstreckung (7)* ist bei dem primär auf die Artikulation von Aktualgeschehen zugeschnittenen Behavior Setting-Konzept nur begrenzt möglich. Diesem Mangel hat man später, mindestens partiell, abzuhelfen versucht, indem man sich für das Entstehen und die Wandlungen ganzer Behavior Settings zu interessieren begann (vgl., z.B., Wicker, 1992; Wicker & King, 1988). Solches könnte beispielsweise für einen bestimmten Alten-Treff gefragt und beobachtet werden. Oder man untersucht – beim individuellen Partizipanten – das Erlernen, das „Aneignen" noch unvertrauter Behavior Settings (Fuhrer, 1990a). Ein einschlägiges Beispiel wäre etwa, wie sich ein alter Mensch allmählich in ein Koronarsport-Behavior Setting hineinfindet. Oder ein noch weitergehender Vorschlag: Anzahl und Art der Behavior Settings, an denen ein Individuum innerhalb eines bestimmten Zeitraums zu partizipieren pflegt, wurde zu einem relativ überdauernden Persönlichkeitscharakteristikum deklariert (Bechtel, 1984). Auch davon könnte man sicherlich speziell bei alten Menschen Gebrauch machen. – Mit der *Historizität (8)* gibt es, mindestens auf den ersten Blick, ebenfalls fundamentale Schwierigkeiten. Und doch erweist sich das Behavior Setting-Konzept, bei näherem Zusehen, hier als überraschend zuständig und mindestens partiell einsatzfähig, und zwar im Zusammenhang mit dem von Barker vorgeschlagenen Verfahren der *„Genotypisierung"* (Barker, 1968). Ein Behavior Setting wird – mit jeder seiner Realisationen – primär als ein konkretes Geschehen von historischer Einmaligkeit, Spezifität und Situiertheit verstanden. Nun kann man, meinte Barker, derartige Geschehen, nach Maßgabe beliebig zu wählender Ähnlichkeitsaspekte, zu Behavior Setting-Genotypen zusammenfassen, und zwar auf unterschiedlichstem Genotypisierungs- oder Abstraktionsniveau. Mit dieser Art idealtypischer Aggregation könnte man sich durchaus, was Behavior Settings anbetrifft, historischer Spezifität und historischem Wandel anpassen.

3. Als drittes Modul könnte in dieses Netz rahmentheoretischer Konzepte die *Lehr/Thomaesche Variante von „Alltagspsychologie"* eingeknüpft werden (Lehr & Thomae, 1991). Sie kann die zwei bisher aufgebotenen Module, das Handlungs-Konzept und das Behavior Setting-Konzept, gut ergänzen; und zwar deswegen, weil dieser Ansatz seine spezifischen Schwerpunkte und Leistungsstärken gerade dort hat, wo bei den anderen beiden noch Schwachstellen offengeblieben waren. Andererseits kann dieser Ansatz seinerseits vorteilhaft durch die anderen beiden komplementiert werden, wenn er sich der Gesamtheit der Anforderungen stellen soll, die für den ökogerontologischen Prozeß formuliert wurden.

Die zentrale Knüpfstelle zwischen diesem Ansatz und den anderen beiden kann in dem Aspekt der auf das *Individuum* bezogenen *Differenzierung nach zeitlicher Erstreckung (7)* gesehen werden. Lehr und Thomae konzentrieren sich dabei auf „mittlere" Erstreckungsgrade, *„mittlere biographische Einheiten"*, wie es dort heißt (1991, S. 21); also beispielsweise ganze Lebensabschnitte (auch von alten Menschen). Dabei behalten sie aber auch das Individuum in seiner *gesamten längsschnittlich-biographischen* Lebensgestalt im Auge; womit dann auch, in vergleichender Betrachtung, (überdauernde) interindividuelle Unterschiede in den Blick kommen (vgl. auch Thomae, 1988). Die Wahl dieses Interessenschwerpunktes bringt es mit sich, daß als methodisches Instrumentarium in der empirischen Arbeit das *halbstandardisierte Interview* favorisiert wird. Das bedeutet, daß man sich primär im Medium *subjektiver*, kognitiver *Repräsentationen (3)* bewegt, auch bei *Person-Umwelt-Beziehungen (5)*. – Die Kompatibilität mit den beiden anderen Modulen ist dadurch gegeben, daß Lehr und Thomae auch selbst – teils explizit, teils mehr implizit – mit dem Konzept „Handlung" operieren. Vieles von dem, was Individuen in Interviews über ihr Leben aussagen, kann vermutlich als Resultat mehr oder weniger summarischer, aus zeitlicher Distanz erfolgter Deskription und Evaluation eigenen Handelns interpretiert werden. Lebenssituationen, eigenes Handeln in ihnen und die entstandenen Folgen werden dabei jeweils (im Sinne von Barker, 1968) „genotypisierend"-aggregativ bzw. abstraktiv zusammengefaßt. Derartige Berichte und Auskünfte könnten, mindestens im Prinzip, kognitiv „aufgelöst" werden, also gleichsam rückübersetzt und zurückverfolgt werden, idealiter bis in die letzte historische Konkretheit des individuellen „Handlungsstroms" hinein, in der Barkers Alltagspsychologie ansetzt. Solche Rück-Konkretisierung wird erforderlich, wenn bestimmte Fragestellungen angewandt-öko-gerontologischer Forschung bearbeitet werden sollen (beispielsweise konkretes, aktuelles Sich Orientieren in Institutionen oder in öffentlichen Räumen) oder wenn bestimmte praktische Probleme angegangen werden müssen (etwa die Optimierung bestimmter Haushaltsgeräte und -einrichtungen). – Auch zum Aspekt der *Historizität (8)* hat dieser alltagspsychologische Ansatz, vermittels seiner kognitiv-biographischen Ausrichtung, Zugang.

3. Wie arbeitet man mit dieser „synthetisierten" psychologischen Perspektive?

Zur Beantwortung dieser Frage bleibt allzu wenig Raum (vgl. dazu Kaminski & Bellows, 1982; Kaminski & Fleischer, 1984; Kaminski, 1986b, 1995). Was ein solches Netz psychologisch-rahmentheoretischer Konzepte für eine Ökologische Gerontologie konkret leisten könnte und sollte, kann hier allenfalls an einzelnen Phänomenbereichen andeutungsweise exemplifiziert werden; beispielsweise an den für dieses Publikationsvorhaben ausgewählten Schwerpunktthemen: Mensch-Umwelt-Beziehungen alter Menschen beim Wohnen in Privathaushalten; Alltag im Alter „draußen"; Beziehungen zwischen „drinnen" und „draußen". Dabei kann diese psychologische Perspektive jeweils in mehrfacher Weise von Nutzen sein: Sie kann helfen,

- einen Phänomenbereich (wie z.B. „Wohnen") grundlegend deskriptiv zu artikulieren;
- Fragestellungen, die innerhalb eines Phänomenbereichs bereits aufgeworfen wurden, theoretisch in einem weiteren Rahmen zu verorten, sie u. U. produktiv (auf veränderter theoretischer Basis) zu rekonstruieren und sie mit anderen Fragestellungen systematisch zu verbinden;
- neuartige, bisher unbeachtet gebliebene Fragestellungen anzuregen;
- in all dem Anschlüsse herzustellen zu verwandten Bemühungen einschlägiger Nachbardisziplinen;
- Orientierungen und Anregungen zu vermitteln für das methodische Vorgehen bei der konkreten Bearbeitung wissenschaftlicher und problemlösungszentrierter Fragestellungen;
- Untersuchungsbefunde je für sich und in größeren Zusammenhängen zu interpretieren.

Die deskriptive Artikulation von „Wohnen", beispielsweise, kann zunächst an dem – vom öffentlichen auf privates Alltagsleben übertragenen – Behavior Setting-Konzept (Modul 2) orientiert und von da aus nach verschiedenen Richtungen hin allmählich ausgeweitet werden (vgl. dazu Kaminski, 1998; auch Buck, 1987). Das (allmonatliche) „Kaffeekränzchen" in der Wohnung der alten Dame kann Behavior Setting-gemäß beschrieben werden: Jedes einzelne Treffen („occurrence"; Barker,

1968) schließt ein raumzeitlich konkret eingrenzbares „transaktionales" (Makro-)Geschehen ein, dem eine gewisse sozialstrukturelle Ordnung und eine rahmenprogrammartige Ablauforganisation zugrunde liegen. Das Gesamtgeschehen dient einer (u.U. multiplen) Zweck- oder Sinnerfüllung (vgl. Wicker, 1992). Es erscheint in seinen Details als eingepaßt („Synomorphie"; Barker, 1968) in die (objektiven) Umgebungsbedingungen (das umschließende „Milieu" und seine Innenausstattung, die „Verhaltensobjekte"). In genauerem, kritischem Hinschauen kann man auch auf „Synomorphie"-Mängel achten: Vielleicht ist die Zimmerluft zu trocken, sind manche der Stühle zu niedrig, erschwert Straßenlärm die Verständigung, usw. (Andere Beispiele wären: der Besuch der Sohnes-Familie bei ihr, vielleicht einschließlich solcher Subsettings wie ein Monopoly-Spiel, ein gemeinsames Fernsehen; der Arbeitsbesuch ihrer „Putzhilfe" oder eines Handwerkers; das Telefonat mit ihrer Schwester usw.). Jede(r) der Partizipant(inn)en kann mit seinen/ihren ureigensten Belangen in ein gewisses Spannungsverhältnis zu dem jeweiligen Behavior Setting-Geschehen geraten: Der alten Dame wird manches Teilgeschehen zu anstrengend; in den Enkeln kommt irgendwann Langeweile und/oder problemträchtiger Tatendrang auf, usw.

Allein schon dieses Beschreibungsformat ermöglicht eine Vielzahl verschiedenster (systematische Vergleiche nahelegender) Fragestellungen, beispielsweise: Welche Arten („Genotypen") Behavior Setting-artiger Geschehen kommen überhaupt (in der Wohnung) vor? Wie häufig jeweils, etwa innerhalb einer Woche, eines Monats, eines Jahres (differentiell bei unterschiedlichen Teilpopulationen von Alten; auch im Vergleich mit Jüngeren gesehen)? Welche Bedingungen liegen entsprechenden Variabilitäten zugrunde? Welche (subjektiven und objektiven; aktuellen und längerfristigen) Auswirkungen sind im Zusammenhang mit diesen Variabilitäten nachzuweisen? – Entsprechende Fragestellungen bieten sich für den „Alltag draußen" an, wenn auch dieser Phänomenbereich, soweit möglich, in dieser Weise deskriptiv artikuliert wird. – Ferner könnte auch eine Analyse von Beziehungen zwischen „drinnen" und „draußen" auf einer derartigen Basis-Artikulation aufbauen.

Ein(e) allein Wohnende(r) wird allerdings in der Regel nur einen relativ geringen Anteil seines/ihres Alltags als Partizipant(in) eines überindividuellen Geschehenssystems verbringen. Beim Großteil seiner/ihrer alltäglichen Aktivitäten dürfte er/sie mit sich allein sein. Welche rahmentheoretische Artikulation sollte man der Beschreibung derartigen Alltagsgeschehens zugrunde legen? Rapp (1997) plädiert mit guten Gründen dafür, das Behavior Setting-Konzept, im Prinzip, durchgängig beizubehalten und die Grundeinheiten alltäglicher Allein-Aktivitäten als „Solitär"-Settings aufzufassen, also als (Ein-Person-) Grenz- und Sonderfälle regulärer Behavior Settings. Dadurch kann ein wichtiger Anteil der vom Behavior Setting-Konzept bereitgestellten Deskriptoren weiter genutzt werden, die dem – alternativ zu erwägenden – Handlungs-Konzept nicht zu Gebote stehen; vor allem die konstitutive Mitberücksichtigung objektiver Umgebungsbedingungen. (Rapp hat, übrigens selbst auch allein wohnend, mittels einer eigens dafür entwickelten, aufwendigen Selbstbeobachtungsmethodik seinen „Handlungsstrom" in zwei seiner Tagesläufe – in einem bemerkenswert differenzierten Auflösungsgrad – vollständig beschrieben, einschließlich der „inneren" Erlebnisabläufe.) Auch auf „Solitär"-Settings können die zuvor beispielhaft genannten Grundfragestellungen angewandt werden.

Weitet man den Blick von der Beachtung je einzelner (wohnungsinterner) Behavior Setting-artiger Geschehenssysteme hin zur ihrer Gesamtheit, dann erscheint das „Wohngeschehen" als ein „Multisetting-Synomorph" (Barker, 1968), ein „Multisetting-Verbundsystem", könnte man sagen. Bei nochmaliger Erweiterung des Betrachtungshorizonts unter Einbeziehung insbesondere der Gesamtheit der (geschehensüberdauernden) strukturellen Grundlagen des Lebensalltags in der Wohnung („Ressourcen" des Haushalts) gelangt man zu Wickers ökopsychologisch-deskriptivem Instrumentarium (1987), das wiederum weitergehende Fragestellungen (zum Alltag des Wohngeschehens) erschließt. Dabei werden, in längsschnittlicher Perspektive, auch Fragen nach dem Zustandekommen und dem Wandel von Behavior Settings (und ihren strukturellen Grundlagen) aufgeworfen. Dies kann u.a. zu individuell-lebensgeschichtlicher Betrachtung von „Wohnen" hinführen, womit ein Übergang zur Lehr/Thomaeschen Alltagspsychologie (Modul 3) möglich würde. Wandel der Alltags-Geschehenssysteme kann u.a. durch notwendig werdenden Ortswechsel erzwungen werden. Dabei kann besonders dem alten Menschen schmerzlich und konfliktreich zum Bewußtsein kommen, in welchem Maße er in langer Wohngeschichte in viele „Milieus" und in viele Details ihrer Ausstattung persönlich eingebunden wurde. Auch diesbezügliche Fragestellungen können im konzeptuellen Rahmen des Moduls 2 formatiert werden (vgl. z.B. Kaminski, 1989a; Hormuth, 1990).

Wo man sich um wissenschaftlicher oder um praktischer Interessen willen detaillierter und präziser (als im Modul 2 vorgesehen) mit Wohngeschehen oder mit Alltagsgeschehen „draußen" befassen will, können die Abläufe (im Sinne des Moduls 1) konzeptuell weiter „aufgelöst" und als (individuelle und/oder sozial-interaktive) „Handlungen" (bzw. „Transaktionen") beschrieben und interpretiert werden (vgl. Kaminski, 1986b). Das gilt zum einen für – mehr oder weniger zeitlich ausgedehnte und/oder komplexe, in Unterhandlungen aufgegliederte – („Erreichungs"-)Handlungen, die in der Regel in einem Zuge abgearbeitet werden (z.B., sich eine Mahlzeit zubereiten; einen Brief schreiben; die Tageszeitung lesen; einen Einkauf erledigen). Es gilt aber auch für Makro-Handlungen („personal projects"; Little, 1983), an denen mit Unterbrechungen gearbeitet wird (z.B., einen Pullover stricken, einen Roman lesen, einen Computer-Einführungskurs für Senioren absolvieren). Mit dem Handlungs-Konzept kommen dann auch Teilprozesse kognitiver, emotionaler und motivationaler Art ins Spiel (wie beispielsweise auffassen, verstehen, sich orientieren, sich erinnern, antizipieren, planen, urteilen, sich entscheiden, lernen) sowie damit verbundene Strukturen (wie Wissen, Pläne, Fertigkeiten, Präferenzen, Interessen, Werthaltungen), somit auch auf sie gerichtete wissenschaftliche und/oder praktische Fragestellungen. Schließlich sind es auch kognitive Prozesse und Strukturen, mit denen in den Akteuren verschiedenartige (ebenfalls wieder analysebedürftige) Beziehungen zwischen „drinnen" und „draußen" angebahnt und geknüpft werden (vgl. Russell & Ward, 1982).

Horst Pichert

Neue Person-Umwelt-Gestaltungen für alte (alle) Menschen. Herausforderungen für Industrie und (öko-)gerontologische Forschung?

1. Der (über-)technisierte Haushalt

Die Haushalte in Deutschland besitzen ein hohes Maß an technischer Ausstattung. Dazu gehören unter anderem:

- Kochfelder
- Backöfen
- Mikrowellen-Gargeräte
- Kühl- und Gefriergeräte
- Geschirrspülmaschinen
- Küchenmaschinen
- Kaffeemaschinen
- Staubsauger
- Bügeleisen und -maschinen
- Wäschetrockner
- Haartrockner
- Radio-, Fernseh- und Videogeräte
- Computer, Heimspiele etc.
- Fitnessgeräte

Die Anzahl der Geräte und die Möglichkeiten des Technikeinsatzes nehmen weiter zu. Auch im Umfeld von Haushalten sowie in der gesamten Infrastruktur ist ein „Zuwachs an Technik" zu verzeichnen. Schon durch diesen allseitigen Technikzuwachs ergibt sich eine neue Person-Umwelt-Gestaltung. Selbst Haushalttechnikern ist es jedoch nicht gestattet, darüber zu urteilen, ob der Haushalt „übertechnisiert" ist, schließlich ist jeder Haushalt ein Unikat. Eine Beurteilung des Technikeinsatzes erfordert die Kenntnis aller wesentlichen Parameter und Randbedingungen dieses einzelnen Haushalts. Sehr wohl beurteilbar hingegen ist die „Qualität" von Technik.

Ein umfassendes Beurteilungskriterium für technische Produkte bietet die Gebrauchstauglichkeit (Tabelle 1). Während Testinstitute nur unzureichend beispielsweise die „Umweltwirkung" von Technik erfassen, gibt es kaum Ansätze, das Kriterium „Barrierefreie Gestaltung" zu berücksichtigen. Gerontologen und Haushalttechniker fordern seit langem eine obligatorische Berücksichtigung dieses Kriteriums, das gerade für Senioren wichtig ist.

Tabelle 1: Kriterien der Gebrauchstauglichkeit
(mit Auswahl wichtiger Beispiele zugehöriger Unterfunktionen)

➤ Aufstellsituation	– Anschlußdaten – Raumbedarf – Installationsaufwand
➤ Handhabung	– Gebrauchsanweisung – Rüstarbeiten – Reinigung
➤ Sicherheit	– Gefahrenpotential – Sicherheitsvorkehrungen – Standsicherheit
➤ Leistung	– Fassungsvermögen – Arbeitsgeschwindigkeit – Wirkungsgrade – Arbeitsergebnisse
➤ Haltbarkeit	– Lebensdauer – Redundanz – Servicefreundlichkeit
➤ Umweltwirkung	– Energieart und -nutzung – Wasser und Chemikalien – Staubemissionen und Lärm – Wärme und Strahlung – Entsorgungsmöglichkeit
➤ Barrierefreie Gestaltung	– Sehbehinderte – Herz- und Kreislaufkranke – Rheumatiker – Klein- und Großwüchsige – ....

Daß der Trend bei der Produktgestaltung oft noch in die falsche Richtung geht, läßt sich schon mit wenigen Beispielen belegen:

1. Die Bedienfelder heutiger Elektrogeräte besitzen eine Vielzahl kleiner Tasten und Anzeigen, die z.B. für Senioren völlig untauglich sind (zum Beispiel Fernbedienungen von Videogeräten).
2. Haushaltsgeräte sind im Design so vereinheitlicht, daß sie keine Identität mehr besitzen und alle ähnlich aussehen (z.B. Geschirrspülmaschinen, Waschmaschinen, Wäschetrockner).
3. Küchenmöbel bei Einbauküchen werden mit einheitlichen Fronten versehen, die keine „Orientierung" in der Küche ermöglichen (die Küche als „Arztlabor").

In all diesen Fällen ist die Kommunikation zwischen Person und Gerät beziehungsweise Umwelt erschwert oder gar blockiert. Dabei ist zu bedenken, daß in Seniorenhaushalten unter Umständen weitere Personen „mithelfen" (Freunde, Betreuer, Pflegepersonal), für die alle Bedienelemente, Hausgeräte und Küchen „selbsterklärend" sein müssen.

2. Stationen der „Barrierefreiheit"

Haushaltswissenschaftler und Haushalttechniker haben sehr frühzeitig die Entwicklung der Bevölkerungsstruktur in Deutschland als Herausforderung für ihre Forschungsaktivitäten angesehen. Der charakteristische klassische „Bevölkerungsbaum" verformt sich über den „Zylinder" bis hin zum „Pilz". Ein so großer Anteil von Senioren an der Gesamtbevölkerung wird bislang nie dagewesene Probleme induzieren. Eine ökonomische und sozialverträgliche Lösung wäre es, wenn sich Senioren möglichst lange selbständig oder nur mit geringem Betreuungsaufwand im eigenen Haushalt versorgen könnten.

Ein anderes Problem sind die hohen und weiter steigenden Kosten im Gesundheitswesen, unter anderem verursacht durch die hohe Beteiligung von Senioren am Unfallgeschehen mit all seinen Folgen (Abbildung 1). Gleichzeitig fällt auf, daß der Haushalt mit ca. 2,5 Mio. Unfallverletzten und 6.891 Toten gegenüber der „Arbeitswelt" mit ca. 1,74 Mio. Unfallverletzten und 1.125 Toten „Spitzenreiter" ist (Bundesanstalt für Arbeitsschutz und Arbeitsmedizin, 1998).

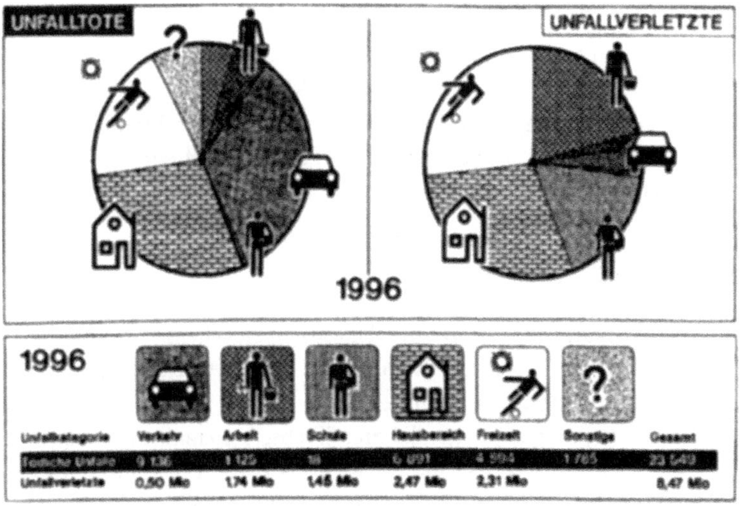

Abbildung 1: Unfalltote und -verletzte der verschiedenen Unfallkategorien im Jahr 1996

Quelle: Amtliche Mitteilung der Bundesanstalt für Arbeitsschutz und Arbeitsmedizin, 1998

Bereits diese wenigen Überlegungen lassen erkennen, daß im Haushalt und insbesondere bei der Gestaltung von „Technik im Haushalt" hoher Handlungsbedarf besteht. So war es ein frühzeitiges Anliegen von Haushalttechnikern, sich mit Sicherheitsfragen bei Geräten und Maschinen im Haushalt zu befassen (Tabelle 2).

Tabelle 2: „Stationen der Haushalttechnik-Barrierefrei" (Auswahl)

1982:	Standsicherheit von Küchengeräten und Küchenmaschinen (HuW)
1991:	Behindertengerechte Gestaltung von Hausgeräten (HuW)
1991:	Gründung des AK (Barrierefreie Hausgeräte)
1992:	Seniorengerechte Gestaltung von Hausgeräten Blindengerechte Waschmaschine (Forschungsbericht)
1992:	Planung einer Pilottagung Hausgeräte und Wohnungen: senioren- und familiengerecht (gem. mit BuMi für Familie und Senioren)
1995:	Barrierefreie Hausgeräte (AID)
1996:	Forderungskataloge Barrierefreie Hausgeräte und Barrierefreie Küchen (AK-BFHG)
1996:	Selbständige Lebensführung im Alter. Seniorengerechte Technik im Haushalt (Hochschultagung TUM)

Ein weiteres Anliegen war die behindertengerechte Gestaltung von Alltagstechnik, zum Beispiel für sehbehinderte oder blinde Menschen. Diese wissenschaftlichen Aktivitäten führten zwangsläufig auch zur seniorengerechten Produktgestaltung und sind heute subsumiert als barrierefreie Gebrauchsgüte und wichtiges Kriterium für eine neue Person-Umwelt-Gestaltung für alle Menschen.

3. Arbeitssystem im Haushalt

Für eine wissenschaftliche Analyse des „Haushaltsgeschehens" ist das Arbeitssystem im Haushalt mit den Elementen „Mensch", „Gerät" (Arbeitsmittel), „Zu bearbeitendes Gut" (Arbeitsgegenstand) und „Umwelt" trefflich geeignet (Abbildung 2). Für das Gesamtsystem ergeben sich die drei Wechselbeziehungen (Arbeitskreis „Barrierefreie Hausgeräte", 1996a,b,c) zum Menschen – er steht bewußt im Mittelpunkt – sowie drei Wechselbeziehungen (I, II, III) unter den übrigen Elementen.

Zur vollständigen Beschreibung sind wegen der Wechselbeziehungen demnach zwölf Funktionen zu berücksichtigen. Es gibt etablierte wissenschaftliche Einzeldisziplinen, die sich auch mit solchen „Funktionen" befassen, zwangsläufig meist nur „eindimensional". Beispiele sind die Ergonomie für die Beziehung „Mensch – Gerät" oder die Verfahrenstechnik für die Beziehung (I) „Gerät – Zu bearbeitendes Gut". Haushaltswissenschaftler oder Haushalttechniker hingegen müssen alle genannten Wechselbeziehungen bei wissenschaftlichen Untersuchungen berücksichtigen. Bei der Beurteilung der (allgemeinen) Gebrauchstauglichkeit technischer Produkte sind alle für den Haushalt relevanten Kriterien zu bewerten und je nach Benutzerprofil zu gewichten (siehe Tabelle 1).

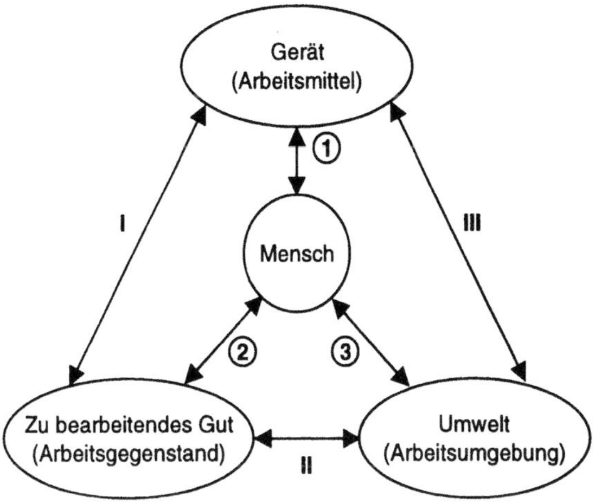

Abbildung 2: Arbeitssystem im Haushalt

4. Ergonomie für Senioren

Die klassische Ergonomie wurde zunächst für die Arbeitswelt entwickelt. Bei dieser Mensch-Maschine-Beziehung war ein „Optimierungsziel", Belastungen und Beanspruchungen des arbeitenden Menschen zu begrenzen beziehungsweise zu senken, um so auf eine möglichst hohe Produktivität zu kommen. Das Alter der Menschen im Erwerbsleben liegt im allgemeinen zwischen 16 Jahren und 60 Jahren („Junges Durchschnittsalter") und die Menschen sind dabei gesund, werden im jeweiligen Beruf eingelernt und am Arbeitsplatz vielfach noch betreut beziehungsweise „gelenkt".

Im Zuge der Rationalisierung am Arbeitsplatz wurden die Arbeitsvorgänge so weit wie möglich rationalisiert. Bei einem hohen Automatisierungsgrad ist der Mensch dort fast „überflüssig". Bereits diese Tatsache beweist, daß Gestaltungskriterien aus dem Erwerbsleben sich kaum auf Hausarbeit beziehungsweise auf den Haushalt übertragen lassen. Im Haushalt läßt sich der Mensch nicht „wegrationalisieren", weil gerade er im Mittelpunkt steht und da bleiben muß. Eine weitere folgenschwere Tatsache ist, daß in der klassischen Ergonomie Behinderungen (z.B. altersbedingte Behinderungen) nicht berücksichtigt werden. Hinsichtlich einer qualifizierten „Gerontotechnik" bietet die klassische Ergonomie kaum Hilfe.

Die gerontologische Forschung benötigt eine „Ergonomie höherer Art", bei der altersbedingte Behinderungen berücksichtigt werden, wie beispielsweise Sehbehinderung, Schwerhörigkeit, eingeschränkte Merkfähigkeit, Gehbehinderung, Kraftschwächung im Arm-, Hand- und Fingerbereich, Tremor (Zittern), eingeschränkter Greifraum oder eingeschränkte Drehwinkel.

Auch viele junge Menschen müssen von Geburt an, durch Erkrankung oder Unfall, permanent oder nur temporär mit Behinderungen beziehungsweise körperlichen oder geistigen Erschwernissen leben. In der Haushaltspraxis gilt eine Mutter mit einem Kleinkind auf dem Arm ebenfalls als „behindert", wenn zum Beispiel Hausgeräte bedient werden sollen. Die Bewältigung einer solchen Situation führte später zur Forderung, daß Geräte sowohl einhändig als auch rechts- und linkshändig bedienbar sein müssen!

Liegt eine reale Behinderung vor, so sind einzelne Kommunikationskanäle des Menschen „eingeschränkt" oder fallen gänzlich aus. Bei einer „barrierefreien Ergonomie" ist deshalb darauf zu achten, daß immer mindestens zwei (oder mehrere) Kanäle genutzt werden können. Bei der Informations*auf*nahme (Abbildung 3) kann dies zum Beispiel visuell und akustisch bedeuten. Bei der Informations*aus*gabe (Abbildung 4) kann dies zum Beispiel motorisch und akustisch heißen.

Die Umsetzung dieser wissenschaftlichen Grundlagen „Ergonomie höherer Art" führt zu klaren Forderungen hinsichtlich der Gestaltung technischen Produkte. Solche Forderungen, wie sie der Fachausschuß Haushaltstechnik der Deutschen Gesellschaft für Hauswirtschaft in seinem Forderungskatalog „Barrierefreie Hausgeräte" (Stand 1994) beispielsweise für Bedienelemente oder für „Anzeigen und Signale" formulierte, können Entwicklern, Konstrukteuren oder Qualitätsprüfern eine wertvolle Hilfe sein.

Forderungen zur Barrierefreiheit von Bedienelementen lauten, daß Stellteile, Griffe, Hebel und Pedale unverwechselbar, zielgerichtet auffindbar, rasch, genau und zuverlässig einstellbar, gewählte Stellung leicht überprüfbar, mit angemessener Stellkraft bedienbar sein sollten und daß wirksame und bedienungsfreundliche Sicherheitsvorkehrungen vorhanden sind.

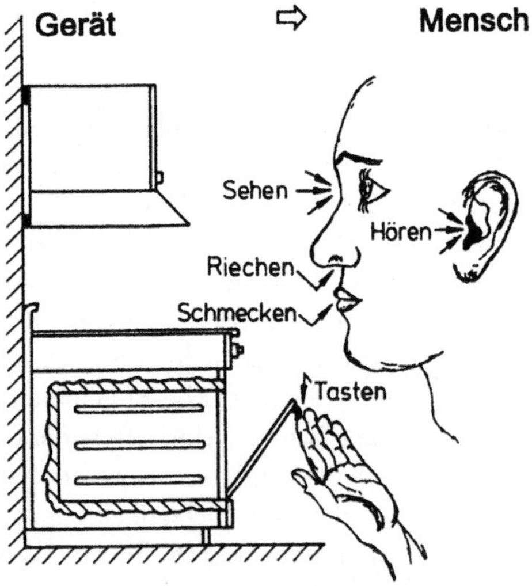

Abbildung 3: Informations*auf*nahme über die Sinnesorgane des Menschen bei der Hausarbeit

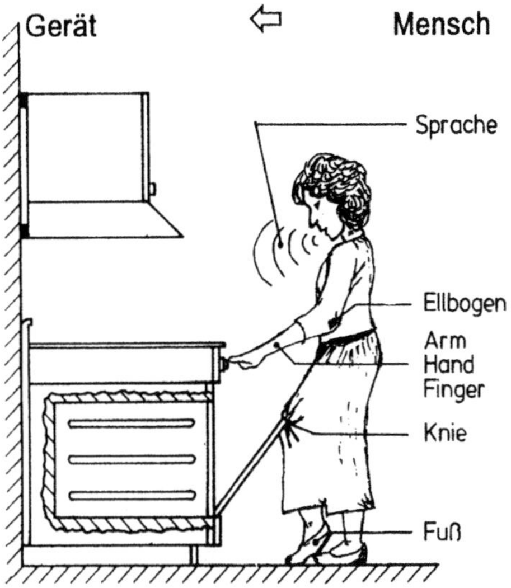

Abbildung 4: Informations*aus*gabe über motorischen oder akustischen Kommunikationskanal des Menschen bei der Hausarbeit

Forderungen zur Barrierefreiheit von Anzeigen und Signalen lauten:

- Art und Anzahl gemäß Informationsbedarf,
- Anordnung und Gestaltung zur sicheren und schnellen Orientierung, sowie zur eindeutigen Informationswahrnehmung,
- Änderung jeweils sinnfällig zu den Meßgrößen,
- wichtige Informationen über mehrere Kommunikationskanäle,
- automatisch sich einstellende oder wählbare Signalintensität,
- sinnfällige Farben und Farbenzuordnung,
- physiologisch günstige Tonfrequenzen, möglichst Mehrfachton.

Ein umfassender und doch übersichtlicher Forderungskatalog zur barrierefreien Gestaltung wurde bereits im Jahre 1993 unter anderem an Hausgerätehersteller versandt (Arbeitskreis „Barrierefreie Hausgeräte", 1996b; Pichert, 1995). Daß die barrierefreie Idee in vielen Bereichen noch kaum umgesetzt ist, läßt sich an nachfolgend aufgeführten Beispielen belegen.

5. Seniorenfeindliche Umwelt

Nach dem Zweiten Weltkrieg waren in Deutschland viele Häuser und Wohnungen zerstört. So galt es, rasch Wohnraum für viele Menschen zu schaffen. Seniorengerechte oder barrierefreie Wohnungen waren unter Architekten kein ernstzunehmendes Thema, und für viele blieb dies auch bis heute so. Ausnahmen gibt es im sozialen Wohnungsbau, wo vom Gesetzgeber barrierefreie Planungsgrundlagen gefordert werden (Bayerische Architektenkammer, 1992, 1997; Norm DIN 18024,

1996; Norm DIN 18025, 1992a,b). Ausnahmen sind auch Wohnungen, die behindertengerecht (z.B. für Rollstuhlfahrer) umgestaltet wurden. Wie wenig ökonomisch nachträgliche Umbaumaßnahmen sind, wissen alle Beteiligten und sogenannte Wohnungsanpassungen sind oft nur Notlösungen. Gerade das bei der Nachkriegsgeneration so beliebte Reihenhaus – ein „turmartiges Konzept" auf kleinster Grundfläche – erweist sich heute für viele ältere Menschen als untauglich.

Fehlende „Flexibilität" und „Individualität" sind immer noch Merkmale des heutigen *Wohnungsbaus.* Lediglich in Teilbereichen einer Wohnung, wie beispielsweise der Küche, läßt sich mit vergleichsweise geringem Aufwand weitgehend seniorengerechte oder barrierefreie Gestaltung erzielen.

Allerdings gibt es auch viele „Fehlleistungen", unter anderem im Schrifttum zum seniorengerechten Wohnen, die das Informationsdefizit belegen. Auch hier könnte ein Forderungskatalog Hilfestellung bieten. Allerdings behindern bereits falsch angelegte Installationssysteme oder ungünstige Grundrisse von Räumen beziehungsweise ungeeignete Anordnungen von Zugängen, Türen und Fenstern die „barrierefreie Idee".

Als weitere Bereiche in seniorenfeindlicher Umwelt erweisen sich *Öffentliche Verkehrsmittel.* Dabei sollten gerade sie ältere Menschen „anlocken" und ermuntern, das private Kraftfahrzeug zu meiden. Jüngst geäußerte Lösungsansätze wie „Führerscheinentzug für Senioren" belegen die Einfallslosigkeit von Politikern. Viele Bürger, aber vor allem ältere Menschen, haben Probleme beim Lesen von Fahrplänen, beim Lösen von Fahrscheinen oder beim Ein- und Aussteigen.

Aber auch die Reduzierung der WC-Anlagen in vielen Zügen oder auf Bahnhöfen – offensichtlich um Reinigungskosten einzusparen – geht in die falsche Richtung. Hausgemacht seniorenfeindlich sind die S-Bahn-Züge – die Fahrtdauer ist oft länger als eine Stunde – bei denen auf WC-Anlagen gänzlich verzichtet oder vorhandene stillgelegt wurden. Es bedarf keiner tiefergehenden gerontologischen Forschung, um zu belegen, daß gerade ältere Menschen hier Probleme bekommen können. Gerontologische Forschung ist allerdings notwendig, um die seniorenfeindlichen Bereiche unserer Umwelt aufzuspüren und konkrete Problemlösungen anzubieten.

Für viele ältere Menschen – insbesondere als Bewohner des ländlichen Raumes – ist der *private PKW* für ein selbständiges Leben unabdingbar. Um so erstaunlicher ist es, daß die im allgemeinen sehr konsumentenorientierte Automobilindustrie bis heute keine seniorengerechten oder barrierefreien Autos anbietet. Immer noch werden Autos mit Kriterien der Jugend wie „sportlich", „stark" und „schnell" ausgelobt. Weitere Accessoires wie Rennsitze, Breitreifen und windkanalerprobte Heckspoiler verstärken dieses Bild. Nachdem das Auto in unserer Gesellschaft in vielerlei Hinsicht „Vorbildcharakter" besitzt, ist es nicht verwunderlich, wenn auch andere Konsumgüter heute noch „seniorenfeindlich" sind.

6. Barriere(freie)arme Hausgeräte

Ausgehend von einer Ergonomie für Senioren und dem Arbeitssystem im Haushalt sowie des daraus abgeleiteten Gebrauchstauglichkeitsvektors wurden Forderungskataloge für barrierefreie Hausgeräte und Küchen erstellt (Arbeitskreis „Barrierefreie Hausgeräte", 1996a,b,c; Pichert, 1995, 1996a,b). Normativ ließen sich somit Gestaltungshinweise für alle wichtigen Gerätekomponenten angeben. Im Auftrag von Geräteherstellern wurden auch detaillierte „Lasten- und Pflichtenhefte" für barrierefreie Konsumgüter erarbeitet.

Durchforstet man das Geräteangebot im Handel, so lassen sich kaum barrierefreie Produkte finden. Bestenfalls kann man vereinzelt „barrierearme" Produkte entdecken. In einer Ausstellung der Technischen Universität München – Weihenstephan (Lehrpfad Haushalttechnik) zu „barrierearmen" Hausgeräten wurden solche Produkte zu allen wichtigen Gerätegruppen eines Haushalts ausgewählt:

- Küchenmaschine
- Kochstelle
- Backofen
- Mikrowellen-Gargerät
- Kühlschrank
- Gefrierschrank
- Geschirrspülmaschine
- Waschmaschine
- Wäschetrockner

7. Öko-gerontologische Forschung

In wissenschaftlichen Untersuchungen mit Experten und Probanden lassen sich Stärken und Schwächen moderner Produkte aufzeigen und dokumentieren. Bei solchen Untersuchungen in einem Usability Lab müssen die verschiedenen Umgebungsbedingungen (z.B. Beleuchtungsverhältnisse) praxisnah simuliert werden. Derartige Untersuchungen sind nur an realen, funktionstüchtigen Produkten möglich. Dabei zeigt sich, daß bei tiefergehender Betrachtung Hilfestellung von anderen wissenschaftlichen Disziplinen wie Psychologie, Soziologie, Gerontologie und weiteren erforderlich ist.

Ziel sollte es jedoch sein, wissenschaftlich fundierte Aussagen auch über solche technische Produkte, Einrichtungen oder über auch Umweltbereiche zu machen, die noch nicht „greifbar" sind. Damit könnten bereits in der Innovations- und Entwicklungsphase barrierefreie beziehungsweise seniorengerechte Gestaltungsmerkmale eingebracht werden. Ein Gestaltungsprozeß im Vorfeld ist jedoch nicht nur für technische Produkte wie Hausgeräte erforderlich, sondern müßte sich auf Küchen, Wohnungen, Wohnungsumfeld sowie auf die gesamte Infrastruktur erstrecken.

Weiterhin ist eine solche Person-Umwelt-Gestaltung für *alte* Menschen so auszulegen, daß sie Vorteile für *alle* Menschen bringt und damit auch deren Akzeptanz sicherstellt. Daraus resultiert nicht nur eine Herausforderung für die Wissenschaft, sondern gleichermaßen auch für Industrie, Wirtschaft, Politik und Gesellschaft.

8. Zusammenfassung

Deutschlands Haushalte besitzen ein hohes Maß an technischer Ausstattung und der Ausstattungsgrad wächst. Die Gestaltung der zugehörigen technischen Produkte ist bislang kaum seniorengerecht oder barrierefrei, obwohl Haushalttechniker seit langem diesbezügliche Forderungen erheben. Aus dem „Arbeitssystem im Haushalt" lassen sich ein Gebrauchstauglichkeitsvektor, Forderungskataloge für barrierefreie Hausgeräte und Küchen sowie eine „Ergonomie höherer Art" ableiten. Während die klassische Ergonomie für die Erwerbsarbeit entwickelt wurde, gilt die neue Ergonomie auch für Hausarbeit und berücksichtigt damit *alle* Menschen, also auch Ältere, Behinderte und gegebenenfalls auch Kinder.

Grundprinzip dieser neuen „Person-Umwelt-Gestaltung" ist eine Redundanz durch Benützung mehrerer Kommunikationskanäle. Bei Ausfall oder Schwächung eines Kanals kann ein anderer die Informations*auf*nahme oder -*aus*gabe übernehmen. Wie wenig ältere Menschen bei derzeitigen Person-Umwelt-Gestaltungen berücksichtigt werden, läßt sich beispielsweise am Wohnungsbau, bei Öffentlichen Verkehrsmitteln oder auch an Kraftfahrzeugen belegen. Durch zahlreiche Informationsaktivitäten ist es gelungen, die „Barrierefreie Idee" einigen Hausgeräteherstellern nahe zu bringen. Zwar lassen sich im Handel noch keine völlig barrierefreien Hausgeräte so doch barrierearme finden. In einem Usability Lab werden Stärken und Schwächen dieser Produkte untersucht und in einer Ausstellung der Technischen Universität München als Beispiele aus wichtigen Gerätegruppen präsentiert. Forschungsaktivitäten zur neuen Person-Umwelt-Gestaltung erfordern ein Zusammenwirken aller wissenschaftlichen Disziplinen, die im weitesten Sinne gerontologischen Fragestellungen nachgehen. Neue Person-Umwelt-Gestaltung ist aber nicht nur eine Herausforderung für die Wissenschaft, sondern gleichermaßen auch für Industrie, Wirtschaft, Politik und Gesellschaft.

II. Alltag im Alter als Person-Umwelt-Beziehung in der Wohnung

Winfried Saup

Alte Menschen in ihrer Wohnung: Sichtweise der ökologischen Psychologie und Gerontologie

1. Alltag im Alter ist Wohnalltag

Was wissen wir über die Alltagsumwelt und die alltäglichen Aufenthaltsorte von älteren Menschen? Empirische Angaben hierüber liefern uns

- Zeitbudget- und Tageslaufuntersuchungen aus der Gerontopsychologie,
- Verhaltenskartographie-Studien aus der psychologischen Verhaltensanalyse,
- Behavior-Setting-Surveys aus der ökologischen Psychologie,
- Aktionsraumstudien aus der Stadtsoziologie,
- Migrationsstudien aus der Sozialgeographie,
- Studien über die Verkehrsteilnahme älterer Menschen aus der Verkehrswissenschaft;
- Analysen des Reiseverhaltens im Alter aus der Tourismusforschung.

Zeitbudget-Studien und Tageslaufschilderungen geben vor allem darüber Auskunft „wer, wann, wo, was tut". Sie zeigen, daß ältere Menschen in Privatwohnungen den weitaus größten Teil des Tages zuhause verbringen und Hochbetagte in Heimen die räumlichen Grenzen der Institution kaum mehr verlassen (Baltes, Wahl & Schmid-Furstoss, 1990; Moss & Lawton, 1982). Verhaltenskartographie-Studien sind systematische Verhaltensbeobachtungen, bei denen nicht nur eine Vielzahl von Verhaltensweisen registriert sondern auch deren räumlicher Kontext festgehalten wird. Sie deuten darauf hin, daß die Haupthandlungsorte von Älteren wohnungszentriert sind. Im räumlich-sozialen Kontext eines Heimes konzentrieren sich ca. 2/3 aller registrierten Verhaltensweisen von alten Menschen sogar auf einen kaum 20 qm großen Umgebungsausschnitt, nämlich auf das private Zimmer (Baltes, Barton, Orzech & Lago, 1983). Behavior Setting Surveys in der Ecological Psychology analysieren meist über längere Zeitspannen die zentralen Merkmale räumlich-sozialer und infra-struktureller Settings einer Gemeinde sowie ihrer Habitanten. Sie lassen erkennen, daß ältere Menschen deutlich seltener und vor allem weniger intensiv als jüngere Erwachsene an öffentlichen Settings partizipieren (Barker & Barker, 1961).

Soziologische Aktionsraumstudien untersuchen in gemeindlichen und städtischen Kontexten „wer, wann, wie oft, welche Aktivitäten, wo und wie lange" ausübt. Sie belegen, daß die außerhäuslichen Aktivitätsmuster älterer Menschen sich nach Häufigkeit, Rhythmus und Ziel von jüngeren Altersgruppen unterscheiden und daß ältere Menschen stärker auf ihre Wohnung und das unmittelbare Wohnumfeld fixiert sind (Friedrichs, 1990). Mobilitätsuntersuchungen in der Sozial-Geographie fokussieren den Wohnungs- und Wohnortwechsel unterschiedlicher Bevölkerungsgruppen. Sie machen deutlich, daß ältere Menschen sich in ihrem Migrationsverhalten von Jüngeren unterscheiden und die räumliche Mobilität sowie die Bereitschaft zu einem Wohnungs- oder Wohnortwechsel im Alter selbst dann geringer sind, wenn die Wohnbedingungen erhebliche Mängel aufweisen (Friedrich, 1995). Verkehrswissenschaftliche Analysen befassen sich mit der Verkehrsteilnahme unterschiedlicher Personengruppen. Sie beschreiben auch die Verkehrsteilnahme älterer Menschen als Fußgänger und Autofahrer und zeigen, daß ältere Autofahrer nicht nur weniger und weniger weit fahren als Jüngere sondern vor allem auch, daß 3/4 der Fahrleistungen im innerörtlichen Bereich erbracht werden (Ellinghaus, Schlag & Steinbrecher, 1990; Tränkle, 1994). In der Tourismusforschung wird schließlich durch Analysen des Reiseverhaltens im Alter deutlich, daß die Reiseintensität älterer Menschen im Vergleich zur Gesamtbevölkerung niedriger ist und daß diese näher zum Wohnstandort gelegene Reiseziele ansteuern. Insbesondere die über 70jährigen reisen weniger und bevorzugen weniger entfernte Urlaubsorte (Lohmann, 1988; Leimer, 1997).

Die genannten empirischen Befunde lassen sich zu einem Puzzle zusammensetzen und ergeben dann ein deutliches Bild über die Umweltbezüge im Alter (vgl. Saup, 1993; Oswald, 1996): Mit zunehmendem Alter reduziert sich in der Regel der räumliche Aktionsradius einer Person. Das Spektrum der von einer Person innerhalb eines städtischen oder dörflichen Gebietes aufgesuchten Orte und Settings verringert sich aus körperlichen, sozialen und psychischen Gründen. Dadurch nimmt auch die Wahrscheinlichkeit ab, in verschiedenen Umgebungen sensorische und andere Erfahrungen machen zu können. Gleichzeitig werden aber die Wohnung oder das Haus sowie das angrenzende Nachbarschaftsgebiet zu den wichtigsten räumlich-sozialen Kontexten, in denen sich die alltäglichen Lebensvollzüge älterer Menschen abspielen. Für einige Senioren mögen zur räumlich-sozialen Alltagsumwelt wohl auch die Insel Mallorca, auf der die Wintermonate verbracht werden, oder die Insel Ischia, die für mehrere Wochen zum regenerierenden Bad im Thermalwasser ausgesucht wird, gehören, aber es handelt sich hierbei nicht um die typische räumliche Umwelt des alltäglichen Lebensvollzugs älterer Menschen. Alltag im Alter heißt vor allem Wohnalltag. Die Umwelt des alltäglichen Lebensvollzugs im Alter ist die Wohnung und das Haus sowie das nahe Wohnumfeld.

Im späten Erwachsenenalter und insbesondere im hohen Alter rückt das „Wohnen an sich" in einem Maße „in den Mittelpunkt alltagsweltlicher Lebensgestaltung, wie dies wohl für keine andere der unterscheidbaren Lebenslaufphasen zutrifft" (Matthes, 1978). Während die Umweltbezüge schrumpfen, weitet sich andererseits das innerhäusliche Lebensprogramm aus. Im frühen und mittleren Erwachsenenalter werden berufs- und freizeitbezogene Aktivitäten häufig in verschiedenen räumlich-sozialen Kontexten ausgeübt und deshalb stehen auch viele Wohnungen am Tag stundenlang leer. Die Wohnung läßt sich als Bezugspunkt für das Kommen und das Gehen verstehen (vgl. Bollnow, 1963). Dies ist im Alter zunehmend seltener der Fall. Die Wohnung wird intensiver genutzt. Das Wohnen in der Altersphase umfaßt wieder eine Vielfalt von unterschiedlichen Lebensvorgängen. Die Gestaltung des Alltags – also Haushaltsführung, Kontaktpflege, Nutzung von Medien, spielerische und schöpferische Betätigungen usw. – erfolgt viel stärker wohnungs- und nachbarschaftszentriert als zuvor. Nicht mehr so sehr für das Kommen und das Gehen, sondern vor allem für das Verweilen ist die Wohnung wichtig. Im Alter wird die Wohnung zum zentralen Aufenthaltsort einer Person, sie wird tatsächlich zum Lebensmittelpunkt, zum räumlich-sozialen Zentrum, in dem sich das alltägliche Leben abspielt. Auch wenn interindividuelle Unterschiede in der häuslichen Aufenthaltsdauer, jahreszeitliche und klimatische Schwankungen, Abhängigkeiten vom gegenwärtigen Gesundheitszustand und das soziale Netzwerk der älteren Menschen in Rechnung gestellt werden müssen, so läßt sich gleichwohl das Fazit ziehen, daß der weitaus größte Teil des Tages – fast 9/10 des Tages – von älteren Menschen zu Hause verbracht wird.

2. Wohnen – ökopsychologisch gesehen

Wohnen: was können wir – psychologisch betrachtet – darunter verstehen? Wohnen – das ist der alltägliche Geschehensablauf im räumlich-sozialen Kontext der Wohnung oder des Hauses: „Ich bereite eine Mahlzeit. Ich esse zu Haus. Ich lege mich auf die Polsterbank. Ich dusche mich. Ich nehme Bücher aus meinem Regal. Ich hole die Kleider aus meinem Kasten. Ich schlafe in meinem Bett allein oder mit jemandem. Es kommt mich jemand besuchen oder es kommen mich mehrere besuchen. Ich schaue auf die Bilder auf meinen Wänden“ (Rosenmayr, 1988).

Obgleich auch wir Psychologen tagtäglich wohnen, haben wir das Thema „Wohnen“ bislang etwas stiefmütterlich behandelt. Das Interesse von Psychologen war eher auf spezifische Einzelaspekte des Wohnens gerichtet als auf eine systematische Analyse. Es wurden kognitive, motivationale und verhaltensmäßige Gesichtspunkte thematisiert, wie die Wirkung der Wohnumwelt auf Bewohner und verschiedene Nutzungsmuster, Belastungen und Stress durch Wohnbedingungen, die positive Bewertung der Wohnumwelt und Wohnzufriedenheit, Wohnpräferenzen wie die Suche nach Privatheit.

Wie in den Planungswissenschaften hat man auch über Wohnbedürfnisse wie dem Verlangen nach Sicherheit, Schutz, Geborgenheit, den Wunsch nach Beständigkeit und Vertrautheit, den Wunsch nach Selbstentfaltung und Selbstdarstellung, den Wunsch nach Kontakt, Kommunikation und Zugehörigkeit diskutiert und vielleicht auch etwas spekuliert (vgl. Flade, 1987, 1990, 1993). Versuche einer psychologischen Theoretisierung des Wohnphänomens scheinen dagegen eher selten und konzentrieren sich dann vor allem auf unterschiedliche Modelle der Wohnzufriedenheit (Francescato, Weidemann & Anderson, 1989; Marans, 1976; Walden, 1993; Galster, 1987).

Ich möchte mich im folgenden dem Wohnen von einer (spezifischen) öko-psychologischen Sichtweise nähern. In der ökologischen Psychologie liegen konzeptuelle Werkzeuge vor, die für eine Theoretisierung des Wohnphänomens als auch für eine empirische Untersuchung fruchtbar gemacht werden können: In Anlehnung an die Arbeiten der Ecological Psychology (zum Beispiel von Barker, 1963; sowie Arbeiten der Barker-Mitarbeiter Bechtel, Gump, Wicker, Willems; vgl. Kaminski, 1986) möchte ich „Wohnen" als Verhaltens- und Handlungsstrom in Kontext der Wohnung und des dazugehörigen Wohnumfeldes charakterisieren. Dieser Geschehensablauf läßt sich mit Bezug auf die Handlungspsychologie (zum Beispiel Kaminski, 1973, 1990d; Nitsch, 1980; Fuhrer, 1984; Volpert, 1980) weiter konkretisieren. Was zeichnet den Verhalten- und Handlungsstrom „Wohnen" – öko-psychologisch gesehen – aus?

1. Wohnen ist zielgerichtete Aktivität. Das Individuum verbindet mit seinem Wohnverhalten bestimmte Ziele und Zwecksetzungen; es will sich zum Beispiel regenerieren, seine häusliche Umwelt aneignen, privat sein, emotionale Bezüge zum Wohnraum herstellen. Mit dem Wohnen werden eine Vielzahl von Handlungszielen verknüpft; es ist also ein absichtsvolles Verhalten. Obgleich das Wohnverhalten durch subjektive Zwecksetzungen bestimmt wird, braucht sein Vollzug nicht in allen Einzelheiten bewußt sein; Wohnen schließt auch automatisierte (allerdings intendierte) Verhaltensabläufe ein.

2. Wohnaktivitäten sind auf unterschiedliche Zielobjekte gerichtet. Die Handlungen können gerichtet sein auf den Akteur selbst (zum Beispiel seinen Körper pflegen, Vitalfunktionen verrichten), auf Sozialpartner (zum Beispiel sich unterhalten, miteinander spielen), auf andere Lebewesen in der Wohnung (zum Beispiel eine Katze streicheln), auf unbelebte Dinge und die materielle Umwelt (zum Beispiel Wandschmuck aufhängen, Individualbereich markieren, Waschmaschine bedienen). Manche Wohnaktivitäten fokussieren mehrere Zielobjekte gleichzeitig.

3. Wohnen geschieht innerhalb des Wohnraumes. Die Wohnung beziehungsweise das Haus bilden den räumlich-sozialen Kontext für die verschiedenen Wohnaktivitäten.

- Die Wohnung ist Handlungsraum zum Beispiel für die Ausführung von Handlungen wie Essen, Schlafen, Körperpflege oder haushaltsbezogene Tätigkeiten.
- Die Wohnung ist Wahrnehmungsraum; sie stimuliert den Gesichtssinn (durch die Wahrnehmung von Volumen, Formen, Farben, Proportionen), den Hörsinn (durch die Wahrnehmung von Geräuschen, Musik, Stimmen, Hall), den Tastsinn (durch die Wahrnehmung von Oberflächenbeschaffenheit, Rauheit, Feinheit), den Geruchssinn (durch die Wahrnehmung unterschiedlichster angenehmer und unangenehmer Gerüche). Die Wohnung kann für unterschiedliche Sinnesorgane anregend wirken; andererseits kann sie aber auch zur Erfahrung von Monotonie beitragen.

- Die Wohnung ist aber auch Gefühlsraum; sie kann emotionale Empfindungen der Behaglichkeit, der Gemütlichkeit, des Sich-heimisch-fühlens und so weiter begünstigen oder behindern.

4. Wohnen bezieht sich auf wiederkehrende Aktivitäten. Diese treten gewöhnlich mit einer großen Regelmäßigkeit sowie einer hohen Frequenz auf (zum Beispiel das tägliche Ausruhen und Schlafen, Körperpflege am Morgen und Abend). Darüber hinaus benötigen die Wohnaktivitäten für ihre Ausführung eine gewisse Zeit; sie erstrecken sie über eine mehr oder minder große Zeitspanne.

5. Wohnaktivitäten lassen sich multidimensional, das heißt auf unterschiedlichen Verhaltensebenen beschreiben. Kognitive, affektive und behaviorale Aspekte sind dabei zu unterscheiden. Die Privatheitsregulation einer Person in ihrem Wohnbereich zum Beispiel könnte behavioral durch die räumlich-soziale Absonderung von den Familienangehörigen und den Rückzug ins Arbeitszimmer charakterisiert werden, kognitiv vielleicht dadurch, daß sie – von Außeneinflüssen weitgehend ungestört – ihre Gedanken auf persönlich wichtige Angelegenheiten konzentrieren kann und emotional dadurch, daß sich dabei ein Gefühl des Wohlbehagens einstellt.

6. Der Verhaltens- oder Handlungsstrom des Wohnens ist hierarchisch-sequentiell organisiert. Es lassen sich Handlungsebenen mit unterschiedlichem Niveau differenzieren. Molare Handlungsebenen schließen molekulare ein. Mehrere Operationen bilden eine Einzelhandlung, mehrere Einzelhandlungen lassen sich unter einem Zielkomplex zu einer Wohntätigkeit zusammenfassen. Beispielsweise könnte man sich vorstellen, daß regenerative Wohnaktivitäten sich aus molaren und molekularen Handlungsaspekten zusammensetzen wie die Körperpflege, die Benutzung der Dusche, das Umgreifen der Duscharmatur, das Zur-Seite-Drehen des Wasserhahns mit den Fingern. Bei der Beschreibung und Analyse des Wohnverhaltens ist in der Regel eine molare Betrachtungsebene von Interesse, das heißt es interessieren die Wohnaktivitäten, die auf höherer Ebene beschreibbar sind (zum Beispiel Essen kochen, Teppichboden saugen) und in der Regel nicht molekulare Verhaltensweisen wie mimische oder feinmotorische Aspekte der Handlungsausführung.

7. Wohnen zeichnet sich durch eine hohe Komplexität von Wohnaktivitäten und -tätigkeiten aus. Es kann als Mehrfachhandeln im häuslichen Umfeld interpretiert werden. Mehrere Einzelhandlungen können überlappen und simultan, untereinander abhängig oder unabhängig auftreten. Es wäre beispielsweise denkbar, daß „frau" die Zeitung liest und dabei das Kind beim Spielen beaufsichtigt, oder daß „man" eine Mahlzeit zubereitet und dabei Radio hört.

8. Wohnen ist idiosynkratisches als auch sozial vermitteltes Verhalten; Wohnaktivitäten folgen individuellen Besonderheiten und Eigentümlichkeiten; damit verbundene Zwecksetzungen können durch individuelle Präferenzstrukturen geprägt sein. Andererseits sind Wohnverhalten und dessen Ziele sozial vermittelt, folgen internalisierten sozialen Wertvorstellungen und Leitbildern. So kann zum Beispiel die Wohnungseinrichtung den individuellen, unverwechselbaren Stempel der Bewohnerpersönlichkeit tragen, andererseits kann aber gerade durch die Auswahl von

Möbeln die Zugehörigkeit zu einer sozialen Gruppe signalisiert werden. Selbst die ganz privaten, leiblich-vitalen Wohntätigkeiten sind sozial geformte Verhaltensweisen (Gleichmann, 1976).

9. Das Individuum kann seine Wohnhandlungen bewerten und dabei feststellen, ob es im räumlich-sozialen Kontext seiner Wohnung oder seines Hauses die von ihm präferierten Zielsetzungen erreichen kann oder erreicht hat. Eine positive Bewertung könnte es beispielsweise als Wohnzufriedenheit zum Ausdruck bringen.

3. Wohnen – (sozial-)gerontologisch gesehen

Wohnen – das möchte ich im folgenden etwas aus der Sichtweise der Gerontologie, der Sozial-Gerontologie betrachten. Ich möchte weiterfragen: Gibt es altersspezifische Besonderheiten des Verhaltensstromes Wohnen? Gibt es Merkmale des Wohnens, die für ältere Menschen möglicherweise spezifisch sind bzw. im Alterswohnen deutlicher als in vorangegangenen Wohnphasen hervortreten? Hierzu einige Überlegungen:

1. Durch Kompetenzeinschränkungen, die in der Regel mit zunehmendem Alter einhergehen – wie zum Beispiel an Einbußen der Seh- und Hörfähigkeit, die Abnahme körperlicher Kräfte und der Beweglichkeit – wird der Verhaltens- und Handlungsstrom „Wohnen" im Alter anfälliger für Störungen. Ein Stufe, die früher unbeachtet blieb, wird nun auf einmal zum Hindernis. Anderseits ist der Verhaltensstrom „Wohnen" im Alter aber auch mehr ansprechbar und beeinflußbar durch günstige Umweltbedingungen (vgl. Lawton, 1977); ein Handlauf ist für die Mobilität eines rüstigen Jüngeren ohne Bedeutung, für einen Hochbetagten im Heim kann der Handlauf aber zu einer zentralen Stütze seiner Gehfähigkeit werden. Oft sind es kleine Details, die in ihrer Summe zu einer Verbesserung der Wohnbedingungen im Alter beitragen, wie zum Beispiel Haltegriffe, bessere Beleuchtung, größere Schrifttypen bei Hinweisschildern.

2. Durch eine Abnahme der Reaktionsgeschwindigkeit und eine zunehmende Verhaltensverlangsamung mit steigendem Alter reagieren ältere Menschen nicht mehr so prompt auf Umweltanforderungen; sie benötigen mehr Zeit als die Jüngeren (Welford, 1977). Auf das Wohnen bezogen, bedeutet dies, daß der Verhaltensstrom „Wohnen" im Alter langsamer als früher verläuft. Wohntätigkeiten wie die Zubereitung einer Mahlzeit, Abwasch, Wohnungsputz usw. sind bei Älteren zeitlich gestreckt. Da die Ausführung länger dauert und da die körperlichen Kräfte abnehmen, benötigen Ältere bei Hausarbeiten, die wir Jüngeren vielleicht im Stehen verrichten, oft eine Unterstützung durch die Umwelt wie beispielsweise durch eine Sitzgelegenheit bei der Essenszubereitung.

3. Das Individuum verbindet mit seinem Wohnverhalten bestimmte Zwecksetzungen. Im Alter gewinnt ein Ziel eine herausragende Stellung: Der ältere Mensch möchte seine selbständige Lebensweise in der Wohnung unter allen Umständen

erhalten. Und dafür werden enorme Anstrengungen unternommen (Saup et al., 1999). Vielleicht wird die angestammte Wohnung, in der man Jahrzehnte verbracht hat, getauscht mit einer betreuten Seniorenwohnung, weil man sich dadurch die zeitliche Verlängerung der selbständigen Lebensführung erhofft; der Wohnungswechsel wäre diesem Fall Teil einer prospektiven Lebensplanung im Alter. Aber letztlich ist es eine Illusion: man braucht nur alt genug werden, dann ist dieses zentrale Ziel der selbständigen Wohn- und Lebenssituation auch nicht mehr erreichbar (vgl. Klein & Salaske, 1996).

4. Die Zielobjekte, auf welche Wohnhandlungen gerichtet sind, erlangen im Alter zunehmend mehr Gewicht: Nicht nur dadurch, daß Objekte im Wohnbereich bestimmte Aktivitäten, Annehmlichkeiten und Vergnügen ermöglichen und damit Selbstwirksamkeit und Umweltkontrolle einhergehen kann (Furby, 1978) oder dadurch, daß durch die Auswahl, Plazierung und Nutzung von Objekten in der Wohnung emotionale Bezüge zu den Wohnräumen hergestellt werden können, die von Empfindungen der Gemütlichkeit und Behaglichkeit begleitet sein können (Csikszentmihalyi & Rochberg-Halton, 1989), sondern vor allem auch dadurch, daß Möbel und andere Einrichtungsgegenstände in der Wohnung Teil der individuellen Identität sind, Teil der eigenen Biographie, „Zeugen" des gelebten Lebens. Bei älteren Menschen weist also der Wohnraum deutlicher als bei jüngeren Personen biographische Konturen auf. Die Gestaltung des Privatbereichs zum Beispiel mit persönlichen Andenken läßt Rückschlüsse auf die individuelle Lebensweise zu und ist eine Erinnerung an zurückliegende Lebensphasen. Wohnstil und -gewohnheiten können somit zum sichtbaren Porträt einer individuellen Biographie werden.

Möbel und andere Objekte im Wohnbereich sind nicht selten „ans Herz gewachsen" und man mag sich von ihnen nur ungern trennen. Und wenn man, wie beim Umzug in eine kleinere Seniorenwohnung oder ins Altenheim, viele Möbel und anderen Objekten aus der Wohnung abgeben muß, so ist dieser Verlust nicht selten mit ausgeprägten Trauerreaktionen verbunden (vgl. Saup, 1984).

5. Wenn der räumliche Aktionsradius mit zunehmendem Alter „schrumpft" wird – wie bereits erwähnt – die Wohnung zu zentralen Aufenthaltsort, wird zum exklusiven Handlungs-, Wahrnehmungs- und Gefühlsraum. Die emotionale Bindung an die Wohnung scheint dabei im Alter ausgeprägter als in früheren Lebensphasen zu sein. Vor allem das Erleben von „Sicherheit" in der Wohnung, im Wohngebäude und im unmittelbaren Wohnumfeld wird für ältere Menschen zu einem zunehmend wichtigeren Aspekt ihres emotionalen Umweltbezugs (Jirovec, Jirovec & Bosse, 1984). Das Sicherheitserleben in der Wohnung – wie ein Sicherheitsbedürfnis im allgemeinen – scheint im Alter erhöht zu sein. Deshalb dürfte für das Wohnerleben und -verhalten älterer Menschen der häusliche Notruf zunehmend wichtiger werden.

6. Der Verhaltens- und Handlungsstrom des Wohnens ist – wie gesagt – hierarchisch organisiert. Bei der Beschreibung und Analyse des Wohnverhaltens ist in der Regel eine molare Betrachtungsweise von Interesse. Wenn wir angeben, was ältere Menschen in ihrer Wohnung tun, dann haben wir unser Augenmerk auf eine solche molare Ebene gerichtet. Andererseits kann es gerade für ein besseres Ver-

ständnis von Schwierigkeiten beim Alterswohnen notwendig sein, die molekulare Ebene zu fokussieren. So können sich Probleme bei der Ausführung täglicher Wohnhandlungen wie zum Beispiel der selbständigen Lebensweise dadurch ergeben, daß individuelle Fähigkeitseinbußen wie eine eingeschränkte Beweglichkeit der Gelenke zu Schwierigkeiten auf der molekularen Ebene der Handlungsausführung führen: Die Hand ist nicht mehr fähig, denn Hausschlüssel zielgenau in das Schloß der Wohnungseingangstüre zu führen; Schulter- und Armgelenke sind so geschädigt, daß das Hochziehen der Rolläden nicht mehr möglich ist; die Hand ist kaum in der Lage, einen Wasserhahn oder Türknauf umzudrehen. Eine unterstützende Wohnumgebung, die ergonomisch auf die verbliebenen Kompetenzen der Älteren abgestimmt ist, erlangt nun größere Bedeutung.

7. Die Verwurzelung in der angestammten Wohnumgebung scheint für ältere Menschen besonderes Gewicht zu haben. Nicht nur die Redewendung „einen alten Baum verpflanzt man nicht" könnte dies vermuten lassen, sondern auch die geringe Wohnmobilität im Alter scheint mir hierfür ein Beleg. Wohnungs- und Wohnortwechsel sind bei älteren Menschen um den Faktor 3 seltener als in der deutschen Durchschnittsbevölkerung, und wird von alten Menschen die eigene Wohnung aufgeben, dann vielfach nur, um zu den Kindern, ins Alten- und Pflegeheim oder – neuerdings – in betreute Seniorenwohnanlagen zu ziehen; es handelt sich also im Alter vielfach um unterstützungsorientierte Wohnungswechsel (vgl. Friedrich, 1994; Friedrich & Koch, 1988).

8. Die Verweildauer in derselben Wohnung oder demselben Nachbarschaftsgebiet, die sich bei älteren Menschen häufig über mehrere Jahrzehnte erstreckt (Saup et al., 1999), macht deutlich, daß Wohnen auch Kontinuität der Lebensumstände bedeutet. Diese Stetigkeit im unmittelbaren Lebensbereich kontrastiert nicht nur zu Prozessen des sozialen und kulturellen Wandels, sondern ebenso zu den Veränderungen im Erscheinungsbild und den Leistungskapazitäten des eigenen Körpers sowie den psychischen Veränderungen des alternden Individuums.

9. Die Verfügbarkeit über einen individuellen Rückzugsbereich, in dem man ungestört von Außeneinflüssen ist und zur Ruhe kommen kann, ermöglicht oder unterstützt das Nachdenken über das eigene Leben. Das Bewußtsein des näherrückenden Todes veranlaßt ältere Menschen zu einem umfassenderen Rückblick auf das eigene Leben als in früheren Jahren; es ist das Bemühen älterer Menschen, die Stärken und Schwächen des eigenen Lebens zu sehen und die zurückliegenden Jahre im Hinblick auf die eigenen Lebenspläne zu bewerten (Birren, 1974; Staudinger, 1989). So betrachtet wäre die Wohnung auch ein Ort des Lebensrückblicks und der Lebensbilanzierung. Die räumliche Abgeschiedenheit und Geschütztheit des Alterswohnens begünstigt möglicherweise diesen Prozeß.

10. Auch wenn Tod und Sterben heutzutage nicht mehr so unmittelbar zu den Lebensvollzügen im Wohnalltag gehören wie früher (vgl. Aries, 1980) und das Lebensende häufig in Institutionen wie Krankenhäusern, Sterbekliniken und Pflegeheimen „verlagert" ist, haben ältere Menschen nicht selten den Wunsch, das eigene Leben in der vertrauten Umgebung ihres häuslichen und familiären Milieus be-

schließen zu können. Die Wohnung wäre somit für alte Menschen auch der Ort, an dem sie ihr Leben zu beschließen wünschen. Die eigene Wohnung wäre – so gesehen – der von alten Menschen präferierte Ort des Lebensendes, die Wohnung wäre die wirklich letzte Wohnstation in der eigenen Wohnbiographie.

*Doris Sowarka und Margret M. Baltes†**

Alte Menschen in ihrer Wohnung: Entwicklungspsychologische Perspektiven

In seinem Beitrag „Alte Menschen in ihrer Wohnung: Sichtweise der ökologischen Psychologie und Gerontologie“ arbeitet Winfried Saup mehrere Aspekte über die Besonderheiten des Wohnens im Alter heraus. Ohne Einschränkungen stimmen wir der Schlußfolgerung zu, daß die Psychologie des Wohnens im Alter weiter entwickelt werden sollte. Auch wenn individuelle Erlebens- und Bewertungsbereiche des Wohnens und des Wohnumfelds aus psychologischer Sicht bedeutend sind, fehlt eine genuin psychologisch-theoretische (und entwicklungspsychologische) Grundlegung des Wohnens im Alter ebenso wie eine systematische interdisziplinäre Analyse.

Unsere Kommentare ordnen wir zuerst um den Begriff des Wohnens, den W. Saup innerhalb einer handlungstheoretischen und öko-psychologischen Sichtweise bestimmt. *Wohnen* wird als komplexes Verhalten definiert, das die zielgerichteten und wiederkehrenden Aktivitäten oder Handlungen eines Individuums im Kontext der Wohnung und des Wohnumfelds umfaßt. Hierzu diskutieren wir die Frage, ob die Aktivitäten und Handlungen über ihre Lokalisation im räumlich-sozialen Kontext hinaus eine Gemeinsamkeit aufweisen.

Zweitens thematisieren wir den deskriptiven Aussagegehalt, der aus Zeitbudget- und Verhaltenskartographie-Studien, Behavior Setting Surveys und Aktionsraumstudien der Stadtsoziologie abgeleitet werden kann. Im Unterschied dazu führen wir die operante Methodologie an, die das Verhalten älterer Menschen in der Dynamik von Person-Umwelt-Interaktionen erfaßt und hierfür eine Erklärung bietet.

Drittens erläutern wir unseren entwicklungspsychologischen Standpunkt, daß Wohnen, Wohnung und Wohnumfeld eine Umweltstruktur ist, die Opportunitäten bietet und Restriktionen auferlegt. Hierzu stellen wir die Frage, inwieweit die Wohnung individuelle Ziele, Präferenzen und Aktivitäten des Alters erleichtert oder erschwert.

Schließlich veranschaulichen wir am Beispiel von zwei neueren Forschungsgebieten, daß der Rückzug im Alter auch eine positive Seite hat und als protektiver

* Frau Prof. Dr. Margret M. Baltes ist am 28. Januar 1999 plötzlich und unerwartet verstorben. Wenige Tage zuvor hatten wir noch über die Tagung in Heidelberg gesprochen. Aus meiner langjährigen Zusammenarbeit mit Frau Prof. Baltes kannte sie mein Interesse am Thema, und es war ihr ein Anliegen, daß ich mit ihr gemeinsam diesen Beitrag verfasse. Zu dem vereinbarten Gespräch über die Inhalte dieses Beitrags ist es nicht mehr gekommen. Nun hoffe ich, daß ich ihre in Heidelberg vorgetragenen Gedanken und Argumente sinngemäß zu Papier gebracht habe, und bin zuversichtlich, daß der vorliegende Beitrag ihre Zustimmung gefunden hätte.

Mechanismus dienen könnte, um das eigene Wohlergehen und die Gestaltung der eigenen Entwicklung zu initiieren.

1. Begriff des Wohnens

Dieser Argumentationsstrang richtet sich gegen die öko-psychologische und handlungstheoretische Begriffsbestimmung, die den Bedeutungskern von Wohnen nicht präzisiert. Unserer Ansicht nach erschließt sich dieser Bedeutungskern weniger aus den konzeptuellen Bestandteilen und Bausteinen von Aktivitäten und Handlungen im Kontext der Wohnung und des Wohnumfelds als aus den gemeinsam geteilten Vorstellungen über Wohnen bzw. über Verhaltensabsichten und Bedürfnisse, die sich hauptsächlich in der eigenen Wohnung verwirklichen lassen. Einen theoretischen Zugang für die Repräsentation gemeinsam geteilter Vorstellungen eröffnen semantische Relationen, die unterschiedliche Orte (z.B. innerhalb vs. außerhalb der Wohnung) und verschiedene Akteure (Bewohner, Gäste, professionelle Helfer, Nachbarn etc.) einschließlich ihrer Handlungen und Aktivitäten darstellen. Die handlungstheoretische Definition von Wohnen bezieht sich dagegen auf einen Ausschnitt vielfältiger Relationen, indem sie die allgemeinen Merkmale der Aktivitäten und Handlungen (wie zielgerichtet, objektbezogen, wiederkehrend, hierarchisch sequentiell) eines Akteurs charakterisiert. Die ausschließliche Lokalisation häufig wiederkehrender Aktivitäten und Handlungen in die Wohnung und das zugehörige Wohnumfeld erbringt hierbei keine genauere Bestimmung von Wohnen, sondern verweist auf die Eigenschaften eines komplexen Kontextbegriffs, der als Geschehenstyp (vgl. Hoffmann, 1986) weiter unbestimmt ist.

Die Ausarbeitung der Wortmarke *Wohnen* wird daher die Komplexität der Sachverhalte innerhalb einer Bedeutungsstruktur repräsentieren müssen, die inhaltlich über die Lokalisation von Akteuren (Bewohnern) und deren Aktivitäten (Wohnen) im Kontext (der Wohnung und des zugehörigen Wohnumfelds) hinausgeht und den Bedeutungskern durch zugehörige Begriffe und Relationen aufspannt. Dieses semantische Netzwerk sollte es auch ermöglichen, begriffliche Überschneidungen zwischen Wohnen und anderen komplexen Kontextbegriffen (z.B. Arbeiten) aufzuzeigen und den Geschehenstyp gegenüber anderen komplexen Tätigkeitsbegriffen abzugrenzen. Hierbei werden die Ziele und Zwecke der Akteure ebenso zu bestimmen sein wie die von Rezipienten, deren Instrumente, Objekte, Aktivitäten und Handlungen sowie die präferierten Lokalisationen eines wiederkehrenden Geschehens, das im Falle von Wohnen in unterschiedlichsten Gebäuden und zugehörigen Wohnumfeldern stattfindet.

Für diese Aufgabe leistet unserer Ansicht nach die begriffliche Einengung auf das Wohnverhalten oder die Wohnaktivitäten keine nennenswerte Hilfestellung, weil die komplexen Verhaltensweisen kontextbezogen klassifiziert und somit von jedem anderen kontextbezogenen Verhaltensrepertoire differenziert werden müssen. Anschauliche Beispiele für die Schwierigkeiten dieser Zugangsweise liefern andere räumlich-soziale Kontexte (z.B. Hotels, Hotelappartements, Restaurants, Cafés, Kaffeeküchen in Büros und Vereinen, Saunen, Schwimmbäder, Krankenhäuser etc.), in denen ebenfalls mit Wohnverhalten klassifizierte Aktivitäten und Verhaltensweisen stattfinden (z.B. Schlafen, Körperpflege, Regeneration und Rekonvaleszenz, Freizeit, Gerichte zubereiten etc.). Hier geben wir zu bedenken, daß nahezu alle der mit Wohnverhalten assoziierten Verhaltensweisen und Aktivitäten innerhalb wie außerhalb der Wohnung ausgeführt werden können.

Bei diesem Einwand könnten die Begriffe *daheim sein* oder *Zuhause* bedeutsam sein. Im alltäglichen Sprachgebrauch werden sie häufig als Synonyme zu Wohnen verwendet und spiegeln im Unterschied hierzu stärker die emotionale Bindung an einen vertrauten Ort innerhalb einer Struktur der bebauten und unbebauten Umwelt wider. Die subjektiv ausgestalteten Begriffsmerkmale entsprechen vielleicht eher der handlungstheoretischen Orientierung, die Ziele, Bedürfnisse, Motive und Interessen an den Anfang der Analyse stellt und die zugehörigen Aktivitäten öko-psychologisch in die privaten und öffentlichen Schutzräume der Wohnung und des Wohnquartiers lokalisiert. Die handlungstheoretische Sicht bringt es auch mit sich, daß sie den älteren Menschen als aktive Person singularisiert. In dieser Stellung gerät jedoch weniger der öko-psychologische Kontext als vielmehr der ältere Mensch ins gerontologische Visier, wenn sich seine Handlungsspielräume in der Wohnung oder im Wohnumfeld mindern.

2. Interpretationsrahmen für den Erkenntnisstand aus empirischen Studien

Die angeführten Zeitbudget-Studien, Tageslaufschilderungen, Verhaltenskartographie-Studien, Behavior Setting Surveys und Aktionsraumstudien aus der Stadtsoziologie sind typische Beispiele für die systematische Erkundung von Aktivitäten im Alltag. Ihre Ergebnisse informieren über die Häufigkeit, Dauer sowie die Kontexte vielfältiger Aktivitäten und Verhaltensmuster, die ältere Menschen ausüben. Die systematische Registrierung von Sachverhalten und Schilderungen gibt daher ein genaueres Bild über das Alltagsgeschehen älterer Menschen. Dieses läßt sich so beschreiben, daß die Grenzen des eigenen Lebensraums mit zunehmendem Alter enger gezogen sind und die Wohnung und das wohnortnahe Umfeld zu den wichtigsten Lebens- und Aufenthaltsorten älterer Menschen zählen.

Es ist sicherlich unbestritten, daß die Ergebnisse dieser Studien deskriptiv und statisch sind und eine Momentaufnahme über den Lebensalltag der untersuchten Generation(en) älterer Menschen darstellen. Sie erfassen daher die Dinge in der Weise, wie sie zum Beobachtungszeitpunkt sind, und erlauben keine Erklärungen über das festgestellte Aktivitätsniveau, die Breite des Lebensraums oder die Interaktionen und Rollen des älteren Menschen innerhalb von bestimmten Kontexten (z.B. als Verkehrsteilnehmer, Tourist usw.).

Hier könnte die operante Beobachtungsforschung gute Dienste leisten (z.B. Baltes, 1988, 1995; Baltes & Barton, 1977), weil sie mit ihren Konzepten und

Instrumenten die Dynamik zwischen Person-Umwelt-Interaktionen in den Mittelpunkt stellt und von vornherein die Struktur der Umwelt in ihrem Aufforderungscharakter für typische Verhaltensmuster einbezieht. In dieser Hinsicht ist die Wohnung eine dingliche und soziale Umwelt wie jede andere, die für die zeitliche, soziale und räumliche Strukturierung des Alltags Aktivitäten des einzelnen sowie Interaktionen mit anderen stimuliert, stärkt oder schwächt.

In der operanten Methodologie werden die Verhaltensweisen des älteren Menschen nicht nur genau verhaltenskartographisch beschrieben, sondern als Person-Umwelt-Interaktionen erfaßt. Fokussiert man z.B. auf die außerhäuslichen Aktivitäten der Alltagsorganisation (z.B. Benutzung öffentlicher Verkehrsmittel), werden die Interaktion des älteren Menschen mit anderen (z.B. Busfahrer, Fahrgäste) als aufeinanderfolgende Person-Umwelt-Sequenzen registriert. Die Analyse dieser Sequenzen beruhen auf Aussagen, welchem Verhalten der Person X welches Verhalten der Person Y folgt. Die zeitlich-kausalen und funktionalen Mechanismen der Antezedenz-Konsequenz-Relationen bieten gleichzeitig eine Erklärung, warum und wann alte Menschen in verschiedenen Settings gleiche oder verschiedene Verhaltensmuster zeigen und inwieweit ihr Verhalten auf diese Settings zurückwirkt.

Die operante Methodologie könnte daher einen wichtigen Beitrag leisten, um die Hinwendung auf die eigene Wohnung im Alter im Bedingungsgefüge von Person-Umwelt-Interaktionen zu erklären. Dieser Erklärungsrahmen berücksichtigt die Verhaltensweisen des alten Menschen im Alltag ebenso wie die darauf folgenden Reaktionen anderer, die helfend, unterstützend oder restriktiv sein können und für die Beibehaltung der bisherigen oder die Erprobung neuer Lebensmuster mehr oder weniger fordernde Umwelten bieten. Unter diesem Blickwinkel gewährleistet die Wohnung eine Umweltstruktur oder Lebensnische, die der alte Mensch proaktiv schafft oder reaktiv aufsucht, wenn ihr Anforderungsgehalt am ehesten zu den eigenen Ressourcen, Kompetenzen und Aktivitäten paßt.

3. Wohnung als Umweltstruktur

Die Sichtweise, daß Wohnen, die Wohnung und das Wohnumfeld eine Umweltstruktur repräsentieren, führt zu der Frage, ob diese Struktur die Verfolgung und das Erreichen von Zielen des Alters erleichtert oder erschwert. Klare Opportunitäten bietet die Wohnung für die Ausübung von Aktivitäten, die für die selbständige Lebensführung (z.B. Selbstpflege, Haushaltsführung) notwendig sind und den Tagesablauf strukturieren (Baltes, Maas, Wilms & Borchelt, 1996). Unter diesem Blickwinkel ist die Wohnung auch der richtige Ort, an dem sich allgemeine Ziele für Alltagsaktivitäten des Alters, insbesondere des hohen Alters, realisieren lassen. Hierzu gehören Kompetenzen für die Aufrechterhaltung von Selbständigkeit, Selbstverantwortlichkeit und persönlicher Zufriedenheit (Kruse, 1996).

Allerdings reihen sich in der Wohnung nicht nur Alltagsaktivitäten aneinander, die der bloßen Sicherung der selbständigen Existenz in der eigenen Wohnung dienen, so daß sich die Frage der Konvergenz differenzierter stellt. So haben ältere Menschen für ihr persönliches Leben individuelle Präferenzen, Motivationen und Ziele, die auf sie selbst und auf andere gerichtet sind. Hierzu bedarf es eines Lebensraums, der für Selbstverantwortlichkeit, Lebenssinn, inneren Frieden, soziale Nützlichkeit, persönliche Handlungskontrolle über das eigene Leben sowie die Bewältigung von Verlusten und Schwächen des Alters Opportunitäten bietet (Baltes, 1996).

Die Ergebnisse der Berliner Altersstudie bestätigen solche Zielbereiche, die sich deutlich aus den Aktivitäten des Wohnalltags herausheben. Die Inhalte dieser Zielstruktur wurden aus den Beurteilungen der Lebensziele von über 70jährigen ermittelt (Staudinger, Freund, Linden & Maas, 1996) und als Rangreihe abgebildet. Als wichtigstes Ziel gilt danach (1) Gesundheit, gefolgt von (2) Wohlergehen der Angehörigen, (3) Erhaltung geistiger Leistungsfähigkeit, (4) Beziehung zu Freunden und Bekannten, (5) Nachdenken über das Leben, (6) Hobbies und andere Interessen und (7) Unabhängigkeit.

Die Ausweitung von Alltagsaktivitäten auf Ziele und Entwicklungsaufgaben des Alters verdeutlicht daher, daß die subjektiv sinnvolle und zufriedenstellende Gestaltung des Lebensalltags vom Grad der Passung zwischen der Person und der Struktur ihrer Umwelt abhängig sein wird (Lawton & Nahemow, 1973). Diese Bedingungen schließen das individuelle Reservoir des Alters ebenso ein wie die Eingebundenheit alter Menschen in gesellschaftliche Strukturen, die über das Familienleben hinaus die Gelegenheiten für die Teilnahme an sozialen Arrangements und Interaktionen außerhalb der eigenen Wohnung mitbestimmen. In ihrem Zusammenspiel bemessen sie die Breite und Angebotsstruktur des individuellen Lebensraums, der im Alter für die Gestaltung des persönlichen Lebens und des eigenen Wohlbefindens offen steht. In der eigenen Wohnung konzentrieren sich daher nicht nur die mit dem Alter abnehmenden Ressourcen und Kompetenzen (z.B. gesundheitliche, geistige, soziale) (Baltes, 1996; Baltes, Mayr, Borchelt, Maas & Wilms, 1993) oder Einschränkungen, die persönliche Lebensumstände auferlegen. In gleicher Weise ist die Wohnung ein höchst individueller Lebensmittelpunkt, der die kreative Auseinandersetzung mit eigenen Zielen und Entwicklungsaufgaben gewährleistet und eine Nische bietet, um mit den Verlusten und Schwächen des Alters fertig zu werden.

4. Interpretationsrahmen für den Rückzug auf die eigene Wohnung im Alter

Besondere Aufmerksamkeit verdient der Befund, wonach ältere Menschen ihren Aktionsradius mindern und sich in ihrem Lebensraum auf die Wohnung und das zugehörige Wohnquartier zurückziehen. Offen ist hier die interessante Frage, ob dieser Rückzug vom älteren Menschen gewollt ist, oder ob ihn andere Bedingungen initiieren, vielleicht sogar erzwingen.

Hier dürfte die Unterscheidung zwischen dem selbst gewählten und erzwungenen Rückzug nicht nur alterstypische Antworten erbringen. Schließlich ist die Wohnung auch für jüngere bzw. noch im Berufsleben stehende Menschen die häufigste Umweltstruktur, z.B. für Künstler, Musiker, Arbeitslose oder Tele-Arbeiter, und inwieweit sie selbst gewählt wurde, läßt sich nur im Einzelfall feststellen. Der hohe Stellenwert der Wohnung im Vergleich zu anderen Umwelten bestätigt sich jedoch in den neuen empirischen Befunden für drei unterschiedliche Altersgruppen (Baltes & Lang, 1996-1999). Zwar zeigte die älteste Gruppe der 70-90jährigen im Hinblick auf die Dauer und Anzahl der Aktivitäten, die sie innerhalb und außerhalb der eigenen Wohnung ausübten, eine Hinwendung auf die eigene Wohnung. Doch lassen die sehr großen Streuungen innerhalb der 20-40jährigen, der 45-65jährigen und der ältesten Gruppe darauf schließen, daß jüngere wie ältere und alte Menschen ihr wichtigstes Handlungszentrum in der eigenen Wohnung haben.

Für den Rückzug auf die eigene Wohnung im Alter bieten zwei andere Forschungsbereiche der Gerontologie einen Erklärungsrahmen. Im ersten Gebiet geht es um den Rückzug aus sozialen Beziehungen, der lange Zeit nur in seinen negativen Folgen für das Wohlbefinden, die Lebenszufriedenheit und Einsamkeit gesehen wurde und erst neuerdings anders erklärt werden kann (Carstensen, 1991, 1993). Den zweiten Schwerpunkt behandelten M. Baltes und Mitarbeiter in einem langjährigen Forschungsprogramm über die gelernte Abhängigkeit, die im Leben alter Menschen nicht nur negative, sondern auch selbstregulierende Funktionen haben kann (Baltes, 1995).

Die differenzierte Sicht über den sozialen Rückzug im Alter wurde im Rahmen der sozio-emotionalen Selektivitätstheorie (Carstensen, 1991, 1993) aufgestellt und durch empirische Ergebnisse abgesichert. Sie zeigen, daß alte Menschen im Gegensatz zu jüngeren kaum in neue soziale Erfahrungen und Kontakte investieren. Statt dessen vertrauen sie bei der Auswahl von Sozialpartnern auf langjährige Weggefährten, von denen sie eine Stärkung und keine Bedrohung ihres Wohlbefindens und Selbstwertgefühls erwarten. Die Pflege ausgewählter sozialer Kontakte erklärt sich in der Altersphase aus einer begrenzten Lebenszeit, die das Beibehalten und Aufgeben von Sozialkontakten zugunsten des eigenen Wohlbefindens und seiner emotionalen Kosten profilieren. Die Verringerung sozialer Kontakte im Alter ist demnach kein zwangsläufig negatives Ereignis, sondern kann ebenso gut ein Ausdruck jener Sozialkontakte sein, die im Hinblick auf das eigene Wohlbefinden und Selbstwertgefühl eine positive Bilanz an emotionalen Kosten widerspiegeln. In diesem Sinne ist die Auswahl der Sozialpartner ein protektiver Mechanismus und ein Beleg für den entwicklungspsychologischen Erklärungsansatz, daß alte Menschen selbst ihr Wohlergehen initiieren und als Gestalter ihrer eigenen Entwicklung agieren (Lerner & Busch-Rossnagel, 1981).

In diesen Erklärungsrahmen lassen sich auch die Forschungsergebnisse zum Modell der gelernten Abhängigkeit einordnen (vgl. zusammenfassend Baltes, 1995; Baltes & Wahl, 1991). Im Mittelpunkt steht der bekannte Befund, daß Familienangehörige wie professionelle Helfer Unselbständigkeit bestärken und die Selbständigkeit alter Menschen ignorieren. Die Analyse der mikro-sozialen Verhaltenssysteme, die gelernte Abhängigkeit erzeugen, brachte hierzu eine weitgehend unbeachtete positive Folge ans Licht. So können alte Menschen soziale Reaktionen und Kontakte nicht durch selbständiges Verhalten initiieren, sondern müssen sich diese durch abhängiges Verhalten sichern. Die gelernte Abhängigkeit kann daher ein tatsächlicher Verlust an Selbständigkeit bedeuten, wenn Kompetenzen durch Nichtgebrauch verloren gehen. Gleichzeitig dient sie dem alten Menschen als Instrument, um zunehmende Verluste und abnehmende Ressourcen seiner Selbständigkeit zu kompensieren und ihnen wirksam gegenzusteuern (Baltes, 1995). Von dieser Seite her gesehen ist die gelernte Abhängigkeit durchaus positiv zu bewerten, da sie dem alten Menschen die persönliche Kontrolle über seine soziale Interaktionen beläßt und es ihm offen hält, ob er die Kontrolle selbst ausübt oder sie anderen überträgt.

Insgesamt bieten diese Ergebnisse einen Erklärungsansatz dafür, daß der Rückzug im Alter auch eine positive Seite hat, die sich für den Bereich des Wohnens bestätigen lassen sollte. Dieser Zugang öffnet sich vielleicht am ehesten durch die systematische Analyse des Bedingungsgefüges, das den Rückzug auf die eigene Wohnung und dessen Folgen für den einzelnen genauer aufklärt und im Einklang mit entwicklungstheoretischen Annahmen erklärt.

Hartmut Lüdtke

Alte Menschen in ihrer Wohnung: Sichtweise der soziologischen Lebensstilforschung

1. Wohnung als Dimension des Lebensstils

Lebensstile sind erworbene, regelmäßige Verhaltensmuster: Tätigkeiten, Interaktionen, symbolische Artefakte und Orte (Performanz) im Rahmen von objektiven Restriktionen bzw. Ressourcen (Lage) und gesteuert durch Wertorientierungen, Überzeugungen und Wahlverwandtschaften (Mentalität) (Lüdtke, 1989, 1995a, 1996; Lüdtke et al., 1994; Müller, 1992; Georg, 1996; Spellerberg, 1996). Sie „bewähren" sich als biographischer Speicher und damit auch als Repertoire für das Handeln in künftigen Situationen durch drei Funktionen: a) die Sicherung von Verhaltensroutine im Alltag, b) als Rahmung und „Output" einer exemplarisch immer neu angewandten Strategie der Lebensführung, c) die Symbolisierung sozialer Ähnlichkeit mit anderen bzw. Distinktion von anderen, damit auch: Verknüpfung personaler und sozialer Identität.

In der seit rund fünfzehn Jahren auch in Deutschland sich verstärkenden Fokussierung des Lebensstilansatzes werden mindestens vier Tendenzen in der Entwicklung sozialwissenschaftlicher Erkenntnisse reflektiert: 1. Die in der Sozialstrukturanalyse dominierenden Klassen- und Schichtenmodelle erwiesen sich als zu undifferenziert für die Analyse neuer, feinerer und flexiblerer Formen sozialer Ungleichheit. Die dominant „vertikale" Sicht auf Ungleichheiten versperrte die Einsicht in die Bedeutung „horizontaler" Formen (nach Geschlecht, Alter oder Subkultur etc.). 2. Die vorherrschende makrotheoretische Perspektive ließ die Mikroebene sozialen Handelns weitgehend unterbelichtet. Ebenfalls wurde lange Zeit vernachlässigt zu analysieren, inwiefern Individuen, z.B. durch präferenzgesteuerten Konsum, selbst aktiv an der Reproduktion sozialer Ungleichheit beteiligt sind und sozusagen nicht nur eine passive „Opferrolle" in Prozessen der sozialen Plazierung einnehmen. 3. Der ökonomische Determinismus im Hauptstrom der Ungleichheitsdiskussion erwies sich allzu einseitig: Nicht zuletzt unter dem Einfluß von Bourdieu (1983, 1984) wurde die theoretische Bedeutung kultureller und sozialer Ressourcen neben und in Wechselwirkung mit den ökonomischen für die Erklärung sozialer Ungleichheiten aufgewertet. (4) Neu in den Blick gerieten Ursachen und Effekte der Auflösung traditioneller Sozialmilieus und ihrer Bindungskraft sowie die damit verbundenen Herausforderungen an die Individuen zur optionsreicheren Gestaltung ihrer Biographien (Beck, 1986; Beck & Gernsheim, 1993).

Von theoretisch-konzeptionellem Vorteil erweist sich der Lebensstilansatz aufgrund der systematischen Verknüpfung von expressivem und interaktivem Verhalten sowie evaluativen und kognitiven Aspekten der Lebensführung (Müller, 1992; Spellerberg, 1996, S. 78). Betrachtet man Wohnen im Kontext des Lebensstils, so werden zwangsläufig, wie oft gefordert, methodisch-ganzheitliche und handlungstheoretische Ansätze zusammengeführt, so daß auch das Wohnen als „Rahmen für die Materialisierung individueller Identität und sozialer Differenzierung" deutlicher konturiert werden kann (Mollenkopf, 1998a, S. 230f.). Zugleich werden in diesem Ansatz ökologische Zusammenhänge der Lebensführung betont, indem Tätigkeiten in Kontext von Räumen, Artefakten und ihren symbolischen Bedeutungen, aktionsräumliche Konzentrationen der Nutzung von Gelegenheiten und sozialer Austausch bzw. soziale Differenzierung für die Abgrenzung von Lebensstilen konstitutiv sind. Damit öffnet sich die Lebensstilanalyse mehreren wichtigen Kriterien einer ökopsychologischen Perspektive: „Alltagstauglichkeit", Einschluß objektiver Umgebungsbedingungen, Einschluß materiell-räumlicher Bedingungen, Kombination mehrerer Aggregatebenen und Berücksichtigung von Schnittstellen zwischen Individuen und sozialen Aggregaten (s. Kaminski in diesem Band).

Neben Freizeit und kultureller Praxis, Ernährungspraxis, Mediengeschmack, Kleidung und Outfit ist die Wohnung eine der wichtigsten Dimensionen der Lebensstil-Performanz, und sie bildet darüber hinaus das komplexe Mikroterritorium der meisten lebensstilrelevanten Verhaltensweisen. Wohnung und Wohnnahumwelt bilden sozusagen den ständig aktuellen Habitat-Ausschnitt eines Lebensstils, der sich ansonsten immer nur partiell in einzelnen Handlungssituationen und in der Fluktuation des Aufeinanderfolgens sehr verschiedener Behavior Settings realisiert. In diesen Sequenzen fungiert die Wohnung mit ihren Zeichen und Artefakten für ihre Bewohner als Symbolkontext und Speicher eines Settings, dessen regelmäßige Durchlebung und Bewältigung, bei alten Menschen wohl am nachhaltigsten, mit dem gesamten Lebensstil rückgekoppelt ist. Die damit implizierte Multifunktionalität des Wohnens, die komplexe Valenz der Wohnung zeigte sich auch in einer Befragung, bei der die Zielpersonen sehr hohe Zustimmungen zu folgenden „Wohnwerten" äußerten (Silbermann, 1991, S. 69f.): Erholung, Entspannung, zwangloses Tun/Förderung von Geselligkeit und Familienleben/Solidität und Qualität der Einrichtung/persönliche Freizeit/ungestörte Arbeit/praktische, pflegeleichte und variable Einrichtung. Darüber hinaus kommt der Wohnung eine hohe Bedeutung als Medium der Demonstration von „Stil", Individualität und Sozialprestige zu. Die besondere expressive Bedeutung der Wohnung zeigte sich selbst noch beim Wohnen im Plattenbau in Berlin und Budapest: „Die Darstellung der eigenen Persönlichkeit (und des Lebensstils) sind die stärksten Faktoren, die die Wohnraumgestaltung bestimmen" (K. Dörhöfer, 1994 nach Spellerberg, 1997, S. 39).

2. Alte Menschen in ihrer Wohnung

Die Wohnung hat für alte Menschen eine besondere Bedeutung in folgender Hinsicht:

- Immer noch weniger als 5% der alten Menschen über 65 Jahre leben nicht in den „eigenen vier Wänden" als Mieter oder Wohneigentümer, sondern in Altenheimen. Offenbar ist das möglichst lange eigenständige Wohnen einer der wichtigsten objektiven und subjektiven Indikatoren von Handlungsfähigkeit und Selbständigkeit im Alter. Dabei entscheiden Wohnkomfort und Ausstattung stärker als die Wohnungsgröße über die Wohnzufriedenheit (Schwitzer, 1992).
- Mit steigendem Alter steigt der Wert der eigenen Wohnung als angeeignetes Habitat, als „Museum" und symbolische Stätte der Erinnerungen und der Ansammlung biographisch bedeutsamer Symbole. Ihre endgültige Aufgabe unter Zurücklassen der meisten Ausstattungselemente kommt daher für die Betroffenen sehr oft einer nicht mehr kompensierbaren Katastrophe gleich.
- Alte Menschen halten sich mit den höchsten Anteilen ihres Zeitbudgets in der Wohnung auf: Männer an einem durchschnittlichen Tag ca. 19 1/2 Stunden, Frauen sogar etwa 20 1/4 Stunden (Küster, 1998): So paradox es klingen mag, die Wohnung ist für alte Menschen zugleich der zentrale Ort der Bedürfnisbefriedigung und der kommunikativen Anbindung an die Außenwelt mittels Fernsehen, Besucher, Feiern, Telefonieren, künftig auch Multimedia etc. Sie dient als „Brückenkopf", der nach innen baulich wie symbolisch besonders abgesichert ist und von dem aus, wenn auch „vorsichtiger" als bei jungen Menschen, die erweiterte Umwelt bedürfnisbezogen abgesucht und angeeignet wird.
- Unter allen Altersgruppen ist bei älteren Menschen daher die Wohnung und Wohnnahumwelt am ehesten bedeutungsgleich mit: Heimischsein, Zuhause, Sicherheit, Expressivität, Lebensstil und Eigentum in dem Maße, wie sich deren vorrangige Wohnbedürfnisse konzentrieren auf Sicherheit, Unabhängigkeit und Selbständigkeit, Kontakte und Kommunikation, Beschäftigung sowie Übernahme von Aufgaben und Verantwortung (Rughöft, 1992, S. 87f.).

Zum Zweck der besseren Vergleichbarkeit und einer „theoretischen Reduktion" ließen sich verschiedene Lebensstiltypologien aus den letzten Jahren in einem Koordinatensystem von drei allgemeinen Dimensionen von Handlungsorientierungen verorten (Richter, 1994; Lüdtke, 1995b):

a) innengerichtet (Privatheit, Wohnung) versus außengerichtet (Öffentlichkeit) bzw. Aktionsradius,
b) Bewegen, Modernität versus Bewahren, Traditionalismus,
c) aktiv, Gestalten versus passiv, Rezeption. Daneben wirken auch Lagemerkmale, insbesondere kulturelle (Bildung) und ökonomische Ressourcen (Einkommen) lebensstildifferenzierend.

In bezug auf die drei Dimensionen der Handlungsorientierung sind Lebensstile, die für das höhere Alter typisch sind, vor allem in der Nähe der Pole „innengerichtet", „Traditionalismus" und „passiv-rezeptiv" angeordnet, was sich hauptsächlich alterns- und modernisierungstheoretisch erklären läßt. „Behaglichkeit" kennzeichnet deren Einrichtung deutlich häufiger als „Exklusivität", und die „Darstellung der eigenen Persönlichkeit (und des Lebensstils) sowie der Rückzug aus dem öffentlichen Leben sind die stärksten Faktoren, die die Wohnraumgestaltung bestimmen" (Spellerberg, 1997, S. 21, 39).

3. Empirische Typen von Lebensstilen älterer Menschen

In diesen Dimensionen sind auch die Lebensstile älterer Menschen angeordnet, die in jüngeren empirischen Studien als Bestandteile empirischer Typologien abgegrenzt werden konnten. Hierzu einige Beispiele:

Georg (1996) fand in einer Sekundäranalyse der Umfragedaten einer westdeutschen Stichprobe von 2000 Befragten aus dem Jahr 1990 einen „zurückhaltend-konventionellen Lebensstil" mit einem Stichprobenanteil von 16% und einem Altersdurchschnitt von 60,2 Jahren. Er ist auf der Performanzebene gekennzeichnet durch überdurchschnittliche Ausprägungen der Merkmale: kirchliche Einbindung, Präferenz für einfaches Essen, klassisch-konservative, konform-exklusive oder zurückhaltend-praktische Kleidungsstile, Wohnen im Stil der „konventionellen Gemütlichkeit" (z.B. klassische Sitzkombinationen und Wandschränke), Zurückhaltung und Sparsamkeit in bezug auf den eigenen Körper sowie den Konsum insgesamt, verpflichtend-reproduktive Tätigkeiten in der Freizeit zuhause (Kochen, Backen, Handarbeit, Häkeln, Stricken, Nähen, Schneidern) und außerhäusliche Entspannung (Stadtbummel, Einkaufsbummel, Spazierengehen, Ausflüge und Reisen). Im Mentalitätsprofil zeigen sich deutliche Geschlechtsstereotypen, eine „konservativ-autoritäre" Wertorientierung, hohe Werte auf der Skala „Pflichterfüllung, Sparsamkeit, Sauberkeit und Ordnung" sowie „Politikverdrossenheit und politische Resignation". Zu den ausgeprägten Merkmalen der sozialen Lage gehören: niedriger Schulabschluß, abgeschlossene Lehre als Berufsausbildung sowie das niedrigste Haushaltseinkommen von allen Lebensstiltypen.

Spellerberg und Berger-Schmitt (1998, S. 40f.; vgl. auch Spellerberg, 1996) werteten eine gesamtdeutsche Repräsentativbefragung von 1996, mit ca. 1900 westdeutschen Befragten, aus und fanden für die alten Bundesländer, vergleichbar mit einem entsprechenden Typ im Jahre 1993, den Lebensstil der „traditionell, zurückgezogen Lebenden", deren Stichprobenanteil in diesen drei Jahren von 11 auf 16% stieg. Sie beschreiben ihn folgendermaßen: „Für diese Gruppe sind Sparsamkeit und Sicherheit besonders wichtig, während ein abwechslungsreiches Leben, gutes Aussehen, politisches Engagement oder Führungspositionen unbedeutend sind. Moderne und klassische Musikstücke finden keine Beachtung, während deutsche Schlager und Marschmusik relativ häufig befürwortet werden. Trivialere Produkte finden auch im Fernsehen Interesse: Serien, Heimatfilme oder Shows. Besonders informative oder Sportsendungen ebenso wie spannungsreiche, schnelle Filme werden abgelehnt. Bücher finden kein Interesse. Treffende Beschreibungen des Alltags sind einfach und familienorientiert. Dem Statement 'Ich genieße das Leben in vollen Zügen' wird hingegen nur sehr selten zugestimmt. Die Art, sich zu kleiden, wird mit bequem und praktisch treffend charakterisiert, nicht als elegant oder jugendlich. Bei den Freizeitaktivitäten wird lediglich Fernsehen häufiger als im Bevölkerungsdurchschnitt genannt. Computer, Weiterbildung oder Theaterbesuche spielen überhaupt keine Rolle.

Diese Gruppe weist einen leicht überdurchschnittlichen Frauenanteil auf (60%), der überwiegende Teil (90%) hat höchstens den Hauptschulabschluß, und das Durchschnittsalter liegt bei 62 Jahren. Es handelt sich damit im Westen um die älteste Gruppe. Das durchschnittliche Einkommen liegt mit 1570 DM pro Kopf am unteren Ende des Spektrums. 84% sind nicht erwerbstätig. 57% sind Rentner/innen und 18% Hausfrauen. Hier sind untere soziale Schichten überrepräsentiert: 10% halten die 'Unterschicht' für passend und 44% die 'untere Mittelschicht'. Bereits 35% sind verwitwet, und 51% sind verheiratet; 40% leben allein. Der Ausländeranteil fällt mit 8% vergleichsweise hoch aus."

Lüdtke, Matthäi, Ulbrich-Herrmann (1994) fanden in einer hessischen Stichprobe von 386 Befragten zwei für die Älteren spezifische Stiltypen (Durchschnittsalter höher als 55 Jahre), wobei der eine von Männern im ländlichen Raum dominiert wird (mit Angabe der deutlich überdurchschnittlich ausgeprägten Merkmale):

Konventionalität und Trivialschema der Freizeit von Älteren der unteren Mittelschicht im ländlichen Milieu mit männlicher Dominanz (11%)

Performanz:	gutbürgerliche, deftige, ländliche Küche Trivialschema der Freizeit und kulturellen Praxis klassisch-elegante, korrekte, konventionelle Kleidung unauffällig-anspruchslose, korrekte, biedere Kleidung rustikaler Wohnstil Wohnstil der konventionelle Gemütlichkeit
Lage:	niedrige Bildungs- und Status-Ressourcen überdurchschnittliche ökonomische Haushaltsressourcen eher Dorf oder Kleinstadt mehr Männer als Frauen
Mentalität:	Zielorientierung: Sicherheit Zielorientierung: Freiheit subjektive Bedeutung von Familie, Natur, Gesundheit subjektive Bedeutung von Berufsarbeit und Sport Selbstbild: Fügsamkeit

Nostalgischer Wohnstil von Älteren mit eher niedrigem Ausbildungsstatus (14%)

Performanz:	gutbürgerliche, deftige, ländliche Küche klassisch-elegante, korrekte, konventionelle Kleidung nostalgischer Wohnstil
Lage:	unterdurchschnittliche Bildungs- und Status-Ressourcen selten Kinder im Haushalt
Mentalität:	Zielorientierung: Sicherheit Selbstbild: Sachbezogene Stetigkeit versus Unstetigkeit

In diesen und anderen Forschungsbeispielen wird evident, daß sich ein oder zwei für höhere Altersgruppen typische Lebensstile abgrenzen lassen, die vor allem Eigenschaften der breiten Gruppe der „alten Alten" vereinen. Unter ihnen ragt auch der Wohnstil als Teilelement der Lebensführung hervor. Lebensalter ist, neben Haushaltsstruktur bzw. Stellung im Familienzyklus, einer der wichtigsten Lage-Prädiktoren der Lebensstilzugehörigkeit (Georg, 1996, S. 177; Konietzka, 1995, S. 255f.; Lüdtke, 1995a, S. 83; Spellerberg, 1996, S. 192), auch wenn diese Effekte sozialstruktureller „Determination" von Lebensstile nicht gerade sehr eindrucksvoll sind: Bei der Trennung von Lebensstiltypen – eine der „ganzheitlichen" Besonderheiten dieses Ansatzes – erweist sich ja gerade die Interaktion oder auch Inferenz verschiedener und zahlreicher Lage-, Performanz- und Mentalitätsmerkmale als differentiell bedeutsam, so daß sich Stilmuster durch ihre Lage-Abhängigkeit allein nicht mehr sinnvoll interpretieren lassen.

Für künftige Untersuchungen der Lebensstile alter Menschen dürfte eine Verfeinerung des Ansatzes vielversprechend sein: die weitere Aufspaltung der „allgemeinen, großen" Lebensstile in weitere Segmente, die auch neue Minderheiten zu identifizieren erlauben und für deren Analyse spezielle theoretische Annahmen der Alternsdifferenzierung zu formulieren sind, wie dies im folgenden kurz skizziert werden soll.

4. Wohnen im Alter bei unterschiedlichen Strategien der Lebensorganisation

Eine Verfeinerung der Erklärung hochalters- und lebensstilspezifischer Wohnmuster ergibt sich aus der Art und Weise, wie Menschen im Übergang in den Ruhestand typischerweise ihre Situation definieren und aufgrund dessen eine bestimmte Strategie der Lebensorganisation (mehr oder minder) wählen. Nach Brockmann (1998) sind dabei drei, theoretisch wie empirisch gut belegte, Alternativen möglich:

Exploration: eine innovative Strategie der Lern- und Experimentierfreude, wobei das Alter als neue Bereicherung des Lebens betrachtet wird; die „neuen Alten" wurden von Brockmann mit einem Anteil von etwas mehr als 2% als solche „Explorativen" identifiziert. Dieses Muster setzt relativ hohe kulturelle Ressourcen (Bildung) voraus, anders als erwartet allerdings nicht höhere soziale Ressourcen (soziale Vernetzung).

Exploitation: das aktive Festhalten an bewährten Handlungsmustern und Routinen, sozusagen eine „selbstkonstruierte" Strategie in Übereinstimmung mit der Kontinuitätsthese des Alterns.

Exit: der Weg in Ausstieg, Resignation und Isolation, sowohl eine „negative Abweichung von der sozialen Normalität als auch das Beenden früherer Betätigungen" (Brockmann, 1998, S. 119).

Da mit steigender (Re-)Aktivierung alter Menschen und ihrer sozialen Rollen in absehbarer Zukunft in der Verbreitung dieser Strategien ein Anstieg „explorativer" und ein Sinken „exit-orientierter" Muster zu erwarten ist, werden sich auch ihre

Wohnmuster, und entsprechend ihre Lebensstile wahrscheinlich (leicht?) verschieben: in Richtung auf mehr Vielfalt der Formen, mehr öffentliche Aktivitäten, weniger Traditionalismus und Nostalgie, mehr ästhetischen Eigensinn im Umgang mit Alltagstechnologien und Wohnlandschaften (Lüdtke, 1997, S. 122).

5. Differentielle Struktur- und Entwicklungsbedingungen für Wohnen im Alter

Wandel und Differenzierung der Wohn- und Lebensstile alter Menschen hängen von verschiedenen Bedingungen ab, die selbst wiederum starken Modernisierungs- und Individualisierungsprozessen unterliegen und hier bezüglich ihrer Auswirkungen auf erstere kurz diskutiert werden:

Segregation: Altersspezifische Segregationstendenzen werden in bestimmten Bereichen steigen, in anderen aber sinken. Neben der klassischen residentiell-geographischen Segregation sind dabei zwei weitere Formen und ihre Kombinationen mit ersterer zu berücksichtigen: Segregation aufgrund affektiv-sozialer Distanz zwischen Altersklassen in den sozialen Einstellungen und Vorurteilen sowie aufgrund expressiv-symbolischer Distanz zwischen soziokulturellen Territorien in Form von Milieus, Lebensstilen oder „Szenen". Weitere Unterscheidungsaspekte sind: Mikrosegregation (z.B. innerhalb eines Wohngebäudes) und Makrosegregation (z.B. zwischen Quartieren innerhalb einer Stadt), strukturell erzeugte Segregation im Gegensatz oder in Verbindung mit „selbstgewählter" Segregation aufgrund der Homogenisierung altersspezifischer Kontakte und Vergemeinschaftung sowie dauerhafte, temporäre oder zyklische Segregation.

Versorgungsautonomie: Wahrscheinlich steigt künftig auch die relative Versorgungsautonomie alter Menschen, und es differenzieren sich die technischen Möglichkeiten und die Angebote an Pflegediensten – z.B. mehr ambulante Betreuung über das „Essen auf Rädern" hinaus, unterschiedliche und flexible Formen von partieller Unterstützung bis zu Dauerpflege, mehr Angebote in der Nahumgebung der eigenen Wohnung, mehr Multimedia-Vernetzung alter Menschen als bisher etc. Auch dies wird die Bedeutung von Wohnung und Wohnen als Aktivitätszentrum und Schnittstelle zwischen Privatsphäre und Nahumwelt erheblich beeinflussen.

Wohnformen, soziale Netze und Intergenerationsbeziehungen: In engem Zusammenhang mit dem letzten Punkt verändern und differenzieren sich die Formen der Beziehungsnetze und Kommunikationsstrukturen in Wohngebäuden, Nachbarschaften und Quartieren – Mischeffekte von „Glokalisierung" (Globalisierung + Lokalisierung), Nachhaltigkeit der „Intimität auf Abstand" im intergenerationellen Wohnen (z.B. Wohnen der Großeltern nicht im selben Haus, aber in guter Erreichbarkeit), Durchsetzung von mehr Subsidiarität, Ehrenamtlichkeit, „Bürgerarbeit" und anderen Elementen einer Zivilgesellschaft sowie des demographischen Wandels. Im Zuge dessen werden sich mehr, differenziertere und flexiblere Wohnformen für alte Menschen herausbilden, teils mit mehr, teils mit weniger Segregationseffekten: z.B.

Seniorenwohngemeinschaften in selbstorganisierten oder betreuten Formen, Alt-Jung-Wohngemeinschaften auf der Basis symmetrischer Tauschbeziehungen, mehrgliedrige Seniorenwohnanlagen von betreuten Wohnungen bis zu Pflegestationen, Seniorendörfer (DZA, 1998). Darüber hinaus wird auch die Bedeutung des Altentourismus sowie der Zweitwohnungen von alten Menschen steigen.

Region: Zu unterscheiden sind schließlich regionale Besonderheiten als Randbedingungen sozialer Wohnformen – nach dem Verdichtungsgrad und der Zentralität von Orten bzw. ihrer Lage auf dem Stadt-Land-Kontinuum. Dabei spielt zwar der Gegensatz zwischen ländlichem (Tradition) und großstädtischem Milieu (Urbanität, Modernität) bezüglich der Wohnbedingungen und Verwandtschaftsbeziehungen alter Menschen immer noch eine gewisse Rolle; er wird aber zunehmend von anderen sozialräumlichen Disparitäten überlagert.

Zusammenfassend ist zu erwarten, daß sich unter diesen Bedingungen, in Verbindung mit dem allgemeinen Trend einer Zunahme und Differenzierung der ökonomischen, kulturellen, technischen und gesundheitlichen Ressourcen alter Menschen während der letzten Dekade (Höpflinger, 1998), deren Wohnformen weiter ausdifferenzieren werden. Diese verändern sich freilich mit dem übergreifenden Rahmen der sich noch weiter pluralisierenden Lebensstile. Schließlich gilt diese Gesamtentwicklung sowohl für die Querschnittdifferenzierung a) der alten Menschen insgesamt, b) nach „jungen", „reifen" und hochbetagten Alten als auch c) für den individuellen Alternsprozeß selbst. In dessen Verlauf werden sich die Abhängigkeiten der Bewohner von externen Diensten und Netzwerkhilfen in der Wohnnahumgebung verstärken. Dabei bestimmt der Lebensstil wesentlich mit darüber, wie stark eigene Ressourcen zur Relativierung dieser Abhängigkeiten mobilisiert werden, wie aktiv die Bewohner ihre Netzwerke des Austauschs von Leistungen und Gegenleistungen gestalten und wie unvermeidlich im Extremfall der Wechsel von der eigenen Wohnung in ein Pflegeheim bzw. vom Betreuten Wohnen zum Wohnen in hospitalisierter Abhängigkeit sein wird.

Wolfgang Gaiser

Wohnung als Lebensraum von Jugendlichen und jungen Erwachsenen

Vorangestellt sei diesem Beitrag die zusammenfassenden Ergebnisse zum Wohnen als sozialem Lebenszusammenhang junger Menschen:

1. Die Lebensspanne zwischen dem 15. und 30. Lebensjahr ist diejenige mit der höchsten Wohnmobilität. *Wohnphasen sind biographische Entwicklungsphasen.*
2. *Das Auszugsalter* hat sich aus vier Gründen hinausgeschoben:
   a) *verlängerte Bildungszeiten,*
   b) erschwerter Einstieg in *den Arbeitsmarkt,*
   c) *erhöhter verfügbarer Wohnraum* in den Herkunftsfamilien,
   d) *verbessertes Klima zwischen den Generationen.*
3. Deutlich sind *die geschlechtsspezifischen Unterschiede:* Bis durchschnittlich zum 21. Lebensjahr lebt die Mehrheit der weiblichen Jugend in der elterlichen Wohnung. Ihre männlichen Altersgenossen bleiben durchschnittlich ein Jahr länger und finden sich häufiger in der Gruppe der „Nesthocker". Mädchen und junge Frauen messen dem Wohnen einen vergleichsweise höheren Stellenwert bei.
4. Vielfältig sind *die Wohnformen,* die sich an das Wohnen mit den Eltern anschließen: allein, in einer Wohngemeinschaft, in einem Wohnheim mit Partner bzw. Partnerin und später mit eigenen Kindern, wobei die Wohnbiographien aber durchaus nicht immer gradlinig verlaufen.
5. Auszug vom Elternhaus heißt aber *nicht weiträumiger Wegzug:* sogar von den 31- bis 35jährigen wohnen nur 10% der Männer und 15% der Frauen mehr als eine Stunde von den Eltern entfernt.

1. Wohnbedürfnisse und Wohnprobleme Jugendlicher und junger Erwachsener

Wohnen als sozialer und räumlicher Lebenszusammenhang Jugendlicher und junger Erwachsener ist immer wieder Gegenstand wohnungspolitischer Diskussionen. Dennoch bleibt der spezifische Wohnbedarf junger Leute oft unberücksichtigt. Ihre Wohnbedürfnisse werden eher zur Zielgröße von Bausparkassen und Einrichtungshäusern als zum Gegenstand aktiver Wohnungs- und Baupolitik. Gleichzeitig ist „Wohnen" für junge Erwachsene zunehmend bedeutend und eine eigenständige Zielgröße im Lebensentwurf geworden. Dies hängt auch damit zusammen, daß der gesamtgesellschaftliche Entwicklungsprozeß der Ausdifferenzierung der Lebensverhältnisse und Individualisierung der Lebensführung gerade für Heranwachsende weitreichende Konsequenzen hat: Wohnen ist wichtiger geworden für den „Zusammenbau" einer Identität, für die soziale Integration und für die Stabilisierung des Alltagslebens, wenn Arbeit und Beruf als Bezugspunkt von Stabilität einen Bedeutungsverlust erfahren. Hinter den neuen Wohnbedürfnissen Jugendlicher und junger Erwachsenen steht also mehr als nur spielerische Wünsche nach Selbstdarstellung und nach einer Ästhetisierung des Alltags.

Gleichzeitig halten aber die Wohnungsmärkte – insbesondere die Märkte in den Großstädten und Ballungsgebieten – für die jungen Nachfrager, die ja „Marktneulinge" sind, unliebsame Überraschungen bereit: beispielsweise hohe Einstiegsmieten, Vermieter, die Vorbehalte gegen die jungen Nachfrager haben, Abdrängung in Wohnungsmarktsegmente mit eher schlecht gelegenen, unter Normalstandard ausgestatteten Wohnungen.

Die Schere zwischen der größer gewordenen Bedeutung von „Wohnen" für Jugendliche und junge Erwachsene und den Problemen von jungen Leuten auf den Wohnungsmärkten öffnet sich. Dies birgt sozialen und politischen Sprengstoff: An den Realisierungsmöglichkeiten ihrer Wohnwünsche und Wohnpläne werden die Glaubwürdigkeit von Wohnungspolitik als Teil der Sozialpolitik und die Leistungsfähigkeit des Sozialstaats gemessen. Gravierende Mängel in der Wohnversorgung können zur Destabilisierung von Familien, zu Partnerschaftskonflikten und zu einem Aufschub des Kinderwunsches bei jungen Paaren beitragen. Gleichzeitig haben Wohnprobleme junger Menschen „soziale Folgekosten" beim Einstieg in die Berufs- und Arbeitswelt, beim Aufbau unterstützender sozialer Netze, bei der Partizipation am lokalen öffentlichen Leben.

Selbständig wohnen, frei sein von alltäglicher elterlicher Kontrolle, Legitimationsnotwendigkeiten und Aushandlungszwängen in der Herkunftsfamilie, die eigene Tür und das eigene Namensschild: dies sind seit jeher Jugendträume und Etappenziele beim Erwachsenwerden, ähnlich komplex besetzt wie Partnerschaft, Beruf und das eigene Einkommen.

Im Spannungsverhältnis von Möglichkeiten und Bedürfnissen kristallisieren sich typische mit „Wohnen" verbundenen Wünsche heraus:

- Ablösung vom Elternhaus und Neudefinition der Beziehung zu den Eltern,
- selbständiges Wohnen jenseits des Elternhauses als Signal und Chance für eigenständige Gestaltung von Beziehungen und Partnerschaft,
- Wohnen als Gelegenheit für Rückzug, Geborgenheit und Intimität,
- Wohnung als sozialräumliche Ressource zur Entwicklung personaler Identität,
- Wohnung als materielles Substrat eigener Lebensentwürfe und Symbol der Eigenständigkeit,
- Infrastruktur für Eigenständigkeit und Präsenz im Kontext sozialer Netze, kommunikativer Zusammenhänge und kultureller Teilhabe.

Eine neuere Studie über Jugend und Wohnen in der Großstadt hat die hervorragende Bedeutung des Wunsches nach Unabhängigkeit und Eigenständigkeit empirisch bestätigt (Rieser, 1997) (vgl. Abbildung 1).

Wohnwünsche sind eine Sache, das Finden und Finanzieren einer geeigneten Wohnung eine andere. Für junge Nachfrager wird so die Wohnungssuche zu einem

Abbildung 1: Auszugsgründe 18-29jähriger (West) (Mehrfachnennungen)

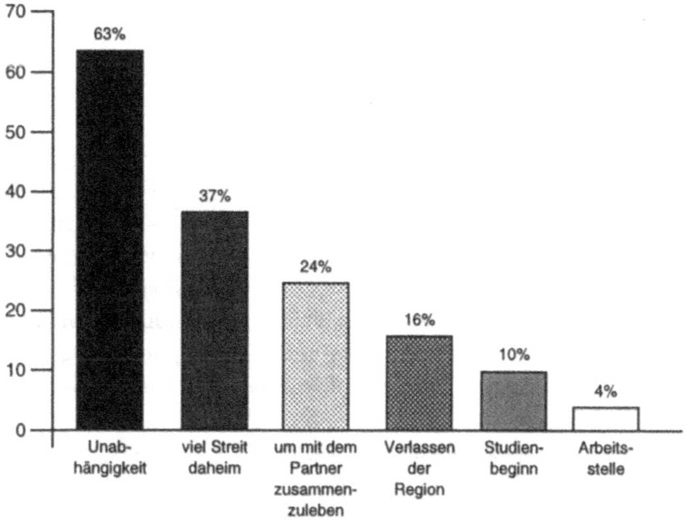

Quelle: Rieser, 1997

komplexen Balanceakt. Verschiedenartige und teils widersprüchliche Aspekte müssen berücksichtigt werden:

- der Mietzins, meist weniger in Beziehung zur Qualität als zur Höhe der verfügbaren finanziellen Ressourcen,
- Flexibilität und Gestaltbarkeit je nach möglichen wechselnden Ansprüchen, die variieren können in Abhängigkeit zum Beispiel von Mitbewohnern, Bildungsanstrengungen, Auslandsaufenthalten, Jobs und Gelegenheiten zu informeller Arbeit,
- Lage, hinsichtlich der Nähe zu „Szenen", zu Kultur, Bildung und zu professionellen Milieus,
- Realisierungschancen für eine spezifische Ausgewogenheit von Privatem und Anonymität und von Integration und Partizipation.

Aus den skizzierten Umständen ergeben sich für viele junge Erwachsene typische Problemkonstellationen:

a) Sie finden keine eigenständige Wohnmöglichkeit und bleiben bei der Herkunftsfamilie. Diese Situation ist konfliktträchtig, insbesondere für junge Frauen, weil die Reibungsflächen zwischen erwachsenen Töchtern und Müttern im gleichen Haushalt vielfältiger und größer sind als zwischen Müttern und Söhnen. Entsprechend gibt es unter den „Nesthockern" (ein problematischer Begriff, weil er biologisierend die soziale Konstitution des Problems verdeckt) fast doppelt so viele junge Männer wie junge Frauen. Neben der Dynamik des Zusammenlebens im gemeinsamen Haushalt spielen dabei allerdings auch zwei weitere Gesichtspunkte eine Rolle: Zum einen erfahren die Auszugspläne der jungen Männer durch Bundeswehr beziehungsweise Zivildienst eine zeitliche Verschiebung. Zum anderen ist bei jungen Männern oft das dritte Lebensjahrzehnt stärker auf Bildung (Mehrfachausbildungen,

Zusatzqualifikationen), Berufskarriere (Auslandsaufenthalte, Mobilitätsdruck) und exzessives und kostenintensives Freizeitverhalten (Motorisierung, Sport, Aktivurlaub) ausgerichtet, so daß die Mühen und Kosten einer eigenständigen Haushaltsführung lieber vermieden werden. Problematische Folge ist die fehlende sozialräumliche Verselbständigung mit Nebeneffekten für die Identitätsentwicklung, den Ausbau von eigenen sozialen Netzen und Abgrenzungsmöglichkeiten.

b) Sie finden keine dauerhafte Wohnung und lassen sich auf zeitlich begrenzte Lösungen ein, eine durchaus nicht untypische Situation für junge Erwachsene: als Folge von Zeitmietverträgen durch Eigentümer, als Gelegenheit zwischenzeitlich wegen Abwesenheit der Hauptmieter in anderen Orten deren Wohnung zu nutzen, als statusbezogene Unterkunft (Studenten-, Lehrlings-, Arbeiterwohnheim).

c) Sie finden schlechte, dunkle, kleine, abgelegene Wohnungen mit dem Effekt, daß die Wohnung statt Ort von Erholung und Reproduktion zur Belastung wird, aus gesundheitlichen Gründen oder weil ihre Erreichbarkeit erheblichen zeitlichen Aufwand mit sich bringt.

d) Sie mieten zu teuere Wohnungen, die ihren Bedürfnissen entsprechen, aber ihre finanziellen Möglichkeiten übersteigen, sei es wegen Fehlern in der realistischen aktuellen Kalkulation oder wegen unerwarteter Einbrüche im Einkommen. Das bedeutet dann oft belastende Zusatzarbeit und Nebenverdienste zum Hauptberuf, Verschuldung oder schlechtestenfalls auch Zwangsräumungen wegen Mietrückständen.

e) Sie finden zwar aktuell tragbare und zufriedenstellende Wohnmöglichkeiten, legen sich aber so sehr fest, daß sie Beweglichkeit und Perspektiven im beruflichen und persönlichen Bereich blockieren. Das dritte Lebensjahrzehnt kann in seiner Bedeutung als biographische Entwicklungs- und Gestaltungsphase dadurch eingeengt werden, daß ungewollte Festlegungen wegen kurzfristiger Lösungsnotwendigkeit der Wohnfrage stattfinden und damit andere Optionen verstellt werden.

2. Empirische Daten zum Wohnen der jungen Deutschen

Für die folgenden Darlegungen wird zentral auf Ergebnisse des DJI (Deutsches Jugend Institut) Jugendsurvey Bezug genommen. Die Daten zeigen, wie junge Menschen in der Bundesrepublik wohnen, wann sie von zuhause ausziehen, und wie sich Unterschiede in den Wohnformen nach Region und Bildung differenziert darstellen. Die empirischen Erhebungen für den Survey „Jugend und Politik" wurden in den Jahren 1992 und 1997 im Auftrag DJI München durchgeführt. In etwa einstündigen face to face Interviews wurden jeweils ca. 7.000 junge Menschen deutscher Nationalität zwischen 16 und 29 Jahren befragt. Die Daten geben einen repräsentativen Überblick über Einstellungen und u.a. auch zu einigen Aspekten der Wohnsituation der jungen Deutschen. (Um gezielt Informationen über in Deutschland lebenden Jugendliche ohne deutsche Staatsbürgerschaft zu erhalten, wurde eine Zusatzerhebung durchgeführt, auf deren Ergebnisse aus Platzgründen

Abbildung 2: Wohnformen der 16-29jährigen

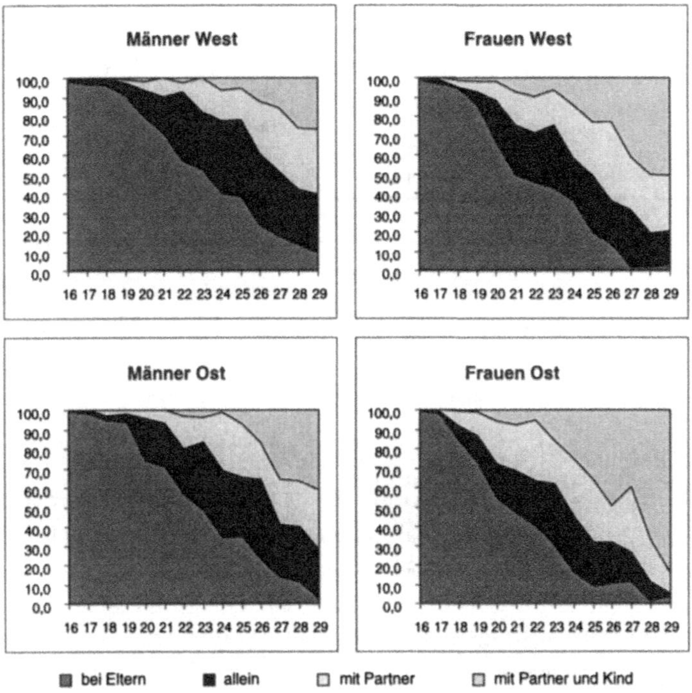

Quelle: DJI-Jugendsurvey, 1997

hier nicht eingegangen werden kann.) Wie überall in der Surveyforschung sind aber auch bei unseren Studien Randgruppen und Problemgruppen am Wohnungsmarkt (Untermieter, Wohnungslose, Obdachlose) tendenziell unterrepräsentiert.

Für junge Menschen in der Altersphase 16 bis 29 Jahren ist das Thema „Wohnen" deshalb besonders interessant, weil in diesem Zeitraum die meisten von ihnen sich von ihrem Elternhaus lösen und nach eigenen Formen des Lebens und Wohnens suchen. Das kann mit „allein Wohnen", „Leben in erster fester Partnerschaft" oder „Familiengründung" verbunden sein. Dies spiegelt sich dann darin, mit wem junge Menschen je nach Alter und Geschlecht zusammenwohnen (vgl. Abbildung 2).

2.1 Auszug aus dem Elternhaus und Wohnformen Jugendlicher und junger Erwachsener

Im Lauf der letzten Jahrzehnte hat sich der Auszug der Kinder aus dem Elternhaus in ein höheres Alter verlagert. Während im Jahre 1972 nur noch knapp 20% der 25jährigen im elterlichen Haushalt wohnten (früheres Bundesgebiet) galt dies im Jahre 1996 schon für 31% (BMFSFJ, 1998, S. 26). In Richtung dieses Trends liegen

Tabelle 1: Anteil der bei den Eltern Lebenden nach Geschlecht und Altersgruppen im zeitlichen Vergleich

Männer	16-17	18-20	21-23	24-26	27-29
1992 West	98	87	59	24	9
1992 Ost	97	85	59	24	11
1997 West	97	87	56	30	13
1997 Ost	97	81	50	27	9
Frauen					
1992 West	97	76	40	15	7
1992 Ost	98	80	39	7	3
1997 West	96	80	38	20	2
1997 Ost	97	64	34	10	5

Quelle: DJI-Jugendsurvey, 1992 und 1997

auch die Daten des DJI-Jugendsurvey aus den Jahre 1992 und 1997. Hierbei zeigen sich darüber hinaus auch die beim Auszugsalter zentral relevanten geschlechtsspezifischen Unterschiede: hauptsächlich die jungen Männer (im Westen) sind es, die länger im elterlichen Haushalt verbleiben (vgl. Tabelle 1).

Von der elterlichen Wohnung ausziehen zu wollen und eine bestimmte neue Wohnform zu wählen, hängt von verschiedenen Faktoren ab:

In den alten Bundesländern stehen nach einem Auszug aus dem Elternhaus unterschiedliche Wohnformen gleich häufig nebeneinander. In den neuen Bundesländern dagegen stellt sich der Wandel der Wohnformen im Altersverlauf anders dar: Hier wird meist ausgezogen, um dann mit einem Partner eine Wohn- und Lebensgemeinschaft zu gründen; und später auch Kinder zu haben (vgl. Abbildung 2).

In einer Wohngemeinschaft leben nur wenige (6%) junge Menschen in der Bundesrepublik. Die Daten zeigen erhebliche Unterschiede zwischen den Geschlechtern: Junge Frauen ziehen früher aus dem Elternhaus aus und binden sich dann eher in Partnerschaft und Familie. Junge Männer leben häufiger allein. Frauen sind fast ausschließlich diejenigen, die als Wohn- und Lebensform „alleinerziehend" angegeben haben. Nur der Anteil derjenigen, die in Wohngemeinschaften leben, ist unter den Frauen und Männern gleich hoch.

Betrachtet man für das Jahr 1997 die Gesamtpopulation der 16- 29jährigen, so zeigen sich in den Wohnformen klare Muster, wie sich die biographischen Schritte des Erwachsenwerdens geschlechtsspezifisch zeitverschoben strukturieren: Junge Männer – allgemein aber deutlich häufiger im Westen – leben länger bei den Eltern oder allein. Frauen allgemein – aber speziell im Osten – verlassen früher das Elternhaus, ziehen zu Partnern und haben auch schon Kinder.

Das Schaubild (Abbildung 3) zeigt, wie sich unterschiedliche Wohnformen im Altersverlauf in ihrer quantitativen Verteilung ändern. Es skizziert den breiten Zeitraum der Lösung von dem Elternhaus und der Suche nach eigenen Lebensformen.

Abbildung 3: Im elterlichen Haushalt Wohnende nach Alter, Geschlecht und Region

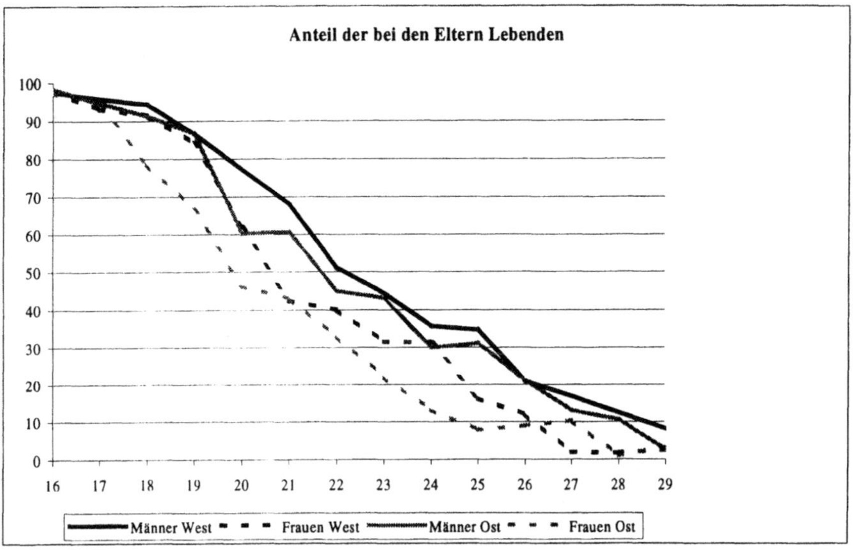

Quelle: DJI-Jugendsurvey, 1997

Die Entwicklungskurven der unterschiedlichen Wohnformen verlaufen relativ kontinuierlich und zeigen keine klar von einem bestimmten Lebensalter abhängigen Ausschläge. Zwar ziehen junge Menschen in Ost wie West durchschnittlich mit 21 Jahren aus, junge Frauen früher, junge Männer etwa ein Jahr später. Das Auszugsalter variiert aber über eine breite Altersspanne: Die ersten ziehen schon mit 16 oder 17 Jahren aus, die letzten wohnen noch im Alter von 29 Jahren bei ihren Eltern. Von „Normalbiographien" mit einheitlichen Verläufen und standardisierten Übergängen kann offensichtlich gerade im Lebensbereich „Wohnen" junger Menschen nicht ausgegangen werden. Durchaus eingebunden in ökonomische, geschlechtsspezifische und räumliche Ungleichheitsstrukturen gestalten junge Menschen nach ihren privaten Gegebenheiten, eigensinnigen Lebensplänen und persönliche Vorlieben und Wünschen die Wahl ihrer Wohnform. So entstehen die vielfältigen individualisierten Wohn- und Jugendbiographien.

2.2 Regionale Unterschiede

Die Verschiedenartigkeit von Wohnformen ist seit jeher mit regionalen Unterschieden verbunden. Tabelle 2 zeigt, daß in ländlichen Gebieten Deutschlands vergleichsweise häufiger traditionellere Wohn- und Lebensweisen gewählt werden: Der Anteil derer, die mit einer eigenen Familie zusammenwohnen, ist hier am größten; die Anteile derjenigen, die allein, in Wohngemeinschaften oder allein mit Kind(ern) wohnen,

Tabelle 2: Stadt-Land-Unterschiede (Spaltenprozent)

	West			Ost		
	Land	Städt. Gebiete	Groß-stadt	Land	Städt. Gebiete	Groß-stadt
Wohnform						
bei Eltern	47	45	40	55	47	34
allein	13	17	24	9	12	25
mit Partner	18	16	16	11	16	14
mit Kind	2	1	2	2	2	3
Partner und Kind	18	12	12	20	16	13
WG o.ä.	2	8	6	1	6	10
anderes	0	0	1	1	0	1
n	965	1.331	2.105	734	953	793

Quelle: DJI-Jugendsurvey, 1997

am geringsten. In den neuen Bundesländern gilt diese traditionellere Verteilung der Wohnformen auch für städtische Gebiete.

Die Ballungsräume sind dagegen in Ost und West die Zentren der unterschiedlichen individualisierten Formen des Wohnens.

2.3 *Schulbildung und Wohnformen*

Deutliche Differenzen in den Wohnformen bestehen auch in Verbindung mit unterschiedlichen Bildungsabschlüssen der jungen Erwachsenen (vgl. Tabelle 3). Am deutlichsten fallen die Wohngemeinschaften auf: Weitaus mehr junge Menschen mit einem hohen Bildungsabschluß als solche mit einem niedrigen oder mittleren wohnen in WGs. Hauptsächlich sind dies Studenten: In den alten Bundesländern stellt diese Gruppe ca. die Hälfte aller WG-Bewohner in den neuen etwa ein Drittel. Auch in

Tabelle 3: Ausgewählte Wohnformen nach Schulbildung (Spaltenprozent)

	West			Ost		
	Haupt-schule	Mittlere Reife	(Fach-) Abitur	Haupt-schule	Mittlere Reife	(Fach-) Abitur
Wohnform						
bei Eltern	38,2	41,8	45,0	58,3	42,9	44,0
allein	17,7	15,7	22,4	11,7	14,5	17,2
Partner(in) u. Kind	23,2	19,0	5,6	14,8	20,8	10,8
WG o.ä.	1,5	1,7	10,2	2,8	1,9	13,2
n	869	1.344	2.121	290	1.269	877

Quelle: DJI-Jugendsurvey, 1997

den neuen Bundesländern sind es diejenigen mit hohem Bildungsabschluß, die seltener im Familienzusammenhang wohnen als ihre Altersgenossen mit geringeren Schulabschlüssen.

2.4 Das eigene Zimmer in der elterlichen Wohnung

Den Blick dafür, warum eine eigene Wohnmöglichkeit so wichtig für die meisten jungen Erwachsenen ist, öffnen Daten zu den Wohnverhältnissen im Elternhaus (vgl. Jugendwerk der Deutschen Shell, 1992). Der Wunsch nach einer eigenen Wohnung entsteht nämlich auch vor dem Hintergrund der manchmal engen und damit belastenden und wenig Raum für den eigenen Rückzug oder die eigene Entfaltung gebenden Wohnverhältnisse.

Bei der gesondert betrachteten Gruppe der 13- bis 17jährigen, die in der elterlichen Wohnung leben, haben in den westlichen Bundesländern nur 20% und in den östlichen sogar nur 10% ein eigenes Zimmer mit einer Größe von mehr als 10 m^2. Das Zimmer mit einem Geschwister oder einer anderen Person teilen müssen sich 10% im westlichen und 20% im östlichen Teil der Bundesrepublik. Bei denen, die über ein eigenes Zimmer verfügen, ist dieses allerdings zu 70% kleiner als 10 m^2. So gesehen leben von den Jugendlichen zwischen 13 und 17 Jahren 39% in den alten und 62% in den neuen Ländern unter beengten oder sogar sehr beengten Wohnverhältnissen im elterlichen Haushalt; und dies bezogen nicht nur auf das eigene Zimmer, sondern auch darauf, wieviel Platz den Jugendlichen sonst noch im Elternhaus zur Verfügung steht. Der Auszug aus dem Elternhaus ist also nicht immer dem Sog neuer Wohn- und Lebensperspektiven geschuldet, sondern ist oft auch begründet aus dem Druck, der aus den beengenden Wohnumständen in der Herkunftsfamilie resultiert.

2.5 Wohnformen und ihre Begründung

Welche Wohnform man wählt oder auch erträgt hängt von vielerlei Bedingungen und Überlegungen ab, zum Beispiel dem Alter, dem Geschlecht, der Berufstätigkeit oder auch dem ökonomischen Kalkül, also (momentan) möglichst wenig Geld für das Wohnen ausgeben zu wollen oder zu können. Empirisch Ergebnisse zu den vielfältig verwobenen Gründen für die gewählte Wohn- und Lebensform gibt es nur in Ansätzen.

Die Tabelle 4 zeigt, daß (bei Mehrfachnennungen) etwa ein Drittel der 18 bis 34jährigen derzeit bewußt preisgünstig wohnen, weil sie auf Wohneigentum sparen. Dies heißt aber nicht, aus Geldgründen, bis ins vierte Lebensjahrzehnt im elterlichen Haushalt zu verbleiben: Während von den 18 bis 24jährigen noch die Hälfte angibt, auch aus finanziellen Überlegungen noch bei den Eltern zu wohnen, gilt dies nur

Tabelle 4: Wohnverhältnisse von 18-34jährigen und Begründungen (Mehrfachnennungen) (in %)

	Geschlecht			Alter			Beruf	
	Total	Frauen	Männer	18-24	25-29	30-34	ja	nein
1. Ich wohne bei meinen Eltern, weil das finanziell günstig ist	28	23	34	50	24	6	25	34
2. Ich wohne allein, denn ich möchte unabhängig sein	9	10	8	8	11	8	10	7
3. Ich wohne in einer WG, weil ich gerne mit anderen zusammenlebe	9	7	11	10	12	5	3	19
4. Ich wohne mit meinem Lebenspartner, weil wir uns zwei Wohnungen nicht leisten können	13	11	16	10	20	11	14	11
5. Ich wohne mit meinem Lebenspartner als Ehe auf Probe	29	28	30	23	34	36	36	17
6. Ich wohne mit Mann/Frau und Kind(ern) als Familie	45	57	33	21	44	49	49	39
7. Ich wohne bei meinen Eltern, weil das die einfachste Option ist	22	17	27	38	20	4	17	32
8. Ich lebe momentan bewußt sparsam, weil ich auf eine eigene Wohnung spare	30	24	35	39	22	25	32	26

Quelle: Das Haus, 2/1997; INRA, 1996; eigene Berechnungen

noch für rund ein Viertel der 25 bis 29jährigen und lediglich für 6% der 30 bis 34jährigen.

Eine Wohngemeinschaft als Wohnform nicht aus finanziellen und pragmatischen Gründen zu wählen, sondern weil man gerne mit anderen zusammenwohnen möchte, hängt deutlich mit dem beruflichen Status zusammen: Nur 3% der Berufstätigen, aber immerhin 19% der Schüler, Studierenden, Auszubildenden oder Arbeitslosen geben an, wegen der erwünschten sozialen Kontakte in einer Wohngemeinschaft zu leben.

Das Zusammenwohnen mit seinem Partner aus dem Grunde, daß man sich zwei Wohnungen nicht leisten kann, ist zwar mit durchschnittlich 13% eher die Ausnahme, bei den 25 bis 29jährigen mit 20% gar nicht so selten.

Während die „Ehe auf Probe“ vom 25sten bis zum 34sten Lebensjahr über die Altersphasen hinweg von ca. einem Drittel als Lebensform beschrieben wird, steigt der Anteil derjenigen, die mit Ehepartner und Kind(ern) zusammenwohnen kontinuierlich mit dem Altersverlauf und zwar von 21% in der jüngsten über 44% in der mittleren und 76% in der höchsten Altersgruppe.

Allein zu wohnen, weil einem Selbständigkeit und Autonomiewünsche nur so realisierbar erscheinen, entschieden sich nur ca. 10% der Befragten. Als leicht stärker ausgeprägt erwies sich diese Tendenz bei den weiblichen Befragten und bei der mittleren Altersgruppe.

2.6 Nestflüchter oder Nesthocker: Zusammenfassendes zum Auszugsverhalten

Die Diskussion über Auszugsgründe bzw. Ursachen für den längeren Verbleib im elterlichen Haushalt ist hinsichtlich der möglichen individual- und sozialpsychologischen Ursachen und Konsequenzen für die Identitätsentwicklung noch sehr offen. Soziologische Analysen auf Basis der Daten des DJI Jugendsurvey 1992 und 1997 sowie auf Grundlage der Shell-Jugendstudien (Georg, Strzoda & Zinnecker, 1994) und des Eurobarometer (1997) verweisen dagegen deutlich auf einige soziodemographische und lebenslaufbezogene Zusammenhänge: Folgende Faktoren begünstigen einen früheren Auszug:

- Geschlecht (junge Frauen verlassen den elterlichen Haushalt früher als junge Männer);
- Bildungsstatus (je niedriger, desto früher der Auszug);
- Berufsstatus (je stabiler, desto höher die Auszugswahrscheinlichkeit);
- Wohnortgröße (je größer der Wohnort, desto früher der Auszug);
- sexuelle Erfahrungen (je eher, desto früher der Auszug).

Bezüglich der Bedeutung der einzelnen Faktoren zeigt sich, daß der Auszugszeitpunkt stärker mit den privat-persönlichen und familialpartnerschaftlichen Lebensumständen und -plänen synchronisiert ist, als mit den Statuspassagen im Bildungs- und Berufsweg.

Für eine mögliche Hinauszögerung des Auszugs spielen in erster Linie finanzielle Gründe eine Rolle: insbesondere die Unmöglichkeit, sich eine eigene Wohnung leisten zu können (zwei Drittel), aber auch die Überlegung, für den Start in das selbständige Leben Geld Sparen zu wollen (ein Drittel). Ebenfalls jeweils ein Drittel betont die Liberalität bzw. die Bequemlichkeit im Zusammenleben mit den Eltern.

2.7 Wohnzufriedenheit und Wohnen als Politikziel

Knapp zwei Drittel der Befragten des DJI Jugendsurvey sind mit ihrer persönlichen Wohnsituation zufrieden, nur weniger als zehn Prozent ausgesprochen unzufrieden.

An ihren Wohnumständen haben also deutlich weniger junge Menschen etwas auszusetzen als beispielsweise an ihrer finanziellen Lage oder ihren Möglichkeiten zu politischer Einflußnahme (vgl. Tabelle 5). Positiver als das Wohnen werden nur noch andere private Lebensumstände, wie z.B. die Beziehung zu den Eltern oder

Tabelle 5: Zufriedenheit mit bestimmten Lebensbereichen[1] (in %)

	West		***Ost***	
Zufriedenheitsdimension	unzufrieden	zufrieden	unzufrieden	zufrieden
finanzielle Situation	19	28	30	20
politischer Einfluß	38	15	49	9
Wohnsituation	7	61	9	58
Beziehung zu Freunden	2	83	2	83

Quelle: DJI-Jugendsurvey, 1997

1 Die elfstufige Skala (0-10) der Antwortvorgabe wurde zum Zwecke der Vereinfachung trichotomisiert. In der Tabelle sind die Extrempositionen der „Unzufriedenen" (Skalenwerte 0 bis 3) und „Zufriedenen" (Skalenwerte 8 bis 10) ausgewiesen. Die Prozentuierung erfolgte jeweils auf die Zahl der gültigen Werte.

zu Freunden bewertet. Da wir die individuell unterschiedlichen Ausprägungen der Zufriedenheiten gemessen haben, konnten wir untersuchen, ob zwischen dem Grad der Zufriedenheit mit der eigenen Wohnsituation und der Wichtigkeit, die der „Wohnversorgung" als Zukunftsaufgabe staatlicher Politik zugeschrieben wird, ein Zusammenhang besteht. Dies hat sich in unseren Daten aber nicht bestätigt. Zufriedenheit mit der eigenen Wohnsituation hängt demgegenüber eher mit der Zufriedenheit mit sonstigen privaten Lebensumständen zusammen: mit dem Verhältnis zum Vater, der Mutter oder dem eigenen Freundeskreis. Unabhängig davon wird durchaus von deutlich mehr als zwei Dritteln der Befragten der Notwendigkeit wohnungspolitischer Aktivitäten gezielt für Jugendliche und junge Erwachsene eine hohe Bedeutung zugeschrieben (vgl. Tabelle 6); zwar mit weniger Priorität als die Schaffung von Lehrstellen und Arbeitsplätzen oder der verstärkte Schutz von Natur und Umwelt, aber mit höherer Priorität als die bessere Integration von Ausländern oder auch die Vorantreibung der Vereinigung Europas.

Offensichtlich wird relativ unabhängig von subjektiven Befindlichkeiten im Lebensbereich Wohnen die Notwendigkeit einer sozialstaatlichen Sicherung des mate-

Tabelle 6: Wichtigkeit politischer Aufgaben[1]

	West		***Ost***	
	n	%	n	%
Lehrstellen und Arbeitsplätze schaffen	4.187	95	2.442	98
Umwelt und Natur besser schützen	3.834	87	2.249	90
die Versorgung mit Wohnungen verbessern	3.315	75	1.830	74
Ausländer besser integrieren	2.816	64	1.295	52
die Vereinigung Europas weiter vorantreiben	2.322	53	995	40

Quelle: DJI-Jugendsurvey, 1997

1 Die Messung der Wichtigkeit politischer Aufgaben erfolgte mit einer 7-stufigen Skala (1-7). In der Tabelle sind die Prozentwerte derjenigen ausgewiesen, die die jeweiligen Aufgaben als wichtig (Skalenwerte 5-7) ansehen.

riellen Substrats „Wohnung" hervorgehoben. „Wohnen" als persönliches, soziales, und räumliches Bedürfnis und „Wohnung" werden von den Befragten auf je eigenständigen Konnotationsebenen angesiedelt.

3. Theoriebezogener Ausblick

Die oben skizzierte analytisch-trennende Sichtweise der Jugendlichen und jungen Erwachsenen zwischen Wohnung als Teil der unmittelbaren sozialen Lebenswelt und Wohnung als gebautem Raum entspricht durchaus dem, was in der Theorie sozialen Raums ausformuliert wurde. Hier wird die Dimension „Behälter-Raum" von der Dimension „sozialer-gesellschaftlicher Raum" auseinandergehalten. Dabei wird aber gefordert, die „banale" materiellphysische Raumstruktur eben gerade nicht isoliert zu konzeptualisieren, sondern ein Bewußtsein davon zu entwickeln, daß gerade im (durch Unterschiede an Macht und Geld gekennzeichneten) gesellschaftlichen Herstellungs-, Verwendungs- und Aneignungsprozeß das materielle Substrat Raum produziert wird. Wenn es um die Analyse gesellschaftlicher Räume geht, sind dabei dann drei Ebenen zu unterscheiden: Mikro, Meso- und Makroräume: im Mittelpunkt des „Mikro-Raum" steht der Mensch mit seinen elementaren Raumerfahrungen in der Wohnung. Mit dem „Meso-Raum" sind die regionalen Arbeits- und Lebenszusammenhänge sowie die vielfältigen Verflechtungsstrukturen in einer Stadt verbunden. Als Makro-Raum ist die nationalstaatlich verfasste Gesellschaft mit ihren intra- und internationalen Differenzierungen und Verflechtungen zu begreifen (Läpple, 1991).

In Läpples (1991) Konzept des „sozialen Raumes" werden dabei vier Dimensionen analytisch unterschieden:

1. das materiell-physische Substrat gesellschaftlicher Verhältnisse,
2. das räumliche Zeichen-, Symbol- und Repräsentationssystem,
3. das institutionalisierte und normative Regulationssystem (Eigentum, Macht- und Kontrollbeziehungen, rechtliche Regelungen, Planungen, soziale Normen) und
4. die gesellschaftlichen Interaktions- und Handlungsstrukturen (gesellschaftliche Praxis der Produktion, Nutzung und Aneignung von Raum).

ad 1 – Das materiell-physische Substrat ist die Morphologie einer Stadt mit dem räumlichen Muster unterschiedlicher Wohnungs- und Wohnumfeldqualitäten. Je objektiv unterschiedlicher die Qualitäten sind, je unterschiedlicher die Räume bewertet werden und je stärker sie homogene räumliche Cluster ausweisen, desto eher überträgt sich soziale Ungleichheit in den städtischen Raum.

ad 2 – Diesem materiell-physischen Substrat unmittelbar zugeordnet ist das Zeichen-, Symbol- und Repräsentationssystem. Bestimmend hierfür ist die Architektur und die Gestaltung des Wohnumfeldes, was wiederum auf die Zusammensetzung der Wohnbevölkerung und das Image der einzelnen Wohnviertel zurückwirkt. Für Bourdieu etabliert sich auf dieser Ebene soziale Ungleichheit: „Der angeeignete Raum ist einer der Orte, an denen Macht sich bestätigt und vollzieht, und zwar in ihrer sicher subtilsten Form: der symbolischen Gewalt als nicht wahrgenommener Gewalt. Zu den wichtigsten Komponenten der Symbolik ... gehören zweifellos die architektonischen Räume, deren stumme Gebote sich unmittelbar an den Körper richten" (Bourdieu, 1991, S. 28). Gerade für Heranwachsende ist der symbolische Charakter der Verfügbarkeit über Raum bedeutsam für Selbstinszenierung, jugendkulturellen Ausdruck und Identitätsentwicklung.

ad 3 – Das institutionalisierte und normative Regulationssystem fungiert als Vermittlungsglied zwischen dem materiellen Substrat des gesellschaftlichen Raums und der gesellschaftlichen Praxis seiner Produktion, Aneignung und Nutzung. Hier sind die rechtlichen Regelungen kodifiziert (Eigentumsrecht, Steuerrecht, Finanzierungsmöglichkeiten, Planungsfestlegungen etc.).

ad 4 – Bei der gesellschaftlichen Praxis der Produktion und Aneignung von Raum geht es auch um die eigene Wohnung und das Wohnumfeld. Hier wirkt Distinktion, Macht und Konkurrenz um die Hegemonie in einem Viertel. Nach Bourdieu (1991, S. 31) ist es „der Habitus, der das Habitat macht". Die gesellschaftliche Praxis hängt sowohl vom Regulationssystem ab wie auch von dem materiellen, symbolischen und repräsentativen Gehalt des jeweiligen Wohnviertels.

Für Bourdieu bilden sich die Klassenauseinandersetzungen auch im Raum ab. Die Gesellschaft ist als „sozialer Raum" zu verstehen, der zumindest zweidimensional ist. Die vertikale Dimension wird aus der Gesamtmenge des Kapitals gebildet, während die horizontale Achse vom Spannungsverhältnis des ökonomischen und des kulturellen Kapitals geprägt ist. Die Widersprüche sind in der mittleren Klasse am größten. Dieser „soziale Raum (ist) durch die wechselseitige Ausschließung (bestimmt)" (Bourdieu, 1991, S. 25). Das Erringen besonderer Positionen im physischen Raum drückt sich in unterschiedlichen Formen von *„Lokalisationsprofiten"* aus:

- den *Situationsrenditen* (Nähe zu erwünschten Personen und Dingen und Ferne zu unerwünschten Personen und Dingen; Zuwachs an Ruhe, Ästhetik und Sicherheit),
- den *Okkupations- oder Raumbelegungsprofiten* (Quantität des verbrauchten (Wohn)raums, unverbaubares Blickfeld) sowie
- den *Positions- oder Rangprofiten* (Adresse) als besonderer Form des symbolischen Kapitals.

Er betont also die in der Konkurrenz um Raum stattfindenden Parallelen zu anderen sozialen Positionierungskämpfen.

4. Schlußbemerkung

Wohnung, Wohnen und Wohnquartier bedeuten also im biographischen Verlauf sozialer Plazierung mehr als nur Bleibe und Dach überm Kopf. Mit den sozialräumlichen Schritten zum Erwachsenwerden gestalten die jungen Menschen auch gleichzeitig materielle und symbolische Schritte ihrer weiteren Perspektiven mit. Blockaden oder Optionserweiterungen im Lebensbereich Wohnen sind also folgenreich für die Hemmung oder Erweiterung sonstiger Lebensperspektiven.

Renate Narten

Alte Menschen in ihrer Wohnung: Sichtweise der Architektursoziologie

Die Konferenz „Alte Menschen in ihrer Umwelt" setzte sich zum Ziel, die unterschiedlichen Disziplinen in Wissenschaft und Praxis, die sich mit der räumlichen Umwelt alter Menschen befassen, zu Wort und miteinander ins Gespräch kommen zu lassen. Dabei sollte der Alltag alter Menschen im Vordergrund stehen und die Frage beantwortet werden, wie sich dieser Alltag verändert und welche Schlußfolgerungen daraus für die Gestaltung der räumlichen Umwelt zu ziehen sind.

Die Architektursoziologie befaßt sich zum einen mit der Frage, wie die gebaute Umwelt das menschliche Verhalten beeinflußt und wie Architektur menschlichem Verhalten einen angemessenen räumlichen Rahmen geben kann, zum anderen aber auch damit, welche gesellschaftlichen Bedingungen die Gestaltung der räumlichen Umwelt beeinflussen. In bezug auf die Wohnsituation alter Menschen ergeben sich für die Architektursoziologie unter anderem folgende Fragen:

Welchen Leitbildern folgt der Wohnungsbau für alte Menschen? Wie beeinflußt die nach diesen Leitbildern gestaltete bauliche Umwelt das Alltagsleben?

Welche Wohnbedürfnisse lassen sich bei alten Menschen feststellen? Mit welchen räumlichen Gegebenheiten können sie befriedigt werden? Welche Anforderungen sind an ein Leitbild des Wohnungsbaus zu stellen, das sich an den Wohnbedürfnissen alter Menschen orientiert?

Welche Entwicklungstrends lassen sich bei den Wohnbedürfnissen alter Menschen erkennen? Welche Leitbilder entsprechen den zukünftigen Wohnbedürfnissen alter Menschen?

Unter welchen gesellschaftlichen Bedingungen werden Wohnungen für alte Menschen produziert? Welche Chancen bestehen, daß sich ein bedürfnisorientiertes und zukunftsfähiges Leitbild vom altengerechten Wohnungsbau durchsetzt?

1. Leitbilder des Wohnungsbaus für Senioren und ihre Konsequenzen für die Lebensqualität im Alter

Am Beispiel eigener Untersuchungen möchte ich einen kurzen Überblick über die Konsequenzen unterschiedlicher Leitbilder für das Alltagsleben alter Menschen geben. Von mir durchgeführte Nutzungsanalysen in Wohnungen alter Menschen haben erbracht, daß das lange dominierende Leitbild einer altengerechten Wohnung dazu beitrug, eine selbständige Lebensführung zu erschweren, soziale Kontakte zu behindern und die Lust am Leben zu verlieren. Dieses Leitbild besagte überspitzt formuliert, daß altengerechte Wohnungen klein sein sollten, damit sie dem alten

Menschen wenig Arbeit machten. Wichtig waren das Vorhandensein eines Fahrstuhls, Fußböden ohne Schwellen, breite Türen und möglichst wenig Mobiliar in der Wohnung, damit die Bewegungsfreiheit nicht eingeschränkt und Stolperfallen vermieden wurden.

Dieses Leitbild entsprach ganz dem Defizitmodell des Alterns. Es reduzierte das Leben alter Menschen auf eine barrierefreie Fortbewegung und eine weitgehende Entlastung von Hausarbeit. Neben der damit verbundenen Förderung von Passivität führte die Reduzierung der Wohnfläche und des Mobiliars auch zu einer Einschränkung sozialer Kontakte, weil für Räume, Möbelstücke und Haushaltsgegenstände, die nur zur Bewirtung und Beherbergung von Gästen wichtig sind, kein Platz mehr vorhanden war.

1.1 Das Leitbild einer altengerechten Wohnung der 60er Jahre

Deutlichstes Beispiel für Wohnungen, die sich am Defizitmodell des Alterns orientieren, sind die Einzimmer-Reihenhäuschen der 60er Jahre. Am Beispiel eines Wohnungsgrundrisses aus Hamburg sollen die mit diesem Wohnungstyp verbundenen Einschränkungen der täglichen Lebensführung erläutert werden.

Die Altenwohnanlage „Iserbrooker Weg" in Hamburg-Altona besteht aus 123 eingeschossigen Mietreihenhäusern (vgl. Abbildung 1). Die kleinen Häuschen mit Terrassen und Gärten liegen beschaulich im Grünen. Nach dem Leitbild der 60er Jahre waren sie ideal auf die Bedürfnisse alter Menschen abgestimmt:

- ebenerdig,
- klein,
- ruhig,
- Möglichkeiten zur Beschäftigung im Garten,
- Möglichkeiten zum Spazierengehen in den Grünanlagen der Siedlung.

Abbildung 1: Grundriß des 1-Zimmer-Reihenhauses (28 qm, M 1:141)

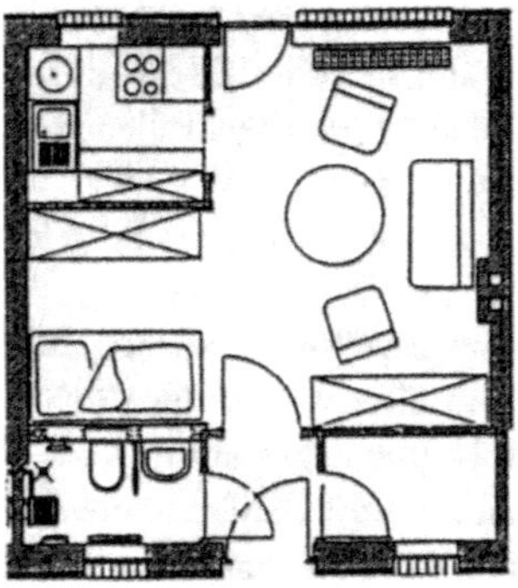

Versuchen wir, uns den Alltag einer Bewohnerin in ihrer Wohnung vorzustellen:

Es ist Winter. Frau Brinkmann wacht morgens auf, möchte aufstehen. Da sie gewohnt ist, in einem kalten Zimmer zu schlafen, hat sie über Nacht die Heizung abgedreht. Es ist also morgens kalt in ihrem kombinierten Wohn-Schlafraum. Frau Brinkmann hat sich angewöhnt, nach dem Aufwachen zunächst nur kurz aufzustehen, um die Heizung anzudrehen. Danach geht sie schnell wieder ins Bett und wartet, bis das Zimmer einigermaßen warm ist. Das dauert so etwa 1 1/2 Stunden. „So richtig warm ist es dann zwar noch nicht, aber es geht."

Frau Brinkmann steht auf und geht ins Badezimmer, um sich zu waschen. Sie würde gern die Wohnung lüften, während sie im Bad ist, aber sie traut sich nicht, die Terrassentür oder das Fenster weit zu öffnen, weil sie Angst hat, Einbrecher könnten unbemerkt einsteigen.

Nach der Morgentoilette bereitet sich Frau Brinkmann ihr Frühstück. Während sie in der Küche werkelt, öffnet sie kurz die Terrassentür zum Lüften. Dadurch wird es zwar wieder kalt im Zimmer, aber anders geht es nun einmal nicht. Beim Vorbereiten des Frühstücks kommt sie mit der kleinen Küche gut zurecht. Sie muß ja nur Kaffee kochen, Butter und Marmelade aus dem Kühlschrank holen und das Geschirr aus dem Schrank. Das alles kann sie gut erreichen.

Vor ihrem Einzug in die Altenwohnung war Frau Brinkmann gewohnt, morgens in der Küche zu frühstücken. Das fand sie praktisch und auch gemütlich. Jetzt muß sie sich an ihren Couchtisch in den Sessel setzen, weil die Küche zu klein ist, um dort einen Tisch unterzubringen. Sie frühstückt in einer unbequemen Haltung, weil der Sessel weich und der Tisch niedrig ist. Wenn Sie beim Tischdecken etwas vergessen hat, muß sie sich mühsam aus dem tiefen Sessel quälen und in die Küche gehen.

Nach dem Frühstück erledigt Frau Brinkmann ihre Hausarbeiten. Heute ist Waschtag. Sie trägt die schmutzige Wäsche, die sie im Abstellraum gelagert hat, in die Küche und bemüht sich, die Waschmaschine aus einer unbequemen Position – schräg quer vor der kleinen Nische stehend – zu füllen. Später muß sie die Maschine auf die gleiche Weise leeren. Anschließend trägt sie die Wäsche durch das Wohnzimmer auf ihre Terrasse zum Trocknen. Seit sie eine überdachte Terrasse hat, kann sie die Wäsche dort stehen lassen, wenn es anfängt zu regnen. Früher mußte sie in solchen Fällen den sperrigen Wäscheständer schnell ins Wohnzimmer räumen, was ihr sehr schwer fiel. Bei schlechtem Wetter und im Winter stellt sie den Ständer in die Dusche oder in die Schlafnische. Egal wo er dann steht, er ist immer im Weg.

Frau Brinkmann kocht sich ihr Mittagessen im Stehen, denn für einen Arbeitsplatz im Sitzen ist in der Küche kein Platz, und am Couchtisch ist es zum Arbeiten zu unbequem. Sie könnte im Wohnzimmer auch nicht so gut zwischen Arbeiten im Sitzen und Arbeiten im Stehen wechseln, weil das Aufstehen aus dem Sessel schwer fällt. Sie hat Schwierigkeiten, an die zum Kochen benötigten Töpfe und andere Gerätschaften heranzukommen, weil sich diese Gegenstände tief unten in ihrem Küchenschrank befinden. Das Bücken fällt ihr schwer und außerdem stößt sie sich beim Bücken leicht am gegenüber stehenden Herd. Einen großen Teil ihrer Küchenutensilien hat Frau Brinkmann bereits an ihre Kinder verschenkt, weil sie keinen Platz mehr dafür hat. Sie kocht jetzt nur noch einfache Mahlzeiten, für die sie nur noch wenig Küchengeschirr benötigt.

Ihr Mittagessen nimmt Frau Brinkmann wieder im Sessel am Couchtisch ein. Nach dem Abwaschen macht sie einen Mittagsschlaf auf dem Sofa. Danach unternimmt sie einen kleinen Rundgang durch die Siedlung. Anschließend kocht sie sich Kaffee und setzt sich in ihren Sessel am Couchtisch. Manchmal bekommt sie Besuch, meistens nur zum Kaffeetrinken. Leider können ihre Kinder nicht länger bleiben, denn sie wohnen weiter entfernt und zum Übernachten ist es hier zu eng. Außerdem müßte sie gemeinsam mit den Kindern in einem Zimmer schlafen. Das ist beiden Seiten unangenehm.

Nach dem Kaffeetrinken nimmt sich Frau Brinkmann etwas zu Lesen oder zu Handarbeiten. Sie sitzt wieder im gleichen Sessel. Wenn sie einen Brief schreiben will, sitzt sie auch hier. Sie bleibt bis zum Schlafengehen in diesem Sessel sitzen.

Obwohl sie gern bei offenem Fenster schlafen würde, läßt Frau Brinkmann das Fenster geschlossen, weil sie Angst vor Einbrechern hat.

Das Beispiel zeigt, wie verheerend sich das Defizitmodell des Alterns, in Architektur umgesetzt, auf die Lebensqualität von Menschen auswirken kann. Statt angeregt zu werden, alltägliche Handlungen so lange wie möglich selbst auszuführen, werden Barrieren aufgebaut, die über kurz oder lang zur Aufgabe vieler Alltagstätigkeiten führen, weil sie unter den gegebenen räumlichen Verhältnissen zu beschwerlich oder unangenehm werden. Soziale Kontakte werden behindert, gesundheitlich belastende Umwelteinflüsse geschaffen (Lüftung kontra Sicherheit).

1.2 Das Leitbild einer altengerechten Wohnung der 80er Jahre

Die Wohnungsgrundrisse der 80er Jahre sind deutlicher Ausdruck eines sich wandelnden Altenbildes. Auch alleinstehenden alten Menschen werden nun in vermehrtem Maße 2-Zimmer-Wohnungen zugestanden, weil ihr Anspruch, ein „normales" Leben auch im Alter führen zu können, zunehmend anerkannt wird. Allerdings geht man immer noch davon aus, daß der Platzbedarf im hauswirtschaftlichen Bereich gering ist und auch Lagerflächen für Kleidung und andere Dinge des täglichen Lebens nur noch in verringertem Maße benötigt werden. Auch der Bedeutung der Wohnung zur Pflege sozialer Kontakte wird nur wenig Aufmerksamkeit geschenkt. Am Beispiel eines Wohnungsgrundrisses aus München sollen die Probleme dieser – heute noch dominierenden – Grundrißgeneration erläutert werden (vgl. Abbildung 2).

Abbildung 2: Grundriß der 2-Zimmer-Wohnung (40 qm, M 1:141)

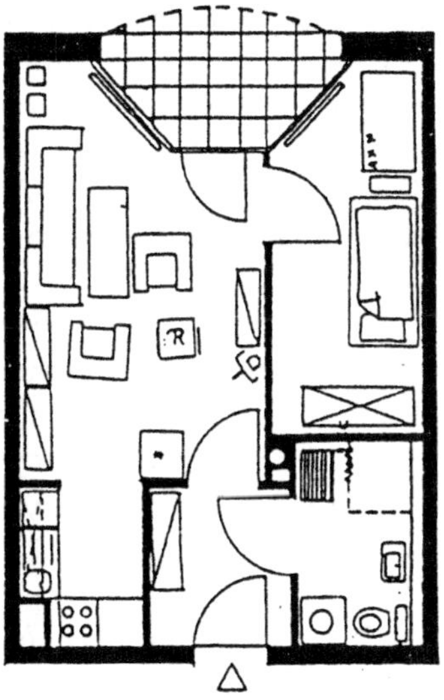

Das Projekt „Integriertes Wohnen München Nymphenburg II" wurde Mitte der 80er Jahre errichtet. Von den insgesamt 79 Wohnungen der Anlage wurden 27 Wohnungen (das sind alle Erdgeschoßwohnungen) für ältere Menschen reserviert, die eine betreute Wohnform suchen. In den übrigen Wohnungen leben Menschen aller Altersgruppen.

Im Vergleich mit dem Wohnungsbeispiel aus Hamburg erhöht sich die Lebensqualität in München durch ein abgeschlossenes Schlafzimmer und ein größeres Badezimmer mit Waschmaschinenstellplatz. Die Küche hat jedoch exakt dieselbe Größe wie im vorherigen Beispiel und zusätzlich den Nachteil, daß sie nicht natürlich belichtet und belüftet werden kann.

Einige Aspekte des Alltagslebens in diesen Wohnungen sollen an folgendem Beispiel veranschaulicht werden:

Herr Müller ist infolge eines Schlaganfalls auf Gehhilfen oder einen Rollstuhl angewiesen. Seine Bewegungsfähigkeit unterliegt starken Schwankungen. Zum Einkaufen benötigt er Hilfe. Er hat sich deshalb angewöhnt, in größeren Zeitabständen Großeinkäufe zu tätigen. Zur Vorratshaltung in der Wohnung benutzt er eine Tiefkühltruhe, die im Schlafzimmer untergebracht ist.

Seine Küche ist nur spärlich möbliert, weil er mit dem Rollstuhl eine große Bewegungsfläche benötigt und außerdem Hängeschränke nur schlecht erreichen kann. Darüber hinaus benötigt er eine unterfahrbare Arbeitsfläche, die er gleichzeitig auch als Eßtisch benutzt. Es ist für ihn sehr wichtig, in der Küche essen zu können, weil er sonst das Essen im Rollstuhl sitzend auf dem Schoß ins Wohnzimmer transportieren müßte. Dabei wird leicht etwas verschüttet.

Wegen der unterfahrbaren Arbeitsfläche findet der Kühlschrank keinen Platz mehr in der Küche. Er steht nun neben dem Kücheneingang. Herr Müller lebt von Fertiggerichten, weil ihm zum Kochen eigener Mahlzeiten leicht erreichbare Lagerflächen für Küchengeschirr und Lebensmittelvorräte in der Küche fehlen.

Obwohl Herr Müller den Vorteil eines abgetrennten Schlafzimmers hat, sind seine Möglichkeiten, Übernachtungsbesuch unterzubringen, nicht wesentlich verbessert. Herr Müller kann das Badezimmer vom Schlafzimmer aus nur über das Wohnzimmer erreichen. Ein Gast im Wohnzimmer würde ihn daran hindern, nachts oder früh morgens die Toilette aufzusuchen. Er verzichtet deshalb lieber auf Übernachtungsbesuch.

Auch das Leitbild der 80er Jahre führt also trotz verbesserter Grundrißorganisation immer noch zu Einschränkungen der Lebensqualität alter Menschen. Dieses „Leitbild des Übergangs" hat viele Elemente des Defizitmodells noch nicht überwunden (zum Beispiel eingeschränkte Möglichkeiten der Haushaltsführung, geringer Stellenwert sozialer Kontakte).

1.3 Das neue Leitbild einer altengerechten Wohnung

Wählt man das Kompetenzmodell des Alterns als Ausgangspunkt der Überlegungen und betrachtet das alltägliche Leben alter Menschen in ihren Wohnungen, so kommt man zu einem neuen Leitbild für eine altengerechte Wohnung. Die Forderung nach einer barrierefreien Fortbewegung wird ergänzt durch den Abbau von Barrieren bei der Haushaltsführung und der Pflege von sozialen Kontakten. Gefordert sind dann Wohnungen, in denen alte Menschen auch bei vorhandenen Handicaps noch so viele Dinge des täglichen Lebens selbst erledigen können, wie irgend möglich. Dies erfordert eine Möblierung und Ausstattung der Wohnung, die sowohl vertraute Gegenstände und Handlungsabläufe beibehält als auch in ihrer Bedienbarkeit und Durchführung erleichtert. Technische und bauliche Veränderungen müssen also mit vorhandenen Wohngewohnheiten in Einklang gebracht werden, wenn sie erfolgreich in das Alltagsleben alter Menschen integriert werden sollen. Wohnungen sollen Anregungscharakter haben und die Lebensfreude fördern. Die Räume müssen so gestaltet sein, daß man sich beim Ausüben der verschiedenen Tätigkeiten im Tagesablauf gern darin aufhält. Besuch muß angelockt statt abgeschreckt werden.

Nachdem in den vorausgegangenen Fallbeispielen einige Probleme gängiger Grundrisse von Altenwohnungen nach alten Leitbildern veranschaulicht wurden, sollen im folgenden Planungsempfehlungen für den altengerechten Wohnungsbau nach neuem Leitbild zusammengestellt werden. Diese Empfehlungen leiten sich ab aus einer Untersuchung der Wohnsituation alter, alleinstehender Frauen in normalen Wohnungen des sozialen Wohnungsbaus. Alte alleinstehende Frauen stellen über 40% der Altenhaushalte und sind am stärksten auf besondere Wohnangebote angewiesen. Eine Analyse von Wohnerfahrungen im sozialen Wohnungsbau ist aufgrund der dort vorhandenen relativ kleinen Wohnflächen besonders geeignet, der Frage nachzugehen, welche Mindestgrößen und Mindestausstattungen altengerechte Wohnungen aufweisen sollten (vgl. Narten, 1991).

1.3.1 Altengerechte Küchen sollten einen Eßplatz haben

Altenwohnungen haben heute üblicherweise nur sehr kleine Küchen. Man geht davon aus, daß die alten Bewohnerinnen und Bewohner nicht mehr so oft selbst kochen und deshalb keine „richtigen" Küchen mehr benötigen. Die von mir interviewten alten Frauen hatten Küchen, die zwischen 7,4 und 10,5 qm groß waren. Auffällig war bei allen, daß sich die Frauen einen Tisch in ihre Küche gestellt hatten, an dem sie regelmäßig ihr Frühstück und manchmal auch andere Mahlzeiten einnahmen. Dieser Tisch war ihnen so wichtig, daß sie dafür andere Engpässe bei der Möblierung in Kauf nahmen. So mußte eine Frau zwei Hängeschränke übereinanderhängen, eine andere konnte ihren Gefrierschrank und ihren Topfschrank nur noch öffnen, wenn sie den Tisch beiseite rückte.

Es zeigte sich, daß es in den Küchen alter Frauen einen Bedarf an Stellflächen gibt, der – sofern er vom Küchengrundriß her nicht befriedigt wird – zu Engpässen führt, die nicht nur Unbequemlichkeiten hervorrufen, sondern auch Unfallgefahren darstellen, deren Vermeidung im altengerechten Wohnungsbau eigentlich eine besonders große Rolle spielen sollte.

Nur eine einzige untersuchte Küche konnte die Bedürfnisse ihrer Bewohnerin voll befriedigen (vgl. Abbildung 3). Sie bot ausreichend Lagerflächen für alle benötigten Küchenutensilien und darüber hinaus noch einen geräumigen Eßplatz für 4 Personen, der aufgrund seiner Lage am Fenster ein sehr beliebter Platz innerhalb der Wohnung war, an dem sich nicht nur die Bewohnerin selbst, sondern auch ihre Gäste sehr gern aufhielten.

Abbildung 3: Küche mit ausreichend Platz für Stell- und Arbeitsflächen und für einen gemütlichen Sitzplatz am Fenster (10,5 qm, M 1:100)

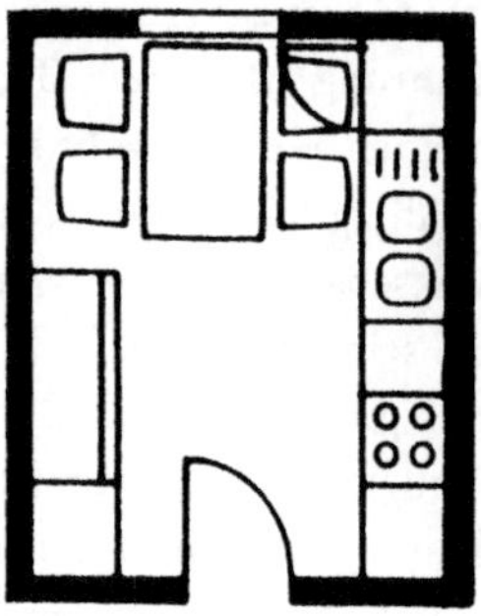

Für alte Menschen ist es günstig, über einen Eßplatz in der Küche zu verfügen, damit sie Essen und Geschirr nicht auf einem Tablett durch die Wohnung tragen müssen. Ein Eßplatz in der Küche kann auch als Arbeitsplatz im Sitzen dienen und damit die Küchenarbeit erleichtern. Wichtig ist, daß der Eßplatz ausreichend groß ist, um dort mit mehreren zusammensitzen zu können. Gerade alleinstehende ältere Menschen benötigen einen ausreichend großen Eßplatz, damit sie gemeinsam mit ihren Kindern oder Freunden essen können, ohne mit Besuchern zum Essen auf den unbequemen/ ungesunden Sitzplatz am Couchtisch im Wohnzimmer ausweichen zu müssen. Ein ausreichend großer Eßplatz ist eine wichtige Voraussetzung zur Aufrechterhaltung sozialer Kontakte und zur Aufrechterhaltung der Fähigkeit, größere Mahlzeiten zu kochen und einen Tag mit mehreren Menschen zu organisieren.

1.3.2 Alte Menschen benötigen für die Küchenausstattung mehr Platz als junge

Um Menschen mit eingeschränkter Bewegungsfähigkeit die Küchenarbeit zu erleichtern sind – je nach Art der Beeinträchtigung – unterschiedliche Maßnahmen erforderlich.

Beim Arbeiten im Stehen:
Wenn das Bücken und Strecken schwer fällt und Menschen insgesamt etwas unsicher auf den Beinen sind, sollten Vorräte und Küchengegenstände so gelagert werden, daß sie ohne beschwerliches Bücken und ohne Besteigen einer Leiter oder eines Küchenstuhles gefahrlos und bequem zu erreichen sind. Dies bedeutet, daß Küchenschränke und Regale sich nur noch bedingt in die Höhe und Tiefe ausbreiten können, dafür um so mehr Platz in der Breite benötigt wird. Häufig benutzte Einrichtungsgegenstände wie Kühlschrank oder Backofen sollten in eine höhere Position gebracht werden, damit sie ohne Bücken zu erreichen sind. Es werden also in Küchen alter Menschen mehr Stellwände benötigt.

Beim Arbeiten im Sitzen:
Können alte Menschen nicht mehr lange Zeit stehen oder sind sie sogar auf einen Rollstuhl angewiesen, müssen die Küchenzeilen unterfahrbar gestaltet werden. Der

sonst in Unterschränken vorhandene Stauraum wird dadurch reduziert. Der Greifbereich ist im Sitzen erheblich eingeschränkt, so daß die Lagerflächen in ihrer Höhenentwicklung noch weiter eingeschränkt werden. Auch dies bedeutet ein Ausweichen in die Breite, also mehr Stellwandbedarf. Hinzu kommt in diesem Fall die notwendige Bewegungsfläche für einen Rollstuhl, so daß auch aus diesem Grund ein größerer Raum erforderlich wird.

1.3.3 Badewannen sind ebenso wichtig wie Duschen

Es gehört zu den häufig vertretenen Meinungen, daß Wohnungen für alte Menschen generell nur mit (bodengleichen) Duschen ausgestattet sein sollten. Als Grund wird die Gefährlichkeit eines Wannenbades angeführt: In einer Wanne kann man leicht ausrutschen und bei Herz- und Kreislaufschwäche kann ein heißes Bad zum Kollaps führen. Bei Gehbehinderungen ist der Ein- und Ausstieg aus der Wanne beschwerlich oder gar nicht möglich. Nicht erwähnt werden die zahlreichen anderen Krankheiten, bei denen ein heißes Bad sehr gute Dienste leistet: Verspannungen der Muskulatur, Rheuma, Erkältung usw. Vor allem aber erleben viele alte (und junge) Menschen ein Wannenbad als Genuß. Es stellt eine Bereicherung der Lebensqualität dar, die man gerade alten Menschen nicht nehmen sollte. Zudem gibt es mittlerweile ausreichend Hilfsmittel, die auch gehbehinderten Menschen den Ein- und Ausstieg aus der Badewanne ohne fremde Hilfe ermöglichen.

Wie in allen anderen Untersuchungen über die Wohnbedürfnisse alter Menschen teilten sich auch die von mir befragten Frauen in solche, die auf eine Badewanne nicht verzichten mochten und solche die nur noch eine Dusche benutzen konnten. Da es also keinen eindeutigen Trend zur einen oder anderen Badezimmerausstattung gibt, sollten Altenwohnungen entweder beide Möglichkeiten bieten oder aber leicht umrüstbar sein (vgl. Abbildung 4).

Abbildung 4: Grundrisse altengerechter Bäder (7,8 qm und 6,2 qm, M 1:100)

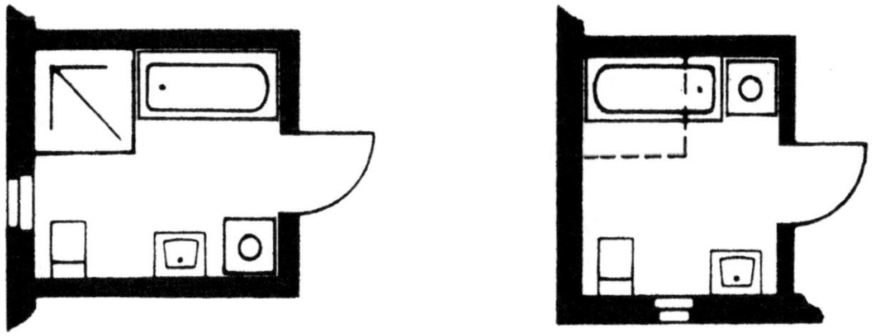

1.3.4 Ein Waschmaschinenstellplatz ist unverzichtbar

Mit einer einzigen Ausnahme hatten alle von mir befragten Frauen eine Waschmaschine in ihrer Wohnung untergebracht, obwohl es eine Gemeinschaftswaschanlage im Keller ihrer Häuser gab. Diese Waschanlage wurde von den Frauen aber nur noch für die sog. „große" Wäsche, also Bettwäsche, Tischtücher und ähnliches benutzt. Die „kleine" Wäsche wurde in der Wohnung gewaschen, um sich den mühsamen Weg in den Keller zu ersparen. Da wegen der Gemeinschaftswaschanlage keine Waschmaschinenstellplätze innerhalb der Wohnung eingeplant waren, die Frauen aber trotzdem eine Waschmaschine in der Wohnung unterbrachten, entstanden zusätzliche Engpässe in den ohnehin kleinen Badezimmern oder Küchen.

Nicht nur alte Menschen benötigen im Bad Ablageflächen für Kleidung, Handtücher und Waschutensilien. Manche alte Menschen müssen sich im Sitzen waschen und benötigen deshalb einen Abstellplatz für einen Stuhl. In kleinen Badezimmern sind solche Dinge ständig im Weg, erschweren die Benutzbarkeit und bilden Unfallgefahren.

1.3.5 Ein „richtiges" Schlafzimmer hat Platz für ein Ehebett und einen großen Kleider- und Wäscheschrank

Fast alle Frauen in Wohnungen mit zwei und mehr Zimmern benutzten noch ihre eheliche Schlafzimmereinrichtung, bestehend aus Doppelbett, großem Kleiderschrank, Nachtschränken und evtl. Frisierkommode. Mehrere drückten spontan ihre Zufriedenheit darüber aus, noch ein „richtiges" Schlafzimmer zu besitzen. Verfolgt man die Wohnbiographien dieser Frauen, die in den Kriegs- und Nachkriegsjahren geheiratet haben, so stellt man fest, daß das Schlafzimmer der einzige Raum war, der zur Hochzeit komplett neu eingerichtet worden war. Er war ein Symbol für ihre Ehe und ein geordnetes Familienleben. Ein „richtiges" Schlafzimmer hat deshalb für diese Generation eine fast ebenso wichtige symbolische Bedeutung für den erreichten Wohn- und Lebensstandard wie das repräsentative Wohnzimmer. Aus diesem Grund ist die Beibehaltung der alten Schlafzimmermöblierung bei alleinstehenden alten Menschen nicht leichtfertig zu kritisieren.

Übersehen wird häufig, daß das zweite Ehebett auch heute noch einen praktischen Wert besitzt. Üblicherweise kommen die Geschwister und Kinder der Frauen gemeinsam mit ihren Ehepartnern zu Besuch. In diesen Fällen wird meistens dem Ehepaar das Ehebett zur Verfügung gestellt, während die Gastgeberin selbst im Wohnzimmer nächtigt. Ist der Besuch abgereist, werden die zusätzlichen Bettdecken auf dem 2. Ehebett verstaut und verschwinden unter einer Tagesdecke.

Alle Frauen mit „richtigem" Schlafzimmer haben von sich aus die Schlafzimmergröße als Vorzug ihrer Wohnung genannt. Es war ihnen sehr wichtig, hier auch über ausreichenden Schrankraum zu verfügen. Im Schlafzimmer werden nicht nur Kleidungsstücke untergebracht. Auch Bett- und Tischwäsche, Handtücher und ähnliches müssen dort Platz finden. Dabei bemißt sich der Platzbedarf nicht nur an den Bedürfnissen der einzelnen Bewohnerin, sondern auch an der Zahl ihrer möglichen Gäste. Alle Frauen hatten deshalb zwei Schränke von insgesamt mindestens 3 m Schrankbreite in ihren Schlafzimmern untergebracht.

1.3.6 Etwas Abwechslung tut gut

Alte Frauen, die einen großen Teil des Tages innerhalb ihrer Wohnung verbringen, schätzen es, wenn sie für verschiedene Tätigkeiten unterschiedliche Plätze einnehmen können. So ließ sich feststellen, daß die befragten Frauen z.B. ihren Eßplatz im Laufe des Tages wechselten, indem sie zum Frühstück und Mittagessen vorwiegend in der Küche, zum Nachmittag und Abend eher im Wohnzimmer saßen. Innerhalb des Wohnzimmers hatten die Frauen zum Lesen und Handarbeiten gern einen Sessel am Fenster, zum Fernsehen und Stricken eher einen Platz auf dem Sofa, wo sie ihre „Beine lang machen" konnten. Schreibarbeiten und Kreuzworträtsel wurden am Eßtisch oder – wenn vorhanden – an einem gesonderten Schreibtisch erledigt.

Insgesamt ließen sich vier unterschiedliche Bereiche im Wohnzimmer ermitteln, die für unterschiedliche Zwecke genutzt wurden: Schreibplatz, Eßplatz, Leseplatz, Fernsehplatz. Ein Wohnzimmer, das die Ausbildung solcher Bereiche ermöglicht, kann dazu beitragen, die unterschiedlichen Tätigkeiten angenehmer zu gestalten und gleichzeitig mehr Abwechslung in den Alltag zu bringen. Ähnliches gilt für ein Schlafzimmer, das groß genug ist, um dort eine Hobbyecke einrichten zu können. Ein möglicher Wechsel des Aufenthaltsortes zwischen Küche, Wohnzimmer und Schlafzimmer hat zusätzlich den Vorteil, daß je nach Tageszeit auch die günstigsten Licht- und Besonnungsverhältnisse gewählt werden können.

1.3.7 Balkone und Terrassen müssen leicht zugänglich und geräumig sein

Ein „besonderer" Ort von großer Wichtigkeit ist der Balkon bzw. die Terrasse. Für ältere Menschen, die ihre Wohnung nur noch selten verlassen können, bietet ein Freisitz die einzige Möglichkeit, sich einige Zeit an der frischen Luft aufzuhalten und – bei günstiger Lage – von hier aus auch Kontakt zur Außenwelt aufzunehmen. Damit ältere Menschen angeregt werden, sich auf dem Balkon bzw. der Terrasse aufzuhalten, müssen folgende Bedingungen erfüllt sein:

- barrierefreie Zugänglichkeit,
- leichte Zugänglichkeit von der Küche aus (um ein Tablett nicht – wie häufig üblich – um mehrere Ecken herum von der Küche über den Flur durch das Wohnzimmer auf den Balkon tragen zu müssen),
- Geräumigkeit (Platz für einen Eßplatz für mehrere Personen, für einen Liegestuhl und für den Wendekreis eines Rollstuhls),
- Sonnen-, Wind- und Regenschutz.

1.3.8 Altengerechte Wohnungen sind auch für andere Haushaltstypen gut geeignet

Faßt man die Anforderungen an die einzelnen Räume einer altengerechten Wohnung zusammen, so kommt man zu folgendem Flächenbedarf für die Gesamtwohnung:

Küche	11 qm
Wohnzimmer	20 qm
Schlafzimmer	13 qm
Balkon	6 qm
Bad	6 qm
Flur	4 qm
Abstellraum	1 qm
------------------------------	
insgesamt[1]	58 qm

Abbildung 5: „Seniorenlabel“

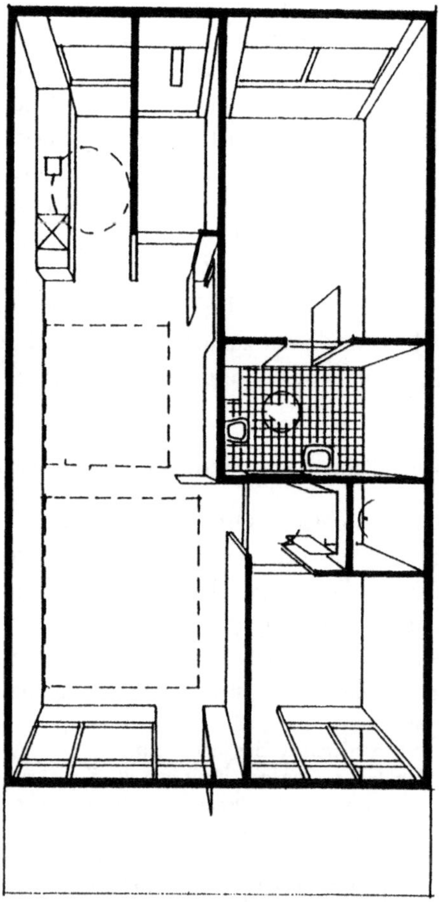

Diese Wohnfläche entspricht der durchschnittlichen Größe einer 2-Zimmer-Wohnung im „normalen“ Wohnungsbau. Da alle übrigen Ansprüche an eine altengerechte Wohnung auch von jüngeren Menschen geschätzt werden (Wohnküche, geräumiges Badezimmer, Balkon, Barrierefreiheit usw.) spricht also nichts dafür, an einer Sonderwohnform „Altenwohnung“ festzuhalten, wenn die entsprechenden Kriterien auf den gesamten Wohnungsbau angewendet werden.

In den Niederlanden zum Beispiel ist man sich diesen Sachverhaltes bewußt und hat Planungskriterien für die sogenannte „Lebenslauf-Wohnung“ entwickelt. Aufgrund der höheren Nutzungsqualitäten für alleinlebende Menschen und der größeren Flexibilität in der Vermietbarkeit sowohl an 1-Personen-Haushalte als auch an 2-Personen-Haushalte wird dort schon seit einigen Jahren die 3-Zimmer-Wohnung mit circa 70 qm

1 Die Balkonfläche geht nur zur Hälfte in die Berechnung der Gesamtfläche der Wohnung ein.

als Standardlösung für den Wohnungsbau empfohlen. Drei Zimmer ermöglichen älteren Ehepaaren das häufig gewünschte Schlafen in getrennten Räumen. Alleinstehende ältere Menschen können das 3. Zimmer als (kombiniertes) Gäste-, Hobby- und Eßzimmer verwenden und damit ihre Lebensqualität innerhalb der Wohnung steigern. Im sog. „Seniorenlabel" (vgl. Abbildung 5) sind die Anforderungen an eine Wohnung festgelegt, die einem möglichst großen Spektrum unterschiedlicher Haushaltstypen alter Menschen gerecht wird und damit gleichzeitig auch für junge Menschen geeignet ist. Ziel ist die Anwendung des Seniorenlabels auf den gesamten Wohnungsbau, damit weder junge noch ältere Menschen gezwungen sind, bei einer Veränderung ihrer Lebensumstände die Wohnung wechseln zu müssen.

2. Welche Veränderungen zeichnen sich bei den Wohnbedürfnissen alter Menschen ab?

In der sozialwissenschaftlichen Alternsforschung ist das Kohortenmodell weitgehend anerkannt. Es besagt, daß die Bedürfnisse und Verhaltensweisen alter Menschen in starkem Maße von ihren bisherigen Lebenserfahrungen abhängen. Diese Erfahrungen sind durch die besonderen gesellschaftlichen Rahmenbedingungen, unter denen jede Alterskohorte gelebt hat, geprägt.

Menschen, die heute 70 Jahre und älter sind, haben einen großen Teil ihrer Jugend und auch ihres jungen Erwachsenenlebens unter den schwierigen Bedingungen von Weltwirtschaftskrise, 2. Weltkrieg und Nachkriegszeit verbracht. Sie haben auch in ihren Wohnerfahrungen viele Entbehrungen erlebt und sich teilweise mit sehr engen und technisch unzureichenden Wohnverhältnissen begnügen müssen. Ihre Ansprüche an die heutigen Wohnungen sind entsprechend bescheiden, zumal sie viele technische Fortschritte wie ein innenliegendes WC, ein Badezimmer, fließendes warmes Wasser und viele technische Haushaltsgeräte noch als großen Fortschritt erleben konnten und an ihren derzeitigen Wohnungen zu schätzen wissen. Die Mehrzahl dieser Haushalte ist bereit, ihre Ansprüche im Alter auf eine 2-Zimmer-Wohnung zu reduzieren.

Menschen, die heute 55-70 Jahre alt sind, haben zwar als Kinder und Jugendliche noch Kriegs- und/oder Nachkriegszeit erlebt, konnten aber *im Westen Deutschlands* als junge Erwachsene die Fortschritte des Wirtschaftswunders in vollen Zügen genießen. Da sie im Laufe ihres beruflichen Werdegangs noch relativ selten von Arbeitslosigkeit betroffen waren und zudem häufig in den Genuß von Vorruhestandsregelungen gekommen sind, hatten sie im Laufe ihres Erwachsenenlebens ausgiebig Gelegenheit, hohe Ansprüche an ihre Wohnverhältnisse zu entwickeln und häufig auch zu verwirklichen. Diese Generation alter Menschen hat also sehr viel höhere Qualitätsansprüche an ihr Wohnen im Alter. Eigene Interviews mit jüngeren und älteren BewohnerInnen der gleichen Wohnungen in derselben Siedlung zeigten, daß die Ansprüche an Größe und Ausstattung der Wohnungen um so höher ausfielen, je jünger die Befragten waren. Während die über 70jährigen sich mit den Unzulänglichkeiten ihrer Wohnung ziemlich klaglos arrangierten, meldeten die jüngeren BewohnerInnen Ansprüche an und machten aus ihrer Unzufriedenheit z.B. mit zu kleinen Bädern oder Küchen keinen Hehl. Während die meisten befragten über-70jährigen mit einer 2-Zimmer-Wohnung gut zurechtkamen, wiesen schon die 60jährigen darauf hin, daß sie auf keinen Fall im Alter auf ein drittes Zimmer verzichten könnten, weil sie es als Besucher- und Hobbyzimmer dringend benötigten.

Im Osten Deutschlands ist gerade diese Alterskohorte besonders von den negativen Folgen der Wende betroffen. Viele hatten ihre Arbeitsplätze verloren und keine Chance, wieder in ein dauerhaftes und angemessen bezahltes Arbeitsverhältnis einmünden zu können. Die im bisherigen Lebenslauf erfahrenen Wohnungen waren kleiner als die im Westen. Die Ansprüche an die Wohnfläche sind daher nicht so groß und können auch finanziell schwerer befriedigt werden. Trotzdem läßt sich auch im Osten eine starke Ablehnung der dort noch zahlreich vorhandenen – und im Zuge des aktuellen Sanierungsgeschehens mit großem Aufwand modernisierten – 1-Zimmer-Seniorenwohnungen erkennen. Andererseits wird die Forderung nach 3-Zimmer-Wohnungen meist als völlig utopisch abgetan.

Betrachtet man also die absehbare Entwicklung der Wohnbedürfnisse im Hinblick auf die Gesamtgrößen der Wohnungen so zeigt sich im Osten wie im Westen ein steigender Anspruch an Wohnfläche. Dieser hat zwar noch nicht durchgängig das Niveau des Beispiels aus den Niederlanden erreicht, es ist aber durchaus realistisch anzunehmen, daß der Trend in die gleiche Richtung geht.

3. Welche Chancen bestehen für die Durchsetzung des neuen Leitbildes vom altengerechten Wohnungsbau?

Die Produktion altengerechter Wohnungen erfolgt auf drei Ebenen:

- durch Wohnungsanpassung und Modernisierung im Altbaubestand,
- durch Neubaumaßnahmen im normalen Wohnungsbau,
- durch Bau spezieller Altenwohnungen und Wohnanlagen für alte Menschen.

Sie wird unter anderem durch folgende Gesetze, Richtlinien und Personengruppen beeinflußt:

- Bundesbaugesetz, Landesbauordnungen, Wohnungsbaugesetz, Wohnungsbindungsgesetz,
- DIN-Normen,
- Förderprogramme und -richtlinien im Wohnungsbau,
- Investoren, Projektentwickler,
- Wohnungsunternehmen, private Bauherren und Wohnungseigentümer,
- Architekten,
- Handwerker,
- Wohnberater.

Sie orientiert sich nicht zuletzt auch an den finanziellen Möglichkeiten der Nachfrager.

Die *Baugesetze* sowohl auf Bundes- als auch auf Landesebene ebenso wie die Förderrichtlinien im Wohnungsbau folgen fast durchgängig immer noch dem „Defizit-Leitbild". Dies findet seinen Ausdruck zum Beispiel in den vorgeschriebenen Wohnungsgrößen (circa 45 qm für einen Einpersonen-Haushalt) oder den Belegungsvorschriften im sozialen Wohnungsbau, wonach 2-Personen-Haushalten alter Menschen nur eine 2-Zimmer-Wohnung zugewiesen werden darf.

Bei den *DIN-Normen* gibt es als positive Entwicklung die DIN 18025, Teil 2 „Barrierefreie Wohnungen", die von den geforderten Bewegungsflächen her einige Voraussetzungen dafür schafft, daß das „Kompetenz-Leitbild" verwirklicht werden kann. Außerdem trägt sie dazu bei, Altengerechtigkeit zum Maßstab des gesamten Wohnungsbaus zu machen. Andere DIN-Normen (zum Beispiel Handwerkernormen) ebenso wie die aufgeführten Gesetze und Richtlinien erschweren aber die Durchsetzung der DIN 18025, Teil 2. Handwerkernormen schreiben zum Beispiel bestimmten Schwellenhöhen zum Balkon und die Höhe der Steckdosen vor, die von den Vorschlägen der DIN 18025, Teil 2 abweichen. Förderrichtlinien enthalten teilweise so detaillierte Anforderungen an die Gestaltung einzelner Räume und schreiben so geringe Wohnungsgesamtgrößen vor, daß bei gleichzeitiger Wahrung der Barrierefreiheit bis zu einer bestimmten Gesamtwohnfläche nur noch 1- Zimmer-Wohnungen möglich sind.

Investoren und Projektentwickler betreiben den altengerechten Wohnungsbau in aller Regel mit bestimmten Renditeerwartungen. Diese führen dazu, daß hohe Mietpreise nur bei kleinen Grundflächen erzielt werden können. Technische Standards des barrierefreien Bauens werden zunehmend beachtet, auch Zahl und Lage der Wohnungen im Gebäude werden in ihrer Bedeutung für die Vermarktungschancen erkannt. Nutzungsqualitäten von Küchen, Bädern und Balkonen finden immer häufiger Beachtung, weil ihr Wert für die Vermarktung der Wohnungen erkannt wird.

Wohnungsunternehmen und private Wohnungseigentümer haben derzeit mit Wohnungsleerständen zu kämpfen und von daher ein verstärktes Interesse daran, ihre alten Mieter so lange wie möglich in ihren Wohnungen zu behalten. Sie kümmern sich zunehmend um die Beseitigung baulicher Barrieren. Da die Wohnungsanpassung in einer bewohnten Wohnung immer mit einer sehr individuellen Beratung verbunden sein muß, bestehen hier Chancen, daß Wohnungseigentümer auf die besonderen Bedürfnisse alter Menschen aufmerksam werden und diese auch in ihre generellen Modernisierungsprogramme und Neubauplanungen aufnehmen.

Architekten erkennen den zukünftigen Markt des altengerechten Bauens nur teilweise. Während einige Praktiker hier bereits eine Marktlücke für sich entdeckt haben und einige Architektenkammern Beratungen zum alten- und behindertengerechten Bauen durchführen, findet selbst die technische Seite des altengerechten Wohnungsbaus, das barrierefreie Bauen, bisher nur sehr vereinzelt Eingang in die Hochschulen. Ausbildungsangebote, die sich mit den Zusammenhängen von Lebensqualität und gebauter Umwelt beschäftigen, finden sich – wenn überhaupt – nur als Zusatzangebote in Form kleiner „Wahlfach-Nischen". Wie wenig Eingang die Wohnbedürfnisse alter Menschen in die Architektenausbildung finden, zeigt sich auch daran, daß unter den Teilnehmern der zahlreichen Tagungen, die in den letzten Jahren zu diesem Thema durchgeführt wurden, mit Ausnahme der bekannten Experten auf diesem Gebiet, kaum Lehrkräfte von Architekturfakultäten anzutreffen waren.

Die Qualifikation und Verhaltensweise von *Handwerkern* spielt beim altengerechten Wohnungsbau insofern eine Rolle, als sie besonders bei kleinen Umbaumaßnahmen häufig die einzigen sind, mit denen die Betroffenen selbst Kontakt aufnehmen. Ihre fachliche Kompetenz wird dann in der Regel nicht angezweifelt, so daß sie eine wichtige Rolle bei der Information über mögliche alternative Problemlösungen spielen. Die Schulung von Handwerkern in bezug auf die Lösung von Wohnproblemen alter Menschen steckt noch in den allerersten Anfängen. Initiiert wurde sie von einigen Wohnberatungsstellen, die Schwierigkeiten hatten, geeignete Handwerker für Wohnungsanpassungsmaßnahmen zu finden.

In den letzten 10-15 Jahren sind zahlreiche *Wohnberatungsstellen* für alte Menschen entstanden. Die meisten davon befinden sich in Baden-Württemberg und in Nordrhein-Westfalen, wo die Landesregierungen diese Beratungsstellen finanziell unterstützen. In der überwiegenden Zahl der Fälle wird die Wohnberatung von Angehörigen sozialer Berufe ausgeübt, so daß günstige Voraussetzungen dafür bestehen, daß eine differenzierte Abwägung von Wohngewohnheiten und neuen technischen Möglichkeiten stattfindet. Die Bundesarbeitsgemeinschaft Wohnungsanpassung e.V. bemüht sich, durch die Formulierung von Qualitätsstandards der Wohnberatung dafür zu sorgen, daß den sozialen Kompetenzen der Wohnberater besondere Beachtung geschenkt wird.

Es lassen sich also zusammenfassend sowohl Chancen als auch Hemmnisse für eine Durchsetzung des neuen Leitbilds vom altengerechten Wohnen erkennen. Eine zentrale Rolle spielen hierbei die Beratungsstellen für Wohnungsanpassung, weil hier einerseits eine große Nähe zu den alten Menschen in ihren vorhandenen Wohnungen besteht, andererseits die Notwendigkeit zur Zusammenarbeit mit allen anderen Akteuren des Wohnungsbaus vorhanden ist und auf diese Weise Multiplikatoreneffekte entstehen. Am schwierigsten gestaltet sich die Lage auf der Ebene der Gesetzgebung und der Ausgestaltung von Förderrichtlinien. Hier stehen den teilweise lange erkannten Qualitätsanforderungen immer wieder die Sparzwänge der öffentlichen Hand entgegen, die dazu führen, daß wohnungspolitische Entscheidungen eher unter dem Aspekt kurzfristiger Sparerfolge als langfristig sinnvoller Nutzbarkeiten getroffen werden. Nicht zuletzt setzen die finanziellen Möglichkeiten alter Menschen, Mieten geräumiger und gut ausgestatteter Wohnungen zu finanzieren, der Entwicklung deutliche Grenzen.

Antje Flade

Bedeutsamkeit von Wohnen im frühen und mittleren Erwachsenenalter

1. Einleitung

Die Nutzungsanalysen, die Renate Narten in Wohnungen alter Menschen durchgeführt hat, haben deutlich gemacht, daß die Wohnungsgröße oder vielmehr die Zahl der Zimmer entscheidend für die Wohnqualität sind. Das Leitbild, daß altengerechte Wohnungen klein sein sollen, damit sie den alten Leuten wenig Arbeit machen, wird gründlich in Frage gestellt. Anstelle dessen wird für ein zweites und drittes Zimmer plädiert, um Möglichkeiten zum Wechsel von Aufenthaltsorten und zur Beherbergung von Besuch zu schaffen. Wohnungen für alte Menschen sollten kein pflegeleichtes Gehäuse sein, sondern sie sollten den alten Menschen Handlungsfreiräume bieten, damit sie ein aktives Leben führen können (Welter, 1990; Flade, 1994). Die These ist, daß die Verabschiedung des Defizitmodells des Alterns dazu beigetragen hat, die Unterschiede zwischen den vermuteten Wohnbedürfnissen von Personen im frühen und mittleren Erwachsenenalter und im höheren Alter zu verwischen.

2. Entwicklungsaufgaben im frühen und mittleren Erwachsenenalter

Das frühe Erwachsenenalter ist nach Lehr (1978) der Lebensabschnitt zwischen 18 und 30 Jahren. Daran schließt sich das mittlere Erwachsenenalter an, das sich bis etwa 60 Jahre erstreckt. Diese zunächst ganz plausibel erscheinende Einteilung ist im Zuge der Individualisierung und Pluralisierung der Lebensformen zunehmend fraglich geworden, da sich zum Beispiel die Ausbildungsphase verlängert hat und Familiengründungen häufig relativ spät erfolgen. Sinnvoller ist deshalb, anstelle des Lebensalters die anstehenden Entwicklungsaufgaben, die sich nicht immer eindeutig der Kategorie „früh" oder „mittel" zuordnen lassen, als Bezugspunkt zugrunde zu legen.

Die Lebensphase zwischen Jugendalter und Alter hat in der entwicklungspsychologischen Forschung lange Zeit nur wenig Beachtung gefunden. Man ging davon aus, daß diese Lebensspanne eine Zeit geringer intraindividueller Veränderungen und damit geringer Entwicklung ist (Lehr, 1978). Das Erwachsenenalter begann erst durch die „life event"-Forschung (Katschnig & Nouzak, 1988) und die Annahme einer „midlife crisis" als veränderungsanfällig ins Blickfeld zu rücken (Thomae, 1983). Ein weiterer Grund ist sehr wahrscheinlich auch die ökologische Perspektive gewesen (Kaminski, 1976), die den Blickwinkel der entwicklungspsychologischen

Forschung stark erweitert hat. Auf diesem Hintergrund erwies sich, daß auch das Erwachsenenalter eine Phase vielfältiger Herausforderungen beziehungsweise – ökopsychologisch formuliert – intensiver Person-Umwelt-Interaktionen ist. Dies wird deutlich, wenn man die „developmental tasks" beziehungsweise Entwicklungsaufgaben betrachtet, die speziell in dieser Lebensphase zu lösen sind.

Nach Havighurst (1972), der die Persönlichkeitsentwicklung als aktive Auseinandersetzung mit Entwicklungsaufgaben aufgefaßt hat, und nach Erikson, der den verschiedenen Lebensphasen psycho-soziale Krisen zugeordnet hat (vgl. Trautner, 1991, S. 78ff.), gilt, daß die menschliche Entwicklung dadurch in Gang gebracht und weiter gefördert wird, daß sich das Individuum in jedem Lebensalter mit ganz spezifischen Lebenssituationen und typischen Krisen auseinandersetzt. Die Auffassung von Entwicklung als einer ständigen Abfolge von Auseinandersetzungen mit typischen Entwicklungsaufgaben schließt alle Lebensphasen ein.

Das frühe Erwachsenenalter ist eine Phase, in der sich das Individuum häufig neu orientieren und umorientieren muß, in der es vor eine Vielzahl neuer Situationen gestellt ist, in der es jedoch – anders als im Jugendalter – von seiten der Gesellschaft weniger Unterstützung erhält. Die Entwicklungsaufgaben in diesem Lebensabschnitt sind (vgl. Lehr, 1978, S. 157):

- einen Partner/eine Partnerin finden,
- lernen, mit diesem/dieser zusammenzuleben,
- eine eigene Wohnung einrichten beziehungsweise einen eigenen Haushalt führen,
- Start ins Berufsleben,
- eine Familie gründen, neue Rollen lernen (Vater beziehungsweise Mutter sein).

Die Entwicklungsaufgaben im mittleren Erwachsenenalter sind vor allem:

- die Kindererziehung und -betreuung,
- die berufliche Karriere, berufliche Weiterbildung,
- die Auseinandersetzung mit der Situation, die durch die älter werdenden Kinder entsteht.

Wie gut die Person-Umwelt-Interaktionen gelingen und wie erfolgreich Streß bewältigt wird, hängt nicht nur von individuellen Fähigkeiten und Eigenschaften, sondern zugleich auch entscheidend von Umweltmerkmalen ab. Ein heuristisches Konzept, um günstige und ungünstige Umwelten voneinander abzugrenzen, ist der Handlungsfreiraum, von Welter (1990) kurz als HFR bezeichnet. Günstig sind danach Umwelten dann, wenn sie HFR bieten. Welter unterscheidet zwischen vier Dimensionen des HFR:

- dem Bewegungsfreiraum: Einfluß nehmen können auf den Aktionsradius im Mikro- und Makrobereich,
- dem Beziehungsfreiraum: Einfluß nehmen können auf die Regulation sozialer Beziehungen,
- dem Tätigkeitsfreiraum: Einfluß nehmen können auf den Inhalt, den Umfang und die Abläufe von Tätigkeiten,
- dem Entscheidungsfreiraum: Einfluß nehmen können auf planerische, gestalterische und organisatorische Prozesse.

Welter hat das Konzept des HFR auf ältere, auf kranke und behinderte Menschen in Institutionen bezogen, es ist jedoch ohne weiteres auch auf andere Lebensphasen anwendbar, so daß es eine Art „Brückenkonzept" darstellt, um die verschiedenen Lebensphasen miteinander in Beziehung zu setzen.

3. Anforderungen an die Wohnumwelt im frühen und mittleren Erwachsenenalter

Die Umwelt des Menschen ist zum großen Teil seine Wohnumwelt, die aus einem privaten Innenbereich, der Wohnung, und einem öffentlicheren Außenbereich, der näheren und ferneren Wohnungsumgebung, besteht. Von welcher Bedeutung die Wohnung und die Wohnungsumgebung jeweils sind und welche Qualitäten besondere Relevanz haben, hängt von der Lebenssituation beziehungsweise den anstehenden Entwicklungsaufgaben ab. In Tabelle 1 wurde versucht, die Entwicklungsaufgaben im frühen und mittleren Erwachsenenalter auf das Wohnen zu beziehen.

Tabelle 1: Günstige Wohnumwelten in bezug auf Entwicklungsaufgaben

Entwicklungsaufgaben	**günstige Wohnbedingungen**
einen eigenen Haushalt gründen	eine preiswerte Wohnung finden
Studium beginnen und zu Ende bringen	eigenes Zimmer, Rückzugsraum
Partner/in finden und mit ihm/ihr zusammenleben	Wohnung mit zwei Individualräumen
Berufseinstieg	günstiger Wohnstandort, Arbeitsplatz in räumlicher Nähe
Familie gründen	Wohnung mit teilbarem Raum
Zusammenleben mit Kindern, Kinderbetreuung und -erziehung	familiengerechte Wohnungen, Gemeinschaftsräume, Kindertagesstätten und Schulen in räumlicher Nähe
berufliche Weiterbildung, Karriere	eigenes Zimmer bzw. Arbeitsraum

Im folgenden möchte ich beispielhaft auf drei Entwicklungsaufgaben beziehungsweise Lebenssituationen eingehen.

3.1 Einen Partner/eine Partnerin finden und mit ihm/mit ihr zusammenleben

Nicht flexible, unveränderbare 1-Zimmer-Wohnungen sind in bezug auf diese Entwicklungsaufgabe nur eine Übergangslösung. Für junge Erwachsene nicht nur kurzfristig besser geeignet sind Wohnungen mit zwei möglichst nutzungsoffenen Individualräumen (vgl. Abbildung 1).

Abbildung 1: Wohnung mit nutzungsoffenen Individualräumen

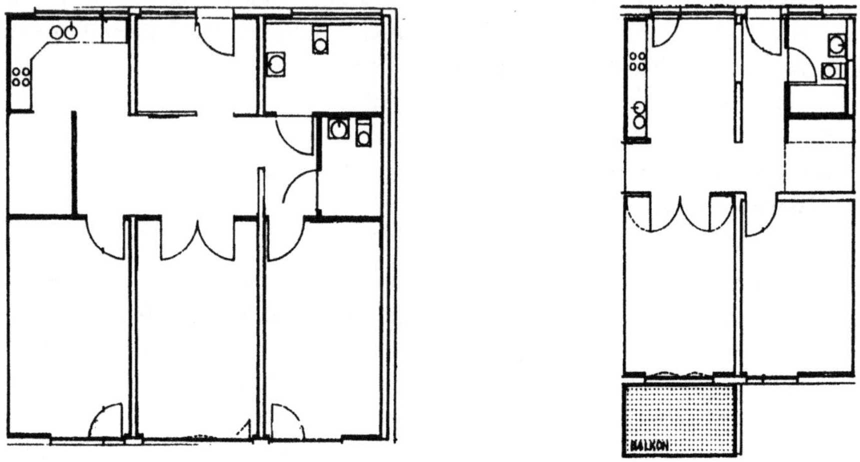

Konzept: Hornung & Spieß

Die Küche ist als offene Küche gestaltet. Jedes Zimmer kann als Individualraum, als 1- oder 2-Personen-Schlafzimmer, als Arbeitszimmer oder Wohnzimmer genutzt werden. Eine Umnutzung ist jederzeit möglich, so auch vor allem dann, wenn ein Partner/eine Partnerin mit einzieht.

3.2 Familiengründung

Der Übergang in eine neue Lebensphase wird zu den kritischen Lebensereignissen gerechnet. Auch wenn die Elternschaft gewünscht und gewollt ist, so müssen sich die jungen Eltern doch mit der neuen Lebenssituation auseinandersetzen, sie müssen neue Verhaltensweisen lernen und einüben (Flade & Kulisch, 1994). Für viele Eltern stellt dieser Lebensabschnitt eine Krise dar. Die Bedeutung des *„social support"* in dieser kritischen Lebensphase wurde oftmals herausgestellt (vgl. Cutrona & Suhr, 1989), der Aspekt des *„environmental support"* blieb jedoch weitgehend unbeachtet. Günstige Wohnbedingungen stellen einen solchen „environmental support" dar. Dieser besteht dann, wenn auch nach der Familiengründung beziehungsweise der Geburt des Kindes ein subjektiv ausreichender HFR in der Wohnung bestehen bleibt (vgl. Abbildung 2).

Vor der Geburt des Kindes hatte einer der beiden vergleichsweise großen Wohnräume als Arbeitsraum für den Partner sowie als Eßplatz und Wohnzimmer gedient, der andere Raum war Arbeitsraum für die Partnerin und gemeinsames Schlafzimmer gewesen. Im Prinzip hatten beide Personen die Möglichkeit gehabt, über einen eigenen Bereich zu verfügen und sich zum Arbeiten zurückzuziehen.

Abbildung 2: Nutzungsmuster eines 2-Erwachsenen-Personen-Haushalts

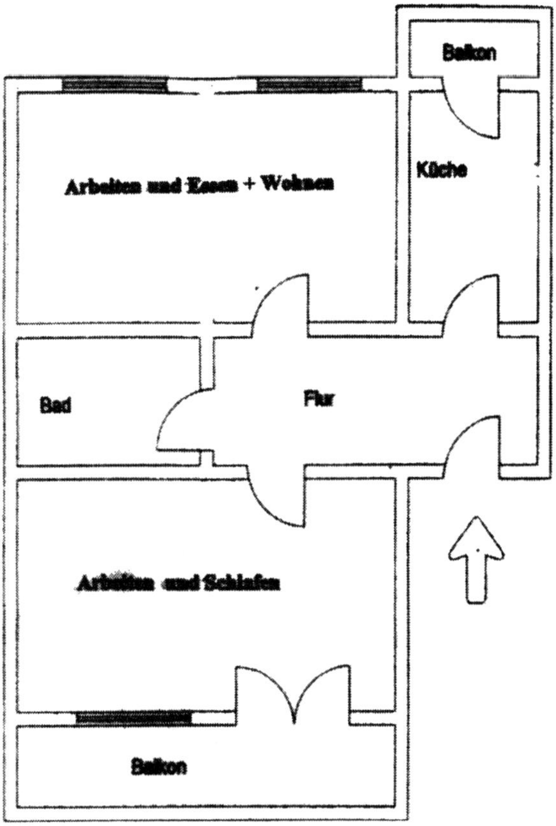

Quelle: Flade & Kulisch, 1994, S. 30f.

Die Räume in der dargestellten Wohnung sind mit 22 m^2 zwar relativ groß, doch sie sind nicht teilbar, was im Falle einer Vergrößerung des Haushalts günstig gewesen wäre, denn es hätte dann ein weiterer Individualraum hergestellt werden können. Die Teilräume wären natürlich viel kleiner, aber die Möglichkeit der Teilbarkeit hätte insgesamt mehr HFR und zwar vor allem mehr Beziehungsfreiraum geboten (vgl. Abbildung 3).

3.3 Zusammenleben mit Kindern

Je nachdem, ob im Haushalt Kinder leben oder nicht, sind die Anforderungen an die Wohnung und das Wohnumfeld unterschiedlich. Kinder sollen einen eigenen Raum haben, ist eine verbreitete Meinung. Hat eine Wohnung weniger Individualräume als Personen im Haushalt leben, entstehen Engpässe. Eine Wohnung, die für einen Haushalt mit zwei Erwachsenen ausreicht, in dem der eine vorhandene In-

Abbildung 3: Wohnungsgrundriß mit teilbarem Raum

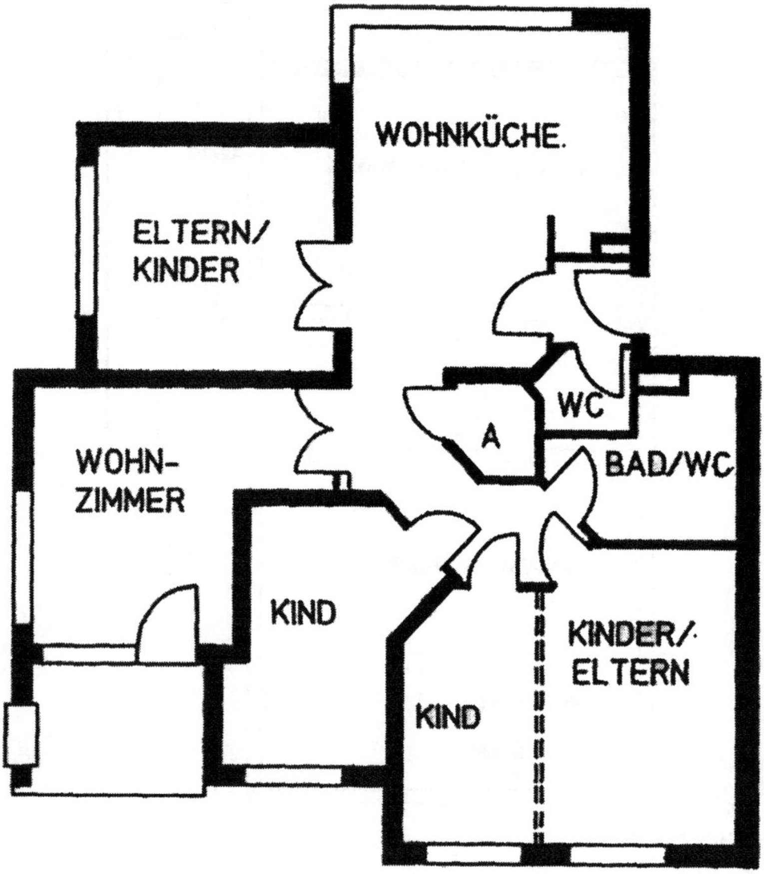

Konzept: Rojan Sandvoss

dividualraum als gemeinsames Schlafzimmer genutzt wird, ist für einen 1-Eltern-1-Kind-Haushalt (ebenfalls zwei Personen) keinesfalls auch günstig, wie das folgende Beispiel zeigt (vgl. Abbildung 4).

Damit das Kind in der dargestellten Wohnung ein eigenes Zimmer hat, schläft die Mutter (oder der Vater) im allgemeinen im Wohnzimmer. Das Kind bekommt meistens den Individualraum beziehungsweise das „Elternschlafzimmer".

Eine Wohnung, die für den Haushaltstyp 1-Eltern-1-Kind-Familie besser geeignet ist, hat statt des einen (größeren) Wohnraums, der als Elternschlafzimmer vorgesehen ist, zwei (kleinere) Individualräume. Das Kind und die Mutter beziehungsweise der Vater haben in einer solchen Wohnung beide einen eigenen Raum (vgl. Flade & Kustor, 1997).

Haushalte mit Kindern sind in verstärktem Maße auf eine gebrauchsfähige Wohnungsumgebung angewiesen. Ihnen sind zum Beispiel Abstellplätze für Fahrräder

Abbildung 4: Typische Sozialwohnung für 2-Personenhaushalte

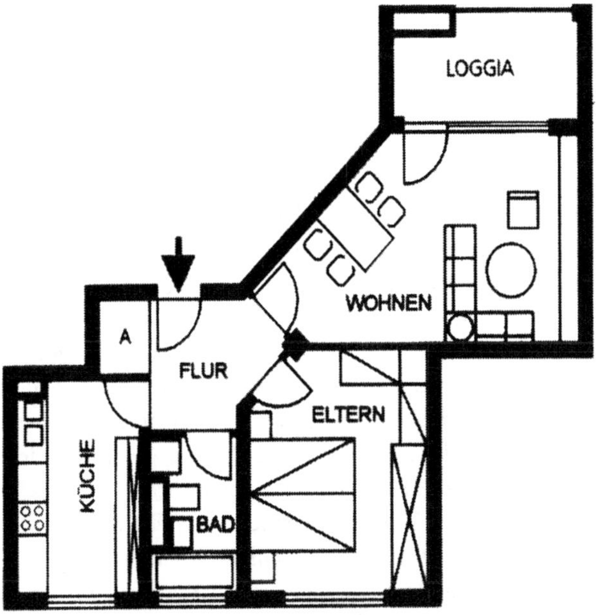

Konzept: Neue Heimat Südwest

Abbildung 5: Untypische Sozialwohnung für 2-Personenhaushalte

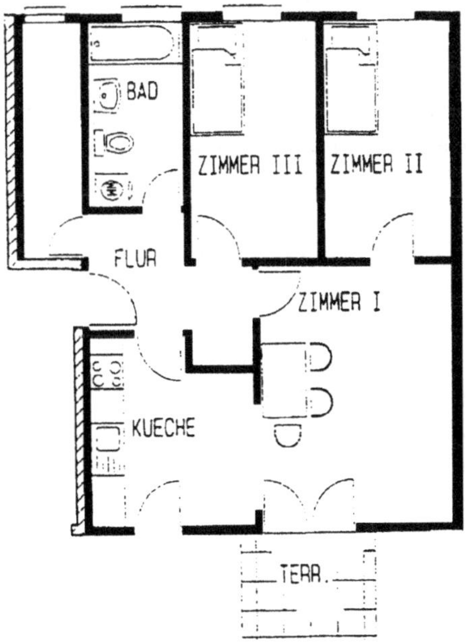

Konzept: ABG Frankfurt Holding

draußen erheblich wichtiger als den kinderlosen Haushalten. Vor allem Familien mit jüngeren Kindern sind auch aus Gründen einer eingeschränkten Mobilität im allgemeinen stärker an nachbarschaftlichen Kontakten interessiert.

4. Fazit

Die eingangs aufgestellte These, daß die Anforderungen an das Wohnen im Alter denjenigen im frühen und mittleren Lebensalter wesentlich entsprechen – von den rein technischen Aspekten hier einmal abgesehen –, konnte anhand der drei Beispiele bekräftigt werden. Kleinwohnungen für junge Singles, die nur aus einem Raum bestehen, sind ähnlich wie auch 1-Zimmer-Wohnungen für alleinstehende alte Leute alles andere als optimal. Sie schreiben im ersten Fall den Single-Status fest, denn die Wohnung mit nur einem Zimmer behindert das Zusammenleben mit einem Partner/einer Partnerin; die Wohnung läßt sich nicht an die neue Konstellation anpassen. Im zweiten Fall wird durch die 1-Zimmer-Wohnung der für ein erfolgreiches Altern notwendige HFR übermäßig eingeschränkt.

Im frühen und mittleren Erwachsenenalter sind vielfältige Entwicklungsaufgaben zu lösen, die nicht nur die eigene Persönlichkeitsentwicklung betreffen, sondern auch Relevanz für die Familienentwicklung und Sozialisation der nachwachsenden Generation haben, so daß man das Thema zum Teil auch unter der Überschrift „familiengerechtes Wohnen“ abhandeln kann (vgl. Wissenschaftlicher Beirat, 1975; Flade et al., 1996). Ein wichtiger Aspekt ist in jedem Fall das Vorhandensein von HFR etwa in Gestalt flexibel nutzbarer Wohnungen, das heißt Wohnungen mit nutzungsoffenen und teilbar angelegten Wohnräumen. Die Teilbarkeit größerer Räume zur Herstellung eines weiteren Individualraums stellt eine Möglichkeit dar, flächen- und damit auch kostensparend HFR zu schaffen. Nutzungsoffene Wohnräume bieten HFR, indem die Bewohner und Bewohnerinnen selbst darüber entscheiden können, wie sie die einzelnen Zimmer bewohnen wollen, und nicht vorab schon der Architekt/die Architektin oder das Wohnungsunternehmen die Entscheidung trifft.

Von besonderer Bedeutung ist ein nutzbares Wohnumfeld, das den HFR über die eigene Wohnung hinaus erweitert. Bei eingeschränkter Gebrauchsfähigkeit des Außenraums wird das Familienleben erschwert; Kinder können keine eigenständigen Schritte machen, um ihren Lebensraum sukzessive zu erweitern (Flade, 1993).

Wohnen gilt als wesentliche Rahmenbedingung für die Sozialisationsleistungen der Familie (u.a. Wissenschaftlicher Beirat, 1975; BMFuS, 1994). Dies ist neben der persönlichen Bedeutung von Wohnen im Zusammenhang mit der Lösung diverser Entwicklungsaufgaben ein Grund für die Bedeutsamkeit von Wohnen im frühen und mittleren Erwachsenenalter.

Dorothee Quinten

Alte Menschen in ihrer Wohnung: Sichtweise der Designwissenschaft

1. Einführung: Design braucht Wandel

„Es ist gar nicht so einfach, irgendwo zwischen Brötchen-Design und Forschungs-Design, zwischen Hair-Design und Designer-Drogen die gesellschaftliche Bedeutung von Design zu verdeutlichen ..." Wozu Design? Kommentar von Prof. Dr. Michael Erlhoff, 1995 (Spiegel-Spezial, 1995).

Design zum Lutschen – mit den Gummibärchen „Millis" von Andrea Anastasio der neueste Schrei aus Italien. Food-Design, Nail-Design, Hair-Design – aber Vorsicht, nicht überall, wo Design draufsteht, ist auch Design drin (diese Äußerung bezieht sich auf die Haarpflegeserie Design von Wella). Vor allem seit den 80er Jahren hat sich eine Inflationierung des Begriffs entwickelt, die das Wort von seiner eigentlichen Bedeutung trennt. Jetzt ist es schon so weit, daß man die Erklärung des Designbegriffs auf Papierservietten (Firma Design House, Grafschaft Gelsdorf) nachlesen kann. Und wer kann noch als Abonnent einer Zeitschrift geworben werden, ohne einen Alessi-Wasserkessel oder die Zitronenpresse von Philipp Starck in Aussicht gestellt zu bekommen?

Die Leichtigkeit des schönen Scheins wird allmählich unerträglich, aber die Presse ist voll damit – und selbst wer vom Spiegel-Spezial (Ausgabe 6/1995) erhoffte, auch ein paar kritische Kommentare oder gar nennenswerte Ansätze zu finden, die gesellschaftlich bedeutungsvolle Designprozesse zeigen – der ist enttäuscht worden. Bei fast 200 Seiten Design- und Kultnachrichten nur eine Seite kritisches Hinterfragen: „Wozu Design?", ein Beitrag von Prof. Dr. Michael Erlhoff, der mit den sinnfälligen Gedanken endet: „... verbirgt sich gar im gegenwärtigen und sich offensichtlich in naher Zukunft ausweitenden Enthusiasmus für das Design eine Ahnung ... davon, daß Design nicht eine Affäre ist, sondern eine aufreizende und wahrhaftige Morgenröte? Die allerdings scheint erst richtig auf, wenn auch Designerinnen und Designer endlich das Design begreifen".

An solchen Punkten eröffnet sich die Frage für Designer/innen: Trennen wir uns gänzlich von dem Begriff oder füllen wir ihn endlich wieder auf mit Inhalten? Das Design wird in Zukunft wieder viel stärker auf inhaltliche Fragestellungen eingehen müssen. Denn Design kann mehr als das Bild von Design vermittelt, das für die Öffentlichkeit gezeichnet wird. Dank der kommunikativen Kraft des Designs eröffnet sich die Möglichkeit zu einem ethisch-verantwortungsvollen Denken: Sozialrelevante und lebensnahe Projekte sind Inhalte, die das Manifest der Oberfläche im Design ablösen können. Diesen Weg zu beschreiten wird nicht einfach sein, solange die öffentlichkeitswirksamen Stimmen keinen Halt davor machen, das Design für alles mögliche verantwortlich zu machen, zum Beispiel wenn genveränderte Lebensmittel den Markt überschwemmen. Das liest sich dann auf der Titelseite der Spiegelausgabe Heft 15/1997 wie folgt: Designer-Food, Gen-Produkte erobern den Markt.

Die Zukunft des Designs wird in der Auseinandersetzung mit gesellschaftlich relevanten Themen – wie beispielsweise dem Thema Alter und Design – zu finden sein. Bei Bemühungen um eine Integration des Menschen in allen Lebensphasen werden entsprechende Umweltangebote gefordert sein. Dazu kann das Design entsprechende Konzepte und Entwürfe liefern. Das bedeutet es ist Zeit für einen Aufbruch im Design und für die Mit-Gestaltung an einer menschlicheren Gesellschaft, welche die Qualität allen Lebens erkennt, respektiert und ihre optimale Entfaltung fördert. Es geht um Konzepte und Entwürfe, die den Wert des Menschen – unabhängig von seinem Alter und seinen Möglichkeiten – widerspiegeln. Auf den Punkt gebracht heißt dies, es geht nicht länger um Lebensstandard, sondern um Lebensqualität.

2. Alter und Design – Themenfindung

Aus der eigenen Beschäftigung mit dem Bereich Alter und Design seit über zehn Jahren, läßt sich die Erkenntnis ableiten, daß eine Notwendigkeit besteht sich neben dem Design mit den Herausforderungen dieses Gebiets zu beschäftigen.

Meines Erachtens ist das Thema Alter und Design deshalb so reizvoll, weil Altern doch jeden Augenblick geschieht und einen Prozeß signalisiert, wie auch Design stets ein Prozeß ist. Zudem können mit diesem Thema alle Menschen erreicht werden. Nicht altersspezifisches Design heißt das Thema der Zukunft, sondern spezifisch menschliches Design entsprechend der Betrachtungsweise: Was das Kind noch nicht kann – Was der Gesunde kann – Was der alte Mensch nicht mehr kann.

Beschäftigt man sich als Designer/in neu auf diesem Gebiet, so wird man oftmals gefragt, ob das nicht ein deprimierendes Thema sei, für ältere Menschen zu gestalten. Dabei ist gerade an diesem Thema meine Freude am Design gewachsen, weil hier noch so viel zu tun ist, nämlich Basisarbeit anstelle von Oberflächenkosmetik. Schließlich ist nicht das Alter das Deprimierende, sondern die nicht altersgerechte Gestaltung unserer Umwelt. Und, selbst wenn man an die unerfreulichen Seiten des Alterns denkt, wer kann sich vorstellen, aus einer Plastikschnabeltasse Campari-Orange zu trinken? Dabei kann es nicht ausbleiben, daß ich mir als Designerin die Sinnfrage stelle. Wozu Design, wenn nicht alle Menschen, auch im Alter und auch bei Schwäche berücksichtigt werden? Aber die Fragestellung allein und die Bestandsaufnahme, daß einige Bereiche von Gestaltung unberührt bleiben, darf einem nicht genügen. Daher werden von mir Arbeiten vorgelegt, die Ansätze zur Veränderung liefern und Wege eines neuen Designs aufzeigen. Zur Veranschaulichung sei auf ein exemplarisches Beispiel verwiesen, nämlich das eines Hausnotrufsystems, das in Zusammenarbeit mit technoMedical GmbH, Castrop-Rauxel entwickelt wurde:

Foto 1: Hausnotrufsystem transfer

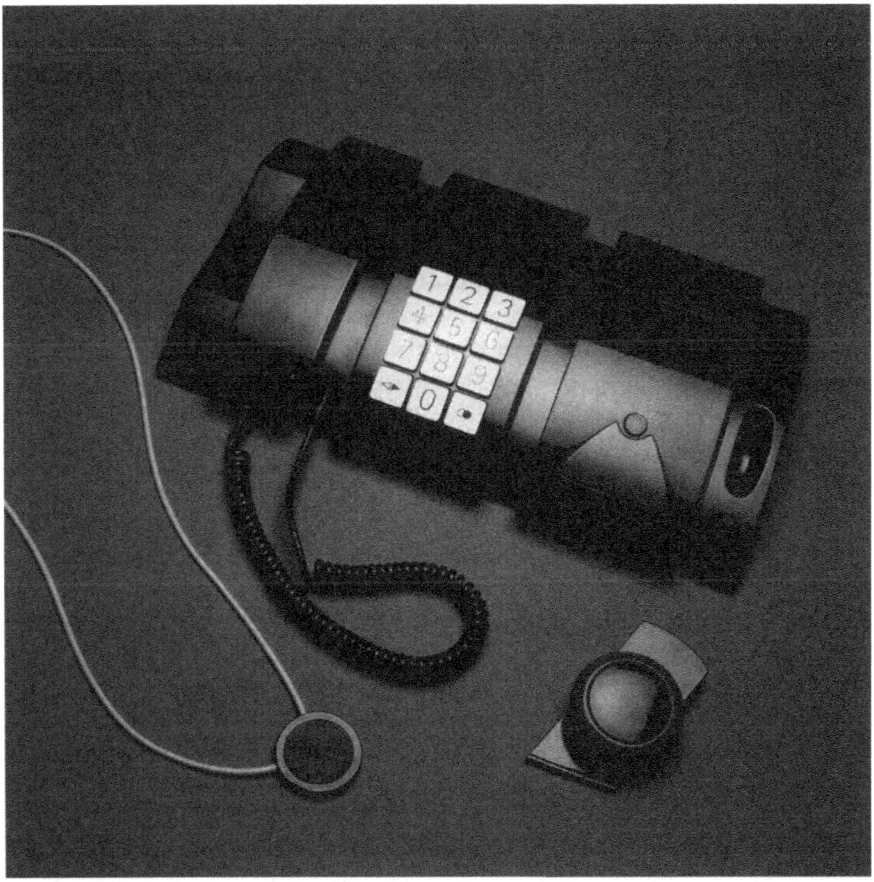

Design: Dipl.-Des. Dorothee Quinten
Kooperation: technoMedical GmbH, Castrop-Rauxel

2.1 Hausnotruf-System-„transfer“

Mit Hilfe eines Hausnotruf-Systems können ältere und/oder behinderte Menschen lange in ihrer vertrauten Umgebung bleiben, aber in Notsituationen Hilfe anfordern. Die zur Zeit auf dem Markt befindlichen Hausnotruf-Systeme funktionieren aber nur im Sinne des gebrauchstechnischen Funktionsbegriffes. Deshalb standen bei der Entwicklung dieses Apparates auch soziologische und humane Vorstellungen als Gestaltungsziele im Vordergrund. Am Ende der theoretischen wie praktischen Auseinandersetzung mit altersgerechtem Design wurde das Hausnotrufsystem transfer entwickelt, welches über den rein praktischen Nutzen weit hinausgeht, ästhetischsinnlichen Kriterien standhält und durch seine Modulbauweise vom Familientelefon zum Hausnotrufsystem erweitert werden kann.

Es gibt gute Gründe, das vielversprechende Thema Alter und Design aufzugreifen und Design und Alter in einem fruchtbaren Dialog reifen zu lassen. Denn das Thema ist nicht „nur" als soziale Herausforderung, sondern auch als wirtschaftliche Chance zu sehen. Design für ältere Menschen, generationsübergreifend behandelt, das ist die Zukunft von Design, Werbung und Architektur, beachten wir allein die demographische Entwicklung, daß bereits im Jahre 2030 etwa jeder dritte Bundesbürger im Seniorenalter stehen wird.

Längst überholt ist die alleinige Ausrichtung, gerade von Werbung und Design, nach dem jungen, kraftvollen und anpassungsfähigen Menschen.

Dazu Prof. Dr. med. Ingo Füsgen, Chefarzt der Kliniken St. Antonius, Velbert mit dem ich als Berater im Bereich Geriatrie von 1993-1996 mehrere Produktentwicklungen durchgeführt habe: „Ein Umdenken ist in unserer jugendlichkeitsorientierten Gesellschaft, die die Bedürfnisse der alten Menschen nicht berücksichtigt, unbedingt notwendig. Und sei es nur aus dem einfachen Grund, daß erkannt wird, daß in dem alten Markt in Zukunft sehr stark geworben werden muß und die Industrie viel Geld verdienen kann" (Quinten, 1997). An dieser Schnittstelle Mensch und Ökonomie kommt dem Design eine wichtige Rolle zu, die nicht neu – aber aktuell zu diskutieren ist in einer Zeit, da das Altern unserer Gesellschaft das Thema aktuell aufwirft. Im Miteinander mit der Industrie sind mit fundierten Konzepten Wege zu finden, sozialverträgliches Design mit ökonomischen Prinzipien zu vereinbaren. Vom Design können Impulse ausgehen, lukrative Märkte zu erschließen auf der Basis sozialer Verbindlichkeiten. Der Wandel unserer Kultur fordert Veränderungen unserer Produktkultur und das wird alle Produktbereiche betreffen. Die Bemühungen des Designs werden mithelfen, positivere Bedingungen für das Leben im Alter zu schaffen.

Mein besonderes Interesse liegt darin, ein von Stereotypien freies Denken zu fördern. Und das beginnt im Bewußtsein. Deshalb ist die Grundlage zukunftsrelevanter Konzepte für Alt und Jung in der Zusammenführung von den *Bilderschaffenden (Kommunikationsdesign)* und den *Bilderproduzierenden (Architektur, Produktdesign, Innenarchitektur etc.)* zu sehen. Im Zusammenspiel der Kräfte geht es beispielsweise darum, positive Bilder vom Leben im Alter zu schaffen, den Spuren des Lebens nachzugehen, Verwundbarkeit nicht länger zu leugnen und dem Alter mit selbstverständlichem Umgang zu begegnen in Wort, Bild und gestalteter Umwelt.

An diesem Punkt kommt dem Design beziehungsweise der Gestaltung von erfahrbarer Umwelt eine bedeutende Rolle zu, wenn die kommunikative Kraft des Designs genutzt wird, den notwendigen Wertewandel mitzuvollziehen: *Für die Gestaltung einer Zukunft, in der Leben seinen Wert behält.*

Im folgenden werden exemplarisch einige weitere Produktentwicklungen genannt, die in interdisziplinärer Zusammenarbeit entstanden sind.

2.2 Patientenhandgerät für den Schwesternruf

Von der Analyse zum Ergebnis: Der Trend der Industrie und damit verbunden auch der Einsatz in medizinischen Kliniken und Pflegeheimen geht dahin, den Universaltaster als multikomplexes Patientenhandgerät anzubieten. Wenn multikomplexe Geräte verstärkt angeboten werden, dann müssen Konzepte entwickelt werden, die für den älteren Menschen im Notfall die Eindeutigkeit der Benutzeroberfläche gewährleisten. Auf eben diesen Überlegungen baut sich mein Entwurf für ein neuartiges Patientenhandgerät unter besonderer Berücksichtigung der Fähigkeiten und Möglichkeiten älterer und beispielsweise dementer Menschen auf.

Das Ergebnis: Das neuartige Patientenhandgerät ist ein multikomplexes Gerät, das seiner Zeit Rechnung trägt, aber es läßt sich auf ein niederkomplexes Gerät reduzieren durch das Verschließen eines Rollos. Dadurch integrieren sich in einem Gerät zwei Gerätetypen entsprechend der Rolloposition. ***Bei geöffnetem Rollo: Multikomplexes Patientenhandgerät*** für Alt und Jung mit Schwesternruftaste, Beleuchtungsfeedback, Lichttaste, TV- und Funkeinstellung, Senderwahl, Lautstärkerege-

Foto 2: Patientenhandgerät für den Schwesternruf – das neue Design unter Berücksichtigung der Bedürfnisse älterer Menschen

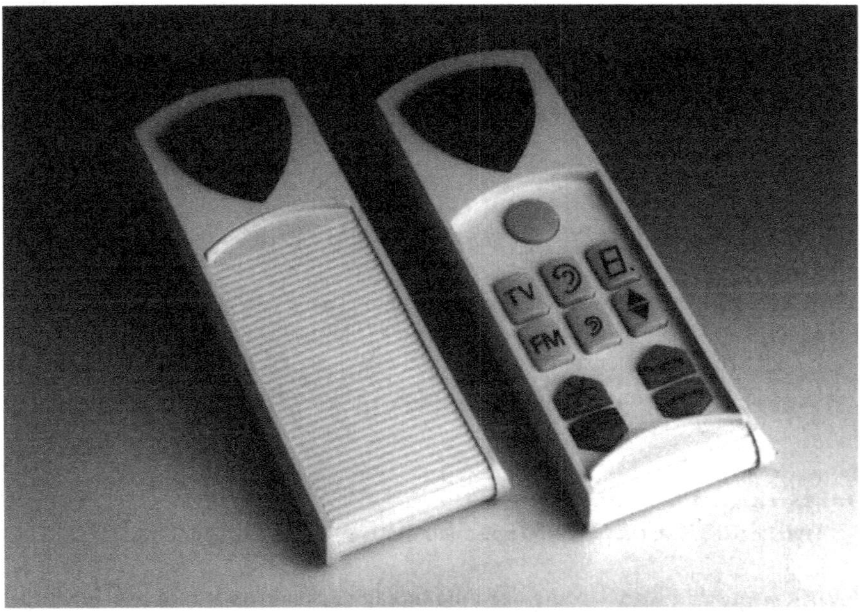

Konzeption & Entwurf: Dipl.-Des. Dorothee Quinten; Medizinische Beratung für die Bedürfnisse älterer Menschen: Prof. Dr. med. Ingo Füsgen, Chefarzt der 3. Med. Klinik der Kliniken St. Antonius, Velbert; Konstruktionstechnik: Dipl.-Ing. Volker Wengenroth, Ingenieurbüro Wengenroth, Wuppertal

Foto 2a: Das Patientenhandgerät, das neu zu gestalten war

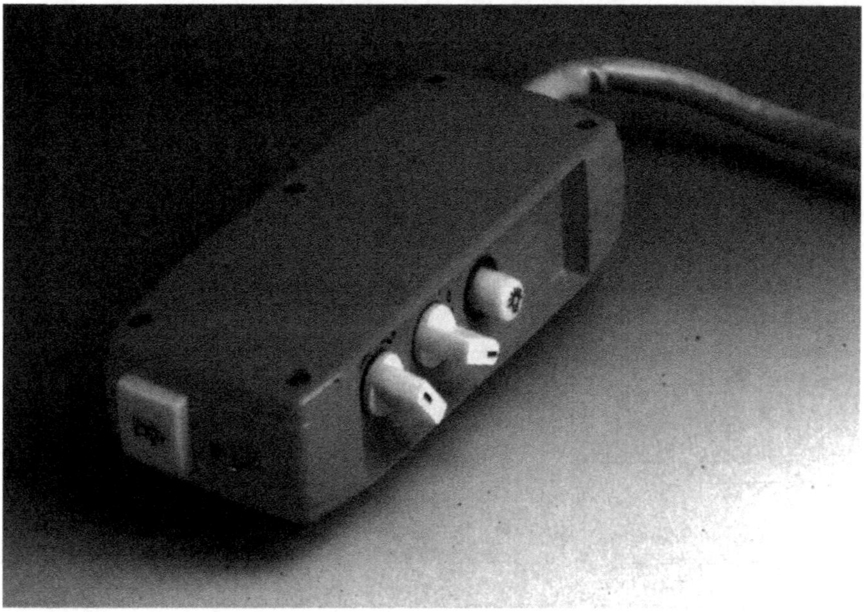

lung, Jalousie- und Bettverstellung. *Bei geschlossenem Rollo: Niederkomplexes Patientenhandgerät* vergleichbar mit dem klassischen Birn-Taster. Diese Position hilft denjenigen älteren Menschen, die Benutzerführung im Notfall eindeutig durchzuführen, wenn sie nicht mehr dazu in der Lage sind, komplexe Funktionen zu durchschauen.

2.3 Handläufe/Griffe, Lehnen und Stützen

Die wichtigsten Gestaltungskriterien: Vermeidung von engflächigem Greifen (vgl. Rundprofile, die wenig geeignet sind für ältere Menschen – bei Spasmen umklammert die Hand zu fest), entsprechend vergrößerte Auflageflächen für die Hände, Vermeidung von Druckschmerzen (Handinnendruck) durch konkave Ausgestaltung.

3. Das eigene Unternehmen Atelier für Gestaltung – Design für Ältere

Verfolgt man die Entwicklung der Produkte konsequent, so war es nur naheliegend einen weiteren Schritt zu gehen und ein Unternehmenskonzept Design für Ältere zu konzipieren, das auf vier Säulen steht:

Foto 3: „Lehnen, Stützen Griffe"

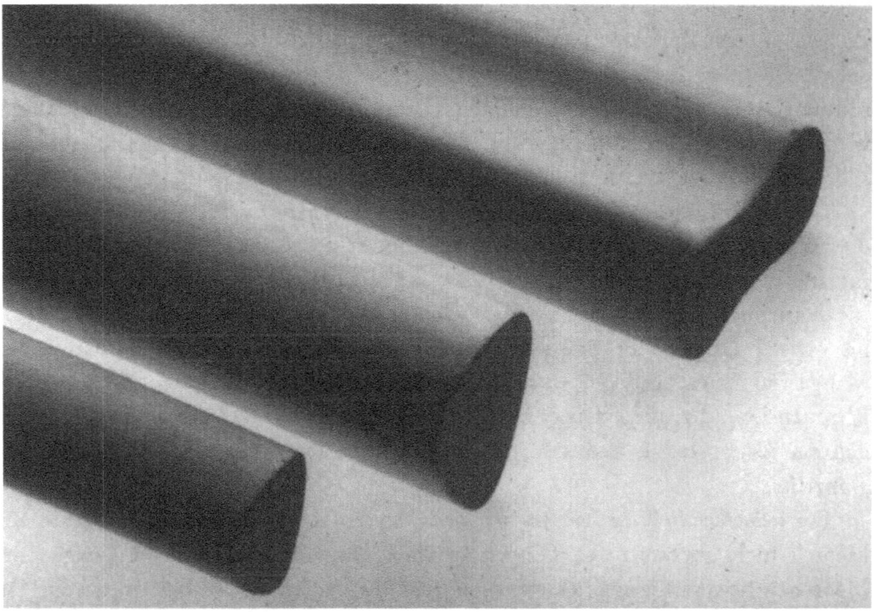

Konzeption & Entwurf: Dipl.-Des. Dorothee Quinten; Medizinische Beratung für die Bedürfnisse älterer Menschen: Prof. Dr. med. Ingo Füsgen, Chefarzt der 3. Med. Klinik der Kliniken St. Antonius, Velbert; Konstruktionstechnik: Dipl.-Ing. Volker Wengenroth, Ingenieurbüro Wengenroth, Wuppertal

1. Säule: Produktentwicklungen (Konzeption und Entwurf altersgerechter Produkte)
2. Säule: Werbestrategien (Werbung und Marketing für die Ansprache der älteren Zielgruppe)
3. Säule: Innenarchitektur (Altenheime, Seniorenresidenzen: Gestaltung unter besonderer Berücksichtigung der Bedürfnisse und Wünsche der älteren Nutzer)
4. Säule: Beratung

Am Beispiel Bisterfeld + Weiss (dt. Möbelhersteller aus Süddeutschland) wird exemplarisch dargestellt, wie eine erfolgreiche Zusammenarbeit von Design (Quinten), Forschung (Kooperation mit dem Deutschen Zentrum für Alternsforschung, DZFA Heidelberg) und Unternehmen (B + W, Owen-Teck) in den beiden Bereichen Produktdesign und Werbestrategien aussehen kann:

3.1 Ein Forschungsprojekt zum Thema Wohnen in Pflegeheimen: Möbel für den Lieblingsplatz

Ziel der interdisziplinären Zusammenarbeit war es, sich der Erforschung menschlicher Bedürfnisse in Alten- und Pflegeheimen aus Sicht des Designs, aber vor gerontologischem Hintergrund zu widmen. Die Ausgangsfrage lautete: Welches Produkt wird in einer Pflegeeinrichtung aus Sicht der Bewohner wirklich gewünscht und gebraucht, das der Optimierung einer Person-Umwelt-Passung dient?

Gehbeeinträchtigte Menschen brauchen ihre alltäglichen Dinge greifbar nah: Auf der Basis einer empirischen Vorgehensweise im Senioren- und Pflegeheim sowie im privaten Wohnraum wurde ermittelt, daß für ältere Menschen unterschiedliche Dinge für den täglichen Gebrauch besonders wichtig sind: von persönlichen Gegenständen bis hin zu Dingen, die praktische Funktionen erfüllen. Im Ergebnis wurde der Mangel an einem Möbel deutlich, das sich stets in der Nähe der betreffenden Personen befindet, diese Dinge bereithält und dabei der Tatsache Rechnung trägt, daß der Aktionsradius älterer Menschen oft durch Bewegungseinschränkungen begrenzt ist.

Der selbstverständliche Umgang mit den Dingen: Gemäß dem Leitsatz: „Wenn der Mensch nicht mehr zu den Dingen kommen kann, müssen sich die Dinge zum Menschen bewegen lassen“ entstand die Idee für ein Möbel auf Rollen, das die für den täglichen Gebrauch wichtigen Dinge in nächster Nähe bereithält und leicht

Foto 4: Ist-Situation im Heim: Ausgedienter Servierwagen als Notlösung

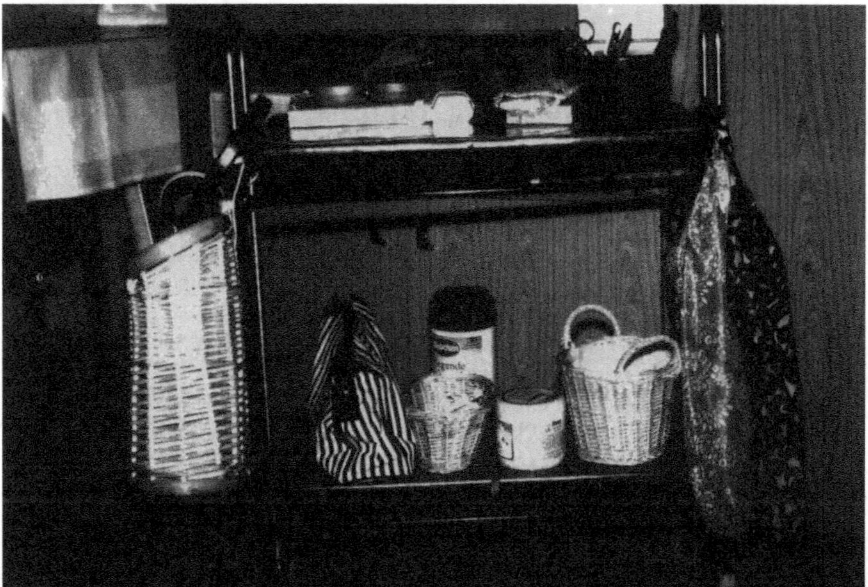

erreichbar ist. Damit kann insbesondere für gehbeeinträchtigte Menschen der selbstverständliche Umgang mit ihren Dingen gewährleistet bleiben.

Der Kranken- beziehungsweise Pflegenachttisch wird von gehbeeinträchtigten älteren Menschen häufig aus Stigmatisierungsgründen (krank) abgelehnt. Wegen mangelnden Angebots eines Wohnmöbels dient hier – als Notlösung – ein ausgedienter Servierwagen mit angehängten Körben und Stoffsäckchen für Lese- und Fernbrille, Buch, Notizblock unter anderem.

Ein modulares Möbel leistet Hilfestellung: Auf der Grundlage dieser Ergebnisse entwickelte ich den Prototyp eines „Möbels für den Lieblingsplatz": Ein modular aufgebautes Produkt, das so variabel gestaltet ist, daß es die unterschiedlichen Benutzergewohnheiten berücksichtigen kann. Die zweckmäßige Handhabbarkeit ist sowohl aus gestalterischer als auch gerontologischer Sicht gegeben: durch rollstuhlnutzergerechte Greif- und Höhenmaße, durch selbst bei Einschränkungen der Handbeweglichkeit gut zu öffnende Schubladen und durch die Möglichkeit, das Möbel an einem Griff durch den Raum zu bewegen sowie die Einsehbarkeit des oberen Moduls mittels einer transparenten Ablagefläche. Zur Markteinführung soll ein abschließbares Fach integriert werden.

Das Projekt wird vom Deutschen Zentrum für Alternsforschung weiterhin wissenschaftlich begleitet mit dem Ziel, das Möbel im Gebrauch zu evaluieren. Bisterfeld

Foto 5a: Das Möbel für den Lieblingsplatz als mobiles Einzelmöbel mit einsehbarer Ablagefläche für den privaten Raum

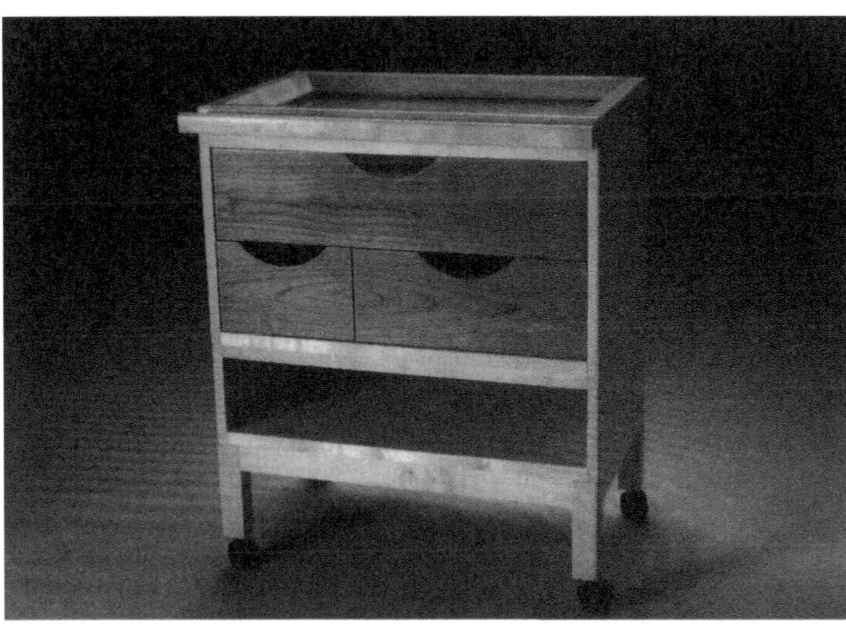

Foto 5b: Das Möbel für den Lieblingsplatz als mobiles Systemmöbel für gemeinschaftliche Räume: Zur individuellen Nutzung gehbeeinträchtigter älterer Menschen, zum Beispiel in den Räumen der Beschäftigungstherapie

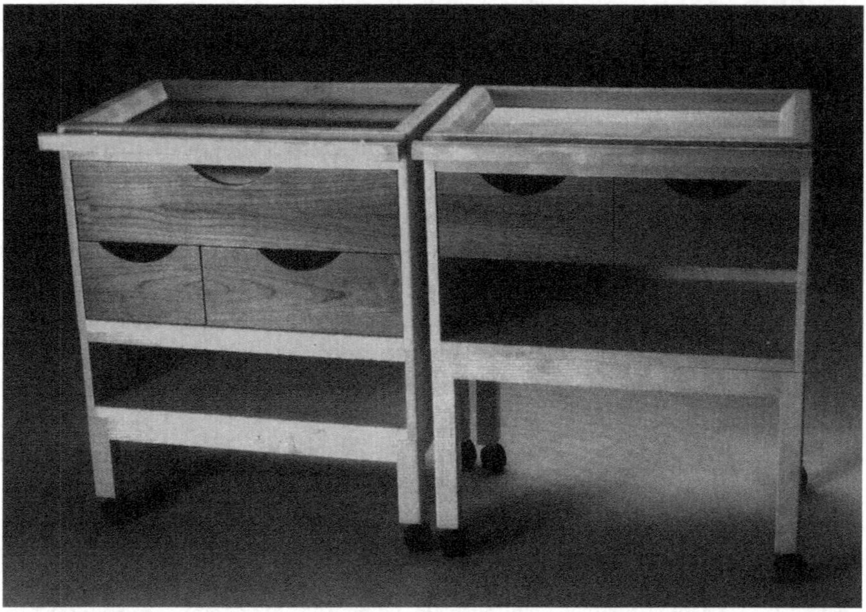

und Weiss nehmen das Möbel in den Rahmen des bestehenden Produktfoglios auf. Die Markteinführung ist 1999 geplant.

3.2 Kommunikation: Werbestrategie „Wohnen mit allen Sinnen" für das Unternehmen B + W

Ergänzend zu der Produktentwicklung habe ich für den Objektmöbelhersteller B + W die Kampagne „Wohnen mit allen Sinnen" entwickelt. Diese setzt ein positives Signal für den selbstverständlichen Umgang mit dem Älterwerden – in der Produktentwicklung und in der Werbung. Sie rückt die Bedeutung der Sinne in jedem Lebensabschnitt in den Blickpunkt, anstatt Begriffe wie Alter oder Senioren zu fokussieren.

Markus Hütt

Überlegungen aus Sicht eines großen Sanitärausstatters

Der Forderung der Designwissenschaft, „mit fundierten Konzepten Wege zu finden, sozialverträgliches Design mit ökonomischen Prinzipien zu verbinden", stellt sich HEWI, Hersteller von Sanitärausstattungen und Baubeschlägen, bereits seit vielen Jahren. Dabei geht es uns nicht nur darum, Produkte für barrierefreie Wohnungen herzustellen, sondern vielmehr Lebensräume für Menschen zu gestalten, die durch Unfall, Krankheit oder Alter in ihren Bewegungsmöglichkeiten eingeschränkt sind. Technische Barrieren, ungünstige Wohnungszuschnitte und fehlende Hilfsmittel treffen vor allem körperlich Beeinträchtigte, Familien mit kleinen Kindern und ältere Menschen. Ziel ist es, den unterschiedlichen Lebenslagen Rechnung zu tragen und gerade den Älteren Hilfe und Unterstützung für ein selbstbestimmtes Leben in einer ansprechenden Wohnung zu geben. Ein barrierefreies Wohnumfeld ermöglicht das Verbleiben in der vertrauten Umgebung, fördert das Selbstwertgefühl der alten Menschen und erspart teure Heimunterkünfte. Schließlich ist gerade dies auch ein wichtiges Stück Lebensqualität. Der Integrationsgedanke, den wir vertreten, reicht von der Umsetzung einer barrierefreien Architektur bis zu geeigneten Wohnungsausstattungen, die in Form- und Farbgebung auch hohen ästhetischen Ansprüchen gerecht werden.

Im Geschäftsbereich Barrierefreies Wohnen arbeiten wir sehr eng mit der GGT – Gesellschaft für Gerontotechnik in Iserlohn zusammen, die die Produkte auf Seniorengerechtigkeit prüft und bei Eignung entsprechende Prüfsiegel vergibt. Darüber hinaus bestehen Kooperationen mit Forschungseinrichtungen wie dem Fraunhofer Institut in Stuttgart oder dem Forschungsinstitut Technologie Behindertenhilfe in Wetter-Volmarstein, mit dem international agierenden „Design for Aging Network", mit Verbänden und Interessengruppen im Bereich der Altenhilfe, mit Architekten, Alten- und Pflegeheimen, Wohnraumberatungsstellen sowie mit Verarbeitern, die die Produkte letztlich „an die Wand bringen".

Um den interdisziplinären Dialog zwischen alten Menschen, Architekten, Planern, Produktentwicklern, Entscheidern sowie Experten aus den Bereichen Soziologie, Gerontologie und Designtheorie voranzubringen und ganzheitliche Lösungsansätze für ein barrierefreies Wohn- und Lebensumfeld zu schaffen, in dem sich alle Menschen wohl fühlen, veranstalten wir in zweijährigem Turnus internationale Kongresse zum Thema „Leben ohne Barrieren". Darüber hinaus geben wir Schriften mit Empfehlungen zur Planung, Ausstattung und Nachrüstung barrierefreier Wohnungen heraus und engagieren uns in der Öffentlichkeitsarbeit, um Fachwelt und Bevölkerung dafür zu sensibilisieren, daß Bauen für alte Menschen letztlich auch Bauen für alle Menschen bedeutet. Jeder Mensch, so unsere Philosophie, soll alle Bereiche seines Lebensraumes bis ins hohe Alter unabhängig und weitgehend ohne fremde Hilfe selbständig nutzen können.

1. Produktentwicklung – die Suche nach dem „Stein der Weisen"?

Entwicklung und Herstellung von ansprechenden Barrierefrei-Produkten, die ihre Nutzer nicht durch eine krankenhausähnliche Gestaltung stigmatisieren wollen, sind mehr als nur eine Frage des technischen Know-hows. Wer hier tätig sein will, muß erst einmal wissen, welche Wünsche und Bedürfnisse diejenigen haben, die diese Produkte einplanen, installieren und anwenden. Dazu sind intensive Kontakte zu Architekten und Verarbeitern erforderlich. Ferner muß man in die Lebensräume der Nutzer gehen, um die wirklichen Bedürfnisse der alten Menschen kennenzulernen.

Wenn der Hersteller allerdings versucht, es allen Nutzern barrierefreier Produkte – alten Menschen, Rollstuhlfahrern, Gehbehinderten, Leuten mit Sehschwächen, also Menschen mit jeglicher Form eingeschränkter Mobilität – recht zu machen, gerät er schnell in eine Situation, die der Suche nach dem „Stein der Weisen" gleichkommt. Hier sind nämlich Lösungen gefragt, die 100 Prozent der Zielgruppe gerecht werden, um die zehn Prozent, die sie wirklich brauchen, nicht auszugrenzen. Solche Suche beinhaltet immer die Gefahr, ein Produkt zu schaffen, das 90 Prozent der Zielgruppe ablehnen. Es stellt sich also die Frage, inwieweit die Industrie auch einmal berechtigt ist, Verständnis für diese Situation von seiten der Zielgruppen einfordern zu dürfen. Produkte, die nicht rollstuhlgerecht sind, wird es immer geben. Wichtig ist vielmehr, daß schnell und flexibel auf sich ändernde Bedürfnisse des Nutzers reagiert werden kann. Außerdem sollten Barrierefrei-Produkte so gestaltet werden, daß die Familienangehörigen, die sie nicht brauchen, sich nicht an ihnen stören beziehungsweise sie idealerweise sogar mitnutzen.

Den Stützgriff im Bad zum Beispiel, der das Aufstehen und Hinsetzen beim WC erleichtert, haben wir mit einem Papierrollenhalter ausgestattet, der über eine Abrollbremse für das Papier und damit über eine Funktion verfügt, die auch Familienmitgliedern ohne Mobilitätseinschränkung zugute kommt. Im Waschtischbereich dient der Stützgriff gleichzeitig als Handtuchhalter. Der Kippspiegel ist nicht nur für Rollstuhlfahrer gut einsehbar, sondern eignet sich im Familienbad ebenso dazu, den Bedürfnissen von Kindern wie Erwachsenen gleichermaßen gerecht zu werden. Sollte eine Rückenstütze am WC benötigt werden, läßt sich diese einfach zwischen die Stützgriffe montieren. Für Personen, die nicht selbständig die Toilette nutzen können, kann eine großflächig abgepolsterte Kippsicherung, die problemlos wieder abgenommen werden kann, an das bestehende Stützgriffsystem adaptiert werden. Sie verhindert ein Kippen des Sitzenden nach vorne und entlastet den Pflegenden.

Auch die praktischen Aspekte des Alltags kommen nicht zu kurz: So läßt sich beispielsweise der wandhängende Abfall- und Hygienebehälter besonders komfortabel durch leichtes Gegendrücken mit dem Knie öffnen. Für Duschen, die von Personen mit unterschiedlichen Anforderungen wie Kindern, Erwachsenen und Menschen mit eingeschränkter Beweglichkeit genutzt werden, wurde eine spezielle Brausehalterung konzipiert: Der Betätigungshebel läßt sich mit der linken und rechten Hand gleichermaßen gut bedienen und die Höhenverstellung mit geringem Kraftaufwand durch Drücken oder Ziehen verändern. Beim Loslassen wird die Halterung durch eine selbsttätige Klemmung fixiert. Ein einhängbarer Duschsitz dient all denen, die unsicher auf nassem Terrain sind: Er kann bei Bedarf ausgehängt werden, hat sich aber auch im Familienbad als hilfreich – zum Beispiel beim Abduschen der Kinder – erwiesen.

2. Individualität contra Standard – was sagt der Absatzmittler dazu?

Mit diesen Produkten haben wir Lösungen geschaffen, die zum einen schnell und flexibel an die Bedürfnisse der Nutzer angepaßt werden können und die zum anderen integrativen Charakter haben, weil sie nicht nur für den, der eine Hilfe benötigt, von Vorteil sind. Mit ihnen läßt sich das Familienbad Schritt für Schritt so umwandeln, daß alle Eventualitäten einer Mobilitätseinschränkung berücksichtigt werden. Dabei können auch optisch ansprechende Ausführungen gewählt werden, die selbst der strengen DIN-Norm 18024, Teil 2, für Barrierefreies Bauen und Wohnen im öffentlich-gewerblichen Bereich genügen.

Der weitaus überwiegende Teil der alten Menschen lebt in Wohnungen, die sie vor langer Zeit bezogen und die ihren heutigen Bedürfnissen nicht mehr entsprechen. Dennoch wollen alle so lange wie möglich selbständig in der vertrauten Umgebung verbleiben. Wenn man bedenkt, daß mehr als zehn Prozent aller 75- bis 85jährigen pflegebedürftig sind und Krankheiten wie Arthrose, Durchblutungsstörungen, Schlaganfall, Schwindelanfälle und Schüttellähmungen auch bereits jüngere in ihrer Bewegungsfähigkeit stark beeinträchtigen, so wird es Zeit, über neue Wohnformen für das Alter nachzudenken. Oft werden jedoch Wohnungsmängel nicht als Grund dafür erkannt, daß betagte oder pflegebedürftige Personen in ihrer Wohnung nicht mehr allein zurechtkommen. Technische Hilfsmittel können hier helfen und Gefahren bannen, die vor allem von so gefährlichen Räumen wie dem Bad ausgehen. Hier erhöht das Medium Wasser die Rutschgefahr, zumal persönliche Hilfsmittel wie Prothesen oder Gehhilfen in der Regel zur Körperpflege abgelegt werden. Die dadurch reduzierte sichere Bewegungsfähigkeit kann nur durch eine entsprechende Ausstattung des Raumes mit Barrierefrei-Produkten ausgeglichen werden.

Zwar wird für die Betroffenen immer wieder Individualität gefordert, jedoch werden die Hersteller von den Absatzmittlern zu bestimmten Standards gedrängt. Hat sich beispielsweise ein bestimmter Stützgriff oder ein unterfahrbarer Waschtisch bei Kunde Müller bewährt, bekommt auch Kunde Meier dieses Produkt ebenso wie das Pflegeheim im Ort. Hier argumentieren Personen, die oft nicht die Bedürfnisse der Nutzer kennen – frei nach dem Motto: „Das hat sich bewährt, mit diesem Produkt kennen wir uns aus, und auch der Installateur weiß bestens Bescheid“. So angenehm der „Schubladenverkauf" für den Hersteller auch ist, so schlecht ist diese Praxis mittel- und langfristig. Sie birgt die Gefahr, daß an den tatsächlichen Bedürfnissen des einzelnen Betroffenen vorbeigeplant wird. Und dies droht die Philosophie „Individualität im Alter" statt „stigmatisierende Einheitlichkeit ab 60plus" schon im Ansatz zu ersticken.

3. Segmentierung des Marktes – eine Möglichkeit für Designvielfalt

Eine Lösung für mehr Individualität ist, deutliche Unterscheidungen zwischen Produkten für den öffentlich-gewerblichen und den privaten Markt vorzunehmen. Der öffentliche Bereich erfordert gewisse Standards, die Produkte müssen für ein breites Spektrum von Zielgruppen nutzbar sein. Zum einen gibt es hier die DIN-Norm, die strenge Richtlinien für die Produktgestaltung vorgibt, zum anderen sollte bei diesen Produkten die Funktion eindeutig aus dem Design deutlich werden. Wechselnde Nutzer müssen auf Anhieb die Funktion des Hilfsmittels erkennen können. Hier hilft der Standard all denen, die in fremder Umgebung Hilfe benötigen, und diese Hilfe ist selbsterklärend. Für den Hersteller gilt es, diesen Standard, der gleichzeitig Grundlage aller Weiterentwicklungen ist, möglichst ästhetisch zu gestalten. Fatal wäre es dabei sicherlich, das Etablierte als unausweichlich beste Ausgangsbedingung für jegliche Weiterentwicklung zu betrachten. Das heißt, von Zeit zu Zeit müssen die Hersteller sich selbst einer kritischen Prüfung unterziehen und gegebenenfalls die Weichen neu stellen.

Anders verhält es sich im Privatbereich: Der private Einrichter weiß ja, was er mit dem Produkt will. Das Design muß nicht mehr so stark auf die Erklärung der Funktion ausgerichtet sein – und deshalb können diese Produkte auch um ein Vielfaches individueller gestaltet werden als für den öffentlich-gewerblichen Markt. Die Durchdringung des privaten Marktes kann aber auch gleichzeitig Chance sein, Designmaßstäbe auf den öffentlichen Bereich zu übertragen. Umgekehrt ist es allerdings schwierig, denn der private Nutzer will keine öffentliche Atmosphäre in seinem Wohnumfeld.

4. Der private Markt: Wie artikuliert die Zielgruppe ihre Bedürfnisse?

Hier stellt sich die Frage: Gibt es denn diese eindeutig dem privaten Bereich zuzuordnenden Produkte – und wenn nein, warum nicht?

Die Industrie würde gerne all diese Produkte zur Verfügung stellen. Aber: 35 verschiedene Stützgriffe wären derzeit im Markt nicht durchsetzbar. Und dies liegt auch daran, daß die Zielgruppe ihre Bedürfnisse noch nicht als Nachfrage artikuliert. Alte Menschen reden kaum über ihre Bedürfnisse, denn alt sein ist nun einmal etwas, was in unserer Gesellschaft keiner will. In der Regel versuchen alte Menschen, so lange wie möglich ohne Hilfe auszukommen.

Natürlich ist dies keine stagnierende Marktsituation – im Gegenteil: Es entwickelt sich eine verstärkte private Nachfrage aufgrund des gesteigerten Selbstbewußtseins der älteren Menschen. Verglichen mit der Marktsituation vor zehn Jahren gibt es heute beispielsweise im Sanitärbereich bereits ein fast inflationäres Angebot an barrierefreien Produkten mit steigender Tendenz.

5. Vision: Mehr Produktvielfalt durch Trennung der Märkte

Für die Zielgruppe der 20- bis 40jährigen – die der jungen Familiengründer – gibt es Hunderte von Badezimmerspiegeln, Accessoires, WC-Bürstengarnituren, Bade- und Fitneßduschen im Angebot. Natürlich werden auch im Seniorensegment die Produkte am erfolgreichsten sein, die eine möglichst große Bedürfnisvielfalt – beispielsweise die der 50- bis 80jährigen – abdecken. Oder anders mit Marken aus dem Automobilbereich ausgedrückt: Es wird „VW-Golfs" unter den Produkten geben, und es wird „Saabs" und „Volvos" geben. Vielleicht wird es auch noch „Twingos" geben. Dieses Auto beispielsweise hat den Spagat zwischen Jung und Alt geschafft. Ehemals als „Fun Car" für junge Leute konzipiert, entpuppt es sich heute mit seinen hohen Scheiben und einer guten Überblick gewährleistenden Sitzposition als Liebling der 60jährigen, die – das kommt noch hinzu – auch ganz gerne up to date sind. Wer ein Auto kauft, hat dabei die Wahl zwischen vielen verschiedenen Optionen der Ausstattung. Ein Auto besteht genauso wenig nur aus dem Motor wie ein seniorengerechtes Bad nur aus Ausstattungen von HEWI.

Wir werden dennoch alles daransetzen, zu den „Twingos" im Bad zu gehören. Deshalb auch haben wir 1997 den Initiativkreis Vitales Bad gegründet. Diese Kooperation fünf führender Hersteller aus dem Sanitär- und Bautechnikbereich und vieler Mitgliedsbetriebe aus Handwerk und Handel hat sich zum Ziel gesetzt, seniorengerechte barrierefreie Bäder mit vielen unterschiedlichen Optionen, Einrichtungsmöglichkeiten und Geschmackswelten bereitzustellen. Die Philosophie des Initiativkreises ist, das Bad im Ganzen prozeßhaft, schrittweise für den Nutzer einrichtbar zu gestalten. Einzellösungen sollen dabei auch später erweiterungsfähig sein. Heute ergänzen wir Hersteller uns mit dem derzeit Machbaren – von der Vorwandinstallation als bauliche Grundlage hinter der Wand über die Dusche bis hin zu wasserführenden Armaturen und Badausstattungen. Auf Sicht wird es eine gemeinsame Produktentwicklung geben, die mehr Kombinationsmöglichkeiten – technisch wie ästhetisch – eröffnet. Wir sind damit einen Schritt weiter in eine Richtung gegangen, die mehr Produktvielfalt und zielgruppengerechteren Service für den öffentlichen und den privaten Markt verspricht und eine Segmentierung innerhalb des Privatbereichs vorantreibt.

Sibylle Meyer und Eva Schulze

Alte Menschen in ihrer Wohnung: Sozialwissenschaftliche Sichtweise neuer Technologien

1. Sozialwissenschaftliche Theorieansätze zum Themenbereich „Technik und Alter"

In der Soziologie ist das Thema „Technik im Alter" immer noch randständig und wird von den einzelnen Subdisziplinen nur jeweils in Teilbereichen angesprochen. Zu nennen ist zum einen die Techniksoziologie, die Fragen der sozialen Technikfolgen, aber auch der Technikgenese und Technikakzeptanz behandelt und hierbei in einzelnen Projekten auch die Anwendergruppe „Senioren" berührt, und zum anderen die sozialwissenschaftliche Alternsforschung, die vorrangig makrosoziologische Fragen untersucht, wie zum Beispiel die Auswirkungen der demographischen Entwicklung auf die Gesellschaft, insbesondere der sozialen Sicherungssysteme, des Gesundheits- und Versorgungssystems oder der familiären Strukturen. Der Zusammenhang von gesellschaftlich-technischem Wandel und Wandel des Alterns wird bislang selten untersucht.

Eine besonders relevante Verbindung mikro- und makrosoziologischer Sichtweisen findet sich im Kontext soziologischer Forschung zum Themenbereich „Technik und Alltag". In diesem Forschungsbereich gehen manche Autoren von einem dialektischen Zusammenhang zwischen Technologie und Technikanwender aus, der in einzelnen Arbeiten auch in den Kontext des gesellschaftlichen Wandels insgesamt gestellt wird (Mollenkopf, 1998a). Es wird beispielsweise danach gefragt, inwieweit Ältere als spezifische Nutzergruppe technischer Geräte und Systeme anzusehen sind (Generations- und Kohortenansatz in der Technikakzeptanzforschung) und inwieweit sie spezifische Anforderungen an Technologien stellen (Sackmann & Weymann, 1994; Sackmann, 1996; Kruse, 1992). In anderen Forschergruppen wird danach gefragt, inwieweit neue Technologien die Selbständigkeit im Alter, die von den meisten Älteren explizit gewünscht wird, unterstützen können und welche gesellschaftlichen und sozialpolitischen Rahmenbedingungen hierfür förderlich wären (Meyer, Schulze & Müller, 1997; Mollenkopf, 1998b,c; Mollenkopf & Hampel, 1994).

Weiterführende Forschungen in diesem Segment der Soziologie bedienen sich außerdem zunehmend eines alltagstheoretischen Ansatzes und untersuchen, welche Möglichkeiten und Grenzen der Einsatz neuer Technologien im Alltag der Älteren hat. Dabei ist aus soziologischer Perspektive immer mitgedacht, daß „die Älteren" eine noch heterogenere Personengruppe darstellen als die Bevölkerung insgesamt, also sich grundsätzlich unterscheiden nach Alter und Geschlecht, Bildung und Einkommen, familiärer und sozialer Einbindung sowie biographischem Hintergrund, Gesundheitszustand und Mobilitätseinschränkung, um nur einige der wesentlichen Differenzierungskriterien zu nennen.

Nicht zuletzt die Sozialwissenschaften haben immer wieder gezeigt, daß sich die Bedürfnisse der jüngeren und mittleren Kohorten Älterer deutlich von denen der Hochbetagten unterscheiden. Technische Geräte und Systeme haben im Haushalt von gesunden Alten einen anderen Stellenwert als bei Rehabilitanten oder Personen, deren Kompetenz dauerhaft eingeschränkt ist; ältere Menschen, die allein leben, haben einen anderen Technikbedarf als Personen, die mit Partner oder jüngeren Angehörigen zusammenleben; pflegebedürftige Personen, die von Familienangehörigen oder professionellen Helfern betreut werden, haben andere Technikanforderungen als Personen, die ihren Haushalt eigenständig führen; Personen, die eine breite Technikvorerfahrung in Alltag und Beruf haben, stehen neuen Technologien zumeist positiver gegenüber als Personen mit technikabstinenten Biographien (sentha, 1999).

2. Innovative Technologien und ihre Relevanz für die häusliche Umwelt: Beispiele aus der derzeitigen Forschung und Entwicklung

Um die Relevanz neuer Technologien für das häusliche Leben der Älteren aus sozialwissenschaftlicher Sicht zu erläutern, sollen zwei technologische Entwicklungslinien herausgegriffen werden:

1. Angesprochen werden auf der einen Seite technologische Anwendungen, die aus dem Bereich der Gebäudeautomation stammen. Die wesentlichen Stichworte wären hier „Smart Home" und die Erhöhung der häuslichen Sicherheit, Komfort sowie Unterstützung bei Alltagsverrichtungen.
2. Auf der anderen Seite sind technische Anwendungen aus dem Bereich von Telekommunikation (sog. I+K Technologien für Information und Kommunikation) und die Nutzung sogenannter „Datenhighways" im Auge zu behalten. Die wesentlichen Stichworte wären hier Anwendungen wie Telemedizin, Telecare, Teleshopping, Video on Demand, bildgestützte Information und Beratung zu Hause sowie spezifische Bildungs- und Unterhaltungsangebote unter Einbezug neuer Kommunikationstechnologien.

Beide Entwicklungen werden wahrscheinlich in der zukünftigen Gestaltung des häuslichen Alltags der Älteren besonders relevant werden. Das Berliner Institut für Sozialforschung (BIS) untersucht seit Jahren in verschiedenen Projekten die Einsatzmöglichkeiten und -grenzen von neuen Technologien für den Haushalt und fragt nach den individuellen und gesellschaftlichen Folgen der Verbreitung dieser Technologien. Unserer Einschätzung nach geht es dabei nicht mehr darum, *ob* diese Technologien eingesetzt werden oder nicht – diese Frage ist längst entschieden – sondern *wann* und *wie* sie in breitem Maße zum Einsatz kommen. Aus sozialwissenschaftlicher Perspektive ist insbesondere zu fragen, welche Bedeutung dies für die Haushalte von Älteren haben könnte, inwieweit diese Technologien zu einer Erhöhung der selbständigen Lebensführung und Lebensqualität Älterer beitragen können und inwieweit diese Technologien eine Antwort auf die demographische Überalterung sein können und eventuell auch helfen können, die Kostenlawine im Gesundheits- und Versorgungsbereich zu bremsen.

2.1 Smart Home – Unterstützung der selbständigen Lebensführung im Alter?

Die kommunikative Vernetzung der verschiedenen technischen Geräte eines Haushalts basiert auf einem sogenannten Bus- oder In-House-System für die Übertragung von Informationen und Steuerbefehlen, gemeinsamen Steuerelementen (z.B. Sensoren) sowie gemeinsamen Benutzerschnittstellen. Sie ermöglicht, verschiedene Geräte miteinander zu koordinieren und den gesamten Gerätepark zentral zu bedienen.

Die Hersteller gehen davon aus, daß es in den Haushalten verschiedene parallel zueinander nutzbare Benutzerschnittstellen (Interfaces) geben wird: Gedacht ist an die Nutzung des Fernsehbildschirms und/oder des Computermonitors für Meldungen und Signale vom häuslichen Gerätepark. Als Steuereinheit für die Abfrage und Steuerung von Geräten und Systemen kommen die Computertastatur, die TV-Fernbedienung oder separate Displays in Frage.

Abbildung 1 gibt einen schematischen Überblick über die verschiedenen Haushaltsbereiche, die miteinander vernetzt werden können.

Am deutschen Markt ist der „intelligente" computergesteuerte Haushalt erst in Ansätzen verfügbar, jedoch existieren Prototypen in verschiedenen europäischen Modellvorhaben. Diese Projekte testen den Nutzen dieser Systeme für ältere Menschen

Abbildung 1: Externe und interne Vernetzung des Haushalts

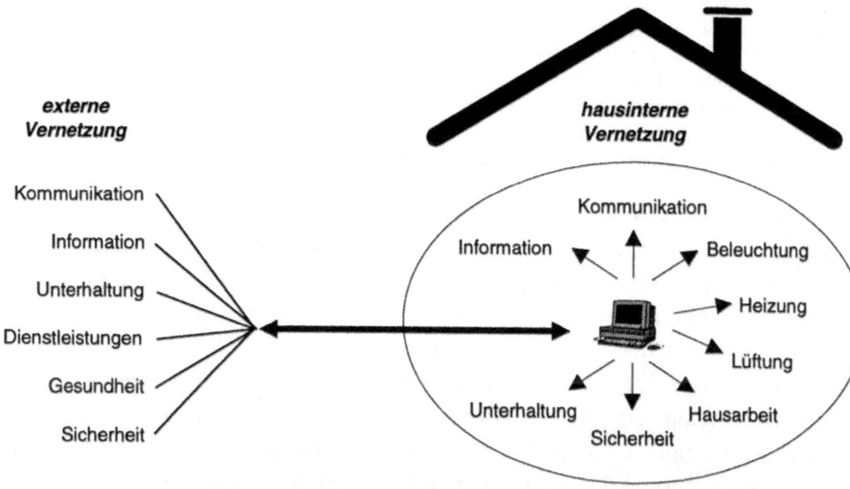

Tabelle 1: Relevante Anwendungen der Smart-Home-Technologie für ältere Menschen

Sicherheit	☐ Notbeleuchtung des Wegs in Bad/WC ☐ Überhitzungsschutz bei Elektrogeräten ☐ automatisches Abschalten von Geräten bei Verlassen der Wohnung ☐ Bewegungssensoren, die bei Stürzen oder Unfällen Alarm auslösen ☐ Sprachinformation bei Gedächtnisproblemen ☐ Anwesenheitssimulation ☐ Netzeinbindung von Hilfsmitteln
Alltagsorganisation	☐ Steuerung und Kontrolle der Geräte vom Wohnzimmersessel/ Rollstuhl aus ☐ Gedächtnisstützen ☐ Tele-Dienstleistungen (Einkaufen, Lieferung, Bank etc.) ☐ Informationen ☐ Meldung von Gerätedefekten an Handwerker
Kommunikation	☐ programmierbare Telefone ☐ Netzsteuerung per Spracheingabe ☐ Videoübertragung vom Eingangsbereich ☐ Geräuschmelder für Schwerhörige ☐ Übersetzung von akustischen in visuelle Reize oder vice versa
Betreuung, Versorgung	☐ Tele-Care, Krankenfernbetreuung ☐ Bildgestützter Hausnotruf ☐ Tele-Rehabilitation ☐ Tele-Therapie

und gehen der Frage nach, inwieweit „Smart Homes" die selbständige Lebensführung älterer Menschen gerade bei zunehmenden körperlichen Einschränkungen unterstützen können. Unsere 1995/96 vorgenommene Evaluierung dieser Projekte zeigt, daß mit diesen vielleicht noch futuristisch anmutenden Anwendungen die Lebensqualität älterer Menschen durchaus verbessert werden kann; der an die jeweilige alters- oder krankheitsbedingte Beeinträchtigung angepaßte Einsatz innovativer Techniken kann ein autonomes Leben jenseits von Alters- oder Pflegeheim in deutlicher Weise unterstützen (Meyer, Schulze & Müller, 1997). In Tabelle 1 sind die relevanten Einsatzmöglichkeiten der Smart-Home-Technologie noch einmal zusammengestellt.

Besonders vorteilhaft und gerade für Ältere besonders angemessen ist die Flexibilität der Netze. Ist das Bus-System in der Wohnung erst einmal eingebaut, kann abhängig von den jeweiligen Alltagserfordernissen, Bedürfnissen und Behinderungen entschieden werden, welche Geräte und Systeme automatisch gesteuert werden sollen und welche nicht. Es ist auch durchaus möglich, bei zunehmender Mobilitätseinschränkung von „low tech"- auf „high tech"-Ausstattung zu steigern und die abnehmenden körperlichen und/oder geistigen Kompetenzen durch technische Hilfsmittel auszugleichen. So haben zum Beispiel ältere Menschen oft Schwierigkeiten, schnell von ihrem Sitzplatz zur Tür zu gelangen. Bildgestützte Kommunikation mit Personen vor der Haustür vom Wohnzimmersessel aus wäre in solchen Fällen eine Hilfe. Hinweise beim Verlassen der Wohnung, ob alle Geräte abgeschaltet wurden, wären bei Gedächtnisproblemen eine große Erleichterung.

Allerdings werden die Netzkonzepte bei weitem nicht allen Alltagsanforderungen älterer Menschen gerecht. Die Smart-Home-Modellprojekte sehen zwar eine Überwachung und Steuerung der im Haushalt vorhandenen Geräte vor, jedoch werden noch kaum neuartige Anwendungen für ältere oder behinderte Menschen in die Bus-Systeme eingebunden. Auch werden offenbar kaum Entwicklungsanstrengungen unternommen, die die häufig beschwerliche Bedienung der Maschinen (gebückte Haltung vor der Waschmaschine etc.) erleichtern. Ebenso ist bei der Entwicklung der Netzkonzepte unseres Wissens an keine neuartigen Geräte oder Systeme für Tätigkeiten gedacht, die bislang ausschließlich von Hand erledigt werden müssen. Solche Fragen stehen im Mittelpunkt des laufenden Projekts *sentha* (Seniorengerechte Technik im häuslichen Alltag), das als interdisziplinär angelegte Forschergruppe an der Technischen Universität Berlin angesiedelt ist und von der Deutschen Forschungsgemeinschaft gefördert wird; auch das Berliner Institut für Sozialforschung sowie das Deutsche Zentrum für Alternsforschung an der Universität Heidelberg sind an dieser Forschergruppe beteiligt. Hier arbeiten Sozial-, Arbeits-, Ingenieur- und Kommunikationswissenschaften, Industriedesign und Medizintechnik zusammen, um seniorengerechte Produkte zu konzipieren. Natürlich stellt hierbei auch deren Einbindung in intelligente Systeme eine wesentliche Forschungsfragestellung dar (sentha, 1999).

Bei der Frage, für welche Gruppen von Älteren Smart-Home-Technologien relevant werden können, denkt man zunächst an ältere Menschen der gehobenen Einkommensgruppen, die sich den Einbau entsprechender Systeme in ihre Wohnung oder ihr Haus leisten können. Sie müßten die Netztechnologie samt hierfür ausgerichteten technischen Endgeräten vom Hersteller direkt kaufen, eine Installationsfirma mit dem Einbau des Bus-Systems beauftragen (samt Umbau und aufwendigen Renovierungsmaßnahmen) und mit Unterstützung eines Spezialisten die Programmierung des Inhouse-Netzes vornehmen. Handelt es sich also nur um eine exklusive Minderheit, die in den Genuß des technischen Fortschritts kommt bzw. kommen wird?

Dem muß nicht so sein. Ein weiterer Anwendungsbereich für Smart Home mit Relevanz für sehr viel breitere Kreise von Älteren könnte sich durch die gegenwärtigen Initiativen der Wohnungswirtschaft erschließen, die in jüngster Zeit zunehmendes Interesse an Smart-Home-Anwendungen zeigt. Hintergrund dieses Interesses scheint zu sein, daß ältere Menschen fast die Hälfte der Mieterschaft genossenschaftlicher Siedlungen ausmachen. Auch in nichtgenossenschaftlichen Siedlungen lebt ein hoher Anteil der älteren Mieter in Altbauwohnungen. Aus diesem Grunde wird die Bestandspflege und seniorengerechte Modernisierung von Altbauten immer wichtiger. Von seiten der Wohnungseigentümer besteht ein großes Interesse daran, ältere Mieter im Wohnbestand zu halten, weil sie einen positiven Einfluß auf das soziale Klima ausüben (pünktlich ihre Miete zahlen, sich ruhig verhalten, das Wohnumfeld pflegen etc.). Smart Home könnte deshalb vielleicht zu einer besonderen Dienstleistung gerade für Ältere werden.

Ein anderer Anwendungsbereich für Inhouse-Netze verspricht der derzeit boomende Bereich des Betreuten Wohnens zu werden. Neu erstellte Wohneinheiten können leicht mit der Technologie ausgestattet werden, und die Vernetzung könnte Mietern und Betreibern der Anlagen Vorteile bringen: Erhöhung der Lebensqualität und Unterstützung der Selbständigkeit einerseits und Erhöhung der Rentabilität durch Hausautomation beziehungsweise Rationalisierung der Betreuungskosten durch Smart Home.

2.2 Bildkommunikation – Unterstützung von Kommunikation, Information und sozialer Einbindung im Alter?

Neben der Smart-Home-Technologie gehört aus unserer Sicht die Bildkommunikation zu jenen neuen Technologien, die auf die Gestaltung des Alterns morgen großen Einfluß ausüben werden. Bildkommunikation ist derzeit auf unterschiedlichen technischen Plattformen realisierbar: per Bildtelefon, per PC-gestützten und ISDN basierten Telekonferenzsystemen oder per TV-Breitbandkabel und Rückkanal in TV-Qualität.

Die Untersuchungen verschiedener Institute zeigen, daß durch die Optimierung der Kontaktnähe die Bildtelefonie der Face-to-Face-Kommunikation immer ähnlicher wird (Erkert, 1995; Böcker & Mühlbach, 1994). Wir selber waren gegenüber diesen Befunden zunächst skeptisch, jedoch bestätigen unsere Tests die Ergebnisse der anderen Institute (Meyer & Schulze, 1998; Meyer, Schulze & Ansorge, 1998; Meyer et al., 1999). In verschiedenen Modellprojekten werden seit Jahren die Vor- und Nachteile sowie die Bandbreite der Einsatzmöglichkeiten der Bildkommunikation für Ältere getestet. Einer der Vorreiter in Deutschland war der Haus-Tele-Dienst in Frankfurt, dessen Ziel es war, für ältere Menschen spezifische, bildbasierte Kommunikations- und Informationsdienstleistungen zu entwickeln und zu testen (Erkert, 1995). Verschiedene Forschungsprogramme der EU wie TIDE und ESPRIT richteten sich ebenfalls auf die Bildkommunikation für Ältere und Behinderte.

Inzwischen laufen in Deutschland verschiedene Anwendungs- und Erprobungsprojekte der Bildkommunikation parallel; wir selbst führen derzeit drei solcher Projekte durch: Zum Beispiel untersuchen wir die Anwendung von bildbasierter Therapie und Rehabilitation für geriatrische und neurologische Patienten (Tele-Therapie): Per Videokonferenzsystem und sogenanntem „Application sharing" ist es möglich, daß ein Therapeut in der Klinik mit einem Patienten zu Hause Sprachtherapie, kognitives Training oder eine Gedächtnisschulung durchführt. Vorteile für den Patienten können unter anderem darin liegen, daß keine weiten Wege zu entsprechenden Therapeuten zurückzulegen sind und das ambulante Therapieangebot Erweiterungen erfährt (Schönle, 1998).

Andere Projekte testen die Bildkommunikation zur Entwicklung von Kommunikations- und Informationsangeboten für „ganz normale" Ältere. Hierzu gehört zum Beispiel unser Projekt „Bildtelefon für Berliner Senioren" (Meyer et al., 1999). Ziel der Studie ist es, in einem Modellversuch zu testen, inwieweit die selbständige Lebensführung älterer Menschen durch den Einsatz von Bildkommunikation unterstützt und die Lebensqualität durch den Einsatz dieser Technologie verbessert werden kann. Kern des Berliner Modellprojekts ist eine bildbasierte Dienstleistungszentrale, die mit den Haushalten von 100 älteren Menschen vernetzt ist und ein Dienstleistungsangebot mit zwei Komponenten anbietet, nämlich zum einen die Schaffung neuer Kontakt- und Kommunikationsmöglichkeiten für ältere Menschen, zum anderen die bildgestützte Beratung und Information durch eine Dienstleistungszentrale.

Was die erste Komponente betrifft, so zeigen unsere Untersuchungen und die anderer sozialwissenschaftlicher Kollegen, daß der Kommunikationsbedarf gerade von älteren Menschen hoch ist. Insbesondere wenn Mobilitätseinschränkungen vorliegen und das Haus nur mit Mühe verlassen werden kann, leiden auch die sozialen Kontakte. Weiterhin ist davon auszugehen, daß bei vielen älteren Menschen zwar das Bedürfnis besteht, neue Kontakte einzugehen, daß es jedoch nicht immer einfach ist, aktiv neue Kontakte zu knüpfen. Hier erhält die Dienstleistungszentrale ihre erste Funktion: Sie soll Kontakte anregen und unterstützen.

Was die zweite Komponente angeht, so ist davon auszugehen, daß der Bedarf älterer Menschen an Information und Beratung durch die existierenden Informationsmedien und Beratungseinrichtungen nicht voll abgedeckt wird. Zudem fällt es gerade älteren Menschen schwer, ihren Beratungsbedarf offensiv zu formulieren. Ein Hauptproblem ist, den richtigen Ansprechpartner für den Informations- und Beratungsbedarf zu finden. Es fehlen Beratungsstellen, die ein umfassendes, nicht spezialisiertes Beratungsangebot haben und dieses auf die individuellen Bedürfnisse der jeweiligen älteren Menschen abstimmen können. Bildkommunikation bietet hier eine neue Qualität: Beratung und Information läuft quasi persönlich; die älteren Menschen haben einen individuellen Ansprechpartner, den sie auch sehen können. Wie wichtig dieser Face-to-Face-Kontakt ist, zeigen unsere Untersuchungen ganz eindeutig: Die persönliche Nähe zu der entsprechenden Person in der Dienstleistungszentrale ermöglicht es, Unsicherheiten zuzugeben, unausgegorene Fragen zu formulieren und jederzeit erneut nachzufragen, ohne aufwendige Wege aus der Wohnung tätigen zu müssen. Selbst psychologische Beratung und Betreuung sind mit diesem Medium möglich, ein Untersuchungsergebnis, das in den USA übrigens bereits zu einer neuen Berufsgruppe geführt hat, die mit Erfolg die sogenannte „Cybertherapy" anbietet.

Gegenwärtig werden solche Bildkommunikations-Anwendungen für ältere Menschen in breiterem Rahmen erprobt und auf Synergien untersucht. „Senioren ans Netz" ist eine Aktion der Deutschen Telekom im Rahmen der Initiative „Fit fürs Informationszeitalter" von Bundespräsident Dr. Roman Herzog.[1]

1 Das BIS Berliner Institut für Sozialforschung ist an der Aktion „Senioren ans Netz" als Partner der Deutschen Telekom an der Durchführung beteiligt und für die Begleitforschung zuständig.

3. Bedeutung der „Neuen Technologien" für zukünftiges Altern

In sozialwissenschaftlicher Perspektive ist zu fragen, welche Relevanz die beschriebenen technischen Entwicklungen und modellhaften Erprobungen für ältere Menschen in der Zukunft haben könnten. Unserer Einschätzung nach könnte die Integration der beiden vorgestellten Vernetzungsarten (hausinterne Vernetzung – Smart Home sowie Bildkommunikation) zu einer dritten technologischen Revolution im Haushalt führen. Gerade eine Synergie der hausinternen und hausexternen Vernetzung könnte für ältere Menschen besonders attraktiv sein. Die Erleichterungen im Haushalt durch Smart Home werden durch die Vorteile moderner Informations- und Kommunikationsdienstleistungen optimiert.

Zu fragen ist jedoch, inwieweit solche technischen Entwicklungen von den älteren Menschen selbst befürwortet werden. Und wie sind die Folgen der Verbreitung dieser Technologien einzuschätzen? Mindestens zwei Aspekte sind zu überlegen: die Frage der Akzeptanz und die Frage der Technikfolgen. Die bisherigen Modellprojekte zeigen, daß die vorgestellten technischen Anwendungen durchaus von älteren Menschen akzeptiert und angewendet werden. Dies gilt sowohl bei Smart Home als auch bei der Bildkommunikation insbesondere dann, wenn für die Älteren tatsächlich ein positiver Effekt für den eigenen Alltag spürbar wird. Einen weiteren wichtigen Einfluß auf die Akzeptanz hat die Bedienung der Netze und Endgeräte sowie das Design. Technik für alte Menschen sollte sich durch einfache Handhabung und geringe Störanfälligkeit auszeichnen. Sie sollte optisch keinesfalls einen „behindertengerechten" Eindruck erwecken. Auch wächst die Akzeptanz gegenüber neuen Techniken, wenn zumindest die Bedienung der neuartigen Technologie an vertraute Geräte wie Fernsehgerät, Telefon oder TV-Fernbedienung erinnert.

Die Datengrundlage für derartige Aussagen stellen allerdings vorwiegend kleine Stichproben dar, die mit Hilfe einer eher qualitativen Methodologie untersucht wurden; Repräsentativstudien sind demgegenüber bislang noch kaum zu finden (in Deutschland ist derzeit innerhalb des oben genannten Projekts *sentha* eine Repräsentativbefragung in Vorbereitung). Wichtige Bremse eines erweiterten Einsatzes dieser Technologien sind – unseren Ergebnissen zufolge – weit stärker als die Älteren selbst die Professionellen in den Bereichen Betreuung, Altenversorgung, Therapie und Pflege. In einer Befragung von Mitarbeitern von Institutionen der Altenbetreuung zeigte sich nicht nur ein außerordentlich geringer Informationsstand über die Anwendungsmöglichkeiten neuer Technologien, sondern auch eine geringe Akzeptanz (Meyer, Schulze & Müller, 1997). Die Mitarbeiter, die in der Regel aus pflegerischen Berufen kommen, richten ihr Interesse traditionell zunächst auf nichttechnische Problemlösungen. Ihre Kenntnisse über technische Innovationen sind begrenzt. Hinzu kommen Befürchtungen, daß der stärkere Technologieeinsatz die eigenen Arbeitsbedingungen verschlechtern könnte (zum Beispiel Angst vor Rationalisierung).

Zu fragen ist neben der Akzeptanz auch nach den Folgen des Einsatzes neuer Technologien. Für sozial gehobene Schichten (Einkommen, Bildung) wird die Investition in neue Technologien zukünftig sicherlich einen Zugewinn an Lebensqualität und Selbständigkeit bringen. Für sozial deprivierte Schichten sind die Auswirkungen des verstärkten Einsatzes solcher Technologien hingegen weitaus weniger eindeutig zu prognostizieren. Als mögliche Folgen werden derzeit aus sozialwissenschaftlicher Sicht beispielsweise diskutiert: die Gefahr des Ausschlusses breiter Bevölkerungsgruppen von den neuen Informations- und Kommunikationsmedien, da sie die nötigen Kosten nicht aufbringen können, der Ersatz der persönlichen Zuwendung durch Familienangehörige oder Professionelle durch technikvermittelte Medien sowie eine weitere Entpersönlichung der bereits heute nicht hinreichenden Versorgungssituation von Pflegebedürftigen und Hochbetagten.

Die wahrscheinlichen Technikfolgen sind jedoch unserer Einschätzung nach weder eindeutig negativ noch eindeutig positiv zu bewerten. Sozialwissenschaftliche Technikforschung hat an vielen Beispielen gezeigt, daß der Einsatz von neuen Technologien immer ambivalente Auswirkungen besitzt: So führt die Waschmaschine zu einer körperlichen Erleichterung der Arbeit, reduziert aber nicht die Arbeitsbelastung insgesamt, das Telefon schafft kommunikative Nähe und ermöglicht gleichzeitig Distanz und so weiter. Nicht der Einsatz der Technik führt per se zu negativen oder positiven Effekten, vielmehr ist hier der gesellschaftliche und politische Kontext wesentlich. Insofern wäre eine aus soziologischer Sicht relevante Frage des zukünftigen Einsatzes neuer Technologien für Ältere beispielsweise, inwieweit dieser Einsatz insbesondere für sozial Schwache zukünftig von Staat *und* Industrie subventioniert werden sollte (zum Beispiel Einsatz von Informations- und Kommunikationstechnologien auf Krankenschein, PC als Bestandteil der Grundrente).

Auch ist davon auszugehen, daß unter dem derzeitigen und zukünftigen Kostendruck im Gesundheitsbereich in jedem Fall weitere Einsparungen im sozialen Netz sowie eine zunehmende Privatisierung und Kommerzialisierung zu erwarten sind. Insofern ist zu fragen, ob die Nutzung moderner Technologien für ältere Menschen trotz der oben angesprochenen Warnungen nicht doch am Ende die insgesamt bessere Alternative darstellen wird.

Fritz Breimesser

Überlegungen aus Sicht der Haustechnik

Vorbemerkung

Unter Haustechnik werden aus der Sicht eines Geräteherstellers in diesem Kommentar alle technischen Geräte und Einrichtungen im Wohnbereich verstanden, die die Führung des täglichen Lebens unterstützen. Eine eindeutige Trennung zwischen Ausrüstung, die fest im Haus installiert ist, und Ausrüstung, die entweder später eingebracht oder unabhängig vom Haus betrieben werden kann, erscheint beim heutigen Stand der Technik wenig sinnvoll. Sprachkommunikation beispielsweise kann sowohl über Endgeräte, die an bauseits vorgegebenen Stellen in der Wohnung fest eingebaut sind, realisiert werden, als auch über schnurlose Telefone oder Mobilfunk. Es geht um die Lösung der vom Anwender definierten Probleme und nicht um technische Details der Realisierung!

Aus Sicht der Sozialwissenschaften kann der Einsatz moderner Technologien durchaus zur autonomen Lebensführung für die ältere Bevölkerung beitragen. Entsprechende Ansatzpunkte sind in der Liste relevanter Anwendungen zusammengestellt[1] und werden im folgenden aus der Position eines Geräteherstellers in bezug auf den derzeitigen Stand der Technik und die absehbaren Entwicklungstrends kommentiert.

1. Anwendungsliste

Analysiert man die Anwendungsliste genauer, so fallen drei Punkte auf:

1. die wenigsten Beispiele betreffen ausschließlich Bedürfnisse der älteren Bevölkerung,
2. Verbindungen von der Wohnumgebung zur Außenwelt spielen eine wesentliche Rolle,
3. viele Anwendungen setzen die Existenz einer Infrastruktur mit Dienstleistern/Service- und Betreuungsstellen voraus.

Ad 1. Die Liste der für ältere Menschen relevanten Anwendungen unterscheidet sich kaum von allgemeinen Anwendungen. Das heißt, daß der Markt für Senioren kein separat zu adressierendes Marktsegment ist, sondern als Teil des allgemeinen Breitenmarktes angegangen werden muß, indem die technologische Entwicklung sich konsequent an den Bedürfnissen der älteren Bevölkerung orientiert. Eine solche Strategie der „Technik für Alle“ kommt dann allen Benutzern zugute. Die Teilgruppe

---

1 Siehe Meyer & Schulze, Tabelle 1.

der Älteren wird davon aber besonders profitieren, denn nur in Ausnahmefällen werden teure Spezialentwicklungen nötig.

Ad 2. und 3. Diese beiden Punkte sind eng miteinander verknüpft. Sichere Kommunikation mit der Außenwelt ist besonders für ältere Menschen wichtig, die in ihrer Mobilität eingeschränkt sind. Sie wollen ihre Kontakte zu nahestehenden Personen pflegen und gegebenenfalls Versorgungs- und Betreuungsdienste in Anspruch nehmen, die ihnen ein Verbleiben in ihrer vertrauten Umgebung ermöglichen. Einschränkungen in der Mobilität können aber auch – zumindest zeitweise im Zusammenhang mit Krankheiten oder Unfällen – jede Person unabhängig vom Alter treffen und den Zugriff auf die zitierten Dienste notwendig machen.

2. Stand der Technik/Akzeptanz

Alle wesentlichen Komponenten der modernen Haustechnik sind ebenso wie die technologische Infrastruktur für eine flächendeckende Vernetzung bereits heute verfügbar. Mit Bussystemen ausgerüstete Modellprojekte und Behindertenhaushalte in vielen Ländern Europas haben ihre Bewährungsprobe längst bestanden und in Verbindung mit entsprechenden Dienstleistungen überzeugend demonstriert, welchen Zugewinn an Autonomie und Lebensqualität der Einsatz moderner Technologien den Betroffenen bringt.

Besonders weit fortgeschritten und verbreitet sind alle technischen Geräte, die der gesundheitlichen Vorsorge und Überwachung in der häuslichen Umgebung dienen. Notruffinger mit Anschluß an Notrufzentralen geben älteren Alleinlebenden das Gefühl der Sicherheit, in Extremsituationen wie bei Herzattacken, Schwächeanfällen oder nach Stürzen jederzeit rasch Hilfe herbeiholen zu können. Infarktgefährdete Personen benutzen EKG-Geräte, die entweder ständig am Körper getragen oder nur im Bedarfsfall angelegt werden und bei kritischen Befunden über Funk medizinische Hilfe alarmieren. An Systemen, die zuhause Vitalparameter wie Pulsfrequenz, Temperatur, EKG, Glucose- und Cholesterinwerte etc. überwachen und die Meßwerte automatisch an medizinische Betreuungsstellen übertragen, wird intensiv gearbeitet.

Außerhalb des Gesundheitssektors ist die Bereitschaft relativ gering, in technologische Unterstützung zu investieren, solange keine dringende Notwendigkeit erkennbar wird. Bei älteren Personen nehmen aber die individuellen Bedürfnisse aufgrund altersbedingter Prozesse im allgemeinen mehr oder weniger kontinuierlich zu. Technologische Unterstützung, die während langer Zeit als Komfort betrachtet werden konnte und nur gelegentlich in Anspruch genommen wurde, wird ab einem bestimmten Zeitpunkt schlagartig zur notwendigen Voraussetzung, um den Alltag selbständig bewältigen zu können. Wie drastisch dieser Wechsel von Komfort zu Notwendigkeit unter den persönlichen Randbedingungen ausfällt, hängt neben dem auslösenden Faktor – wie zum Beispiel Schlaganfall oder Sturz – wesentlich von Grad und Art der getroffenen Vorsorge ab. In bezug auf die Haustechnik geht es vornehmlich darum, die Abnahme körperlicher und/oder mentaler Kompetenzen durch rechtzeitige Investitionen in technologische Unterstützung zu kompensieren. Auf längere Sicht amortisiert sich dieser Aufwand durch die Kostenersparnis, die mit den im Beitrag von Meyer & Schulze dargestellten neuen Betreuungsformen erzielt werden kann.

Technische Geräte können sich nur dann am Markt durchsetzen, wenn sie ein attraktives Kosten/Nutzen-Verhältnis aufweisen und benutzerfreundlich gestaltet sind. Ältere Personen prüfen beide Punkte besonders kritisch. Das Kosten/Nutzen-Verhältnis kann sowohl durch Kostenreduktion als auch erweiterte Funktionalität noch verbessert werden. Dies gilt ebenso für technologisch unterstützte Dienstleistungen, die von Service- und Betreuungsstellen erbracht werden. Die benutzerfreundliche Gestaltung orientiert sich zunehmend auch an den Bedürfnissen der älteren Bevölkerung und hat beachtliche Fortschritte in Richtung des „Barrierefreien Designs für Alle“ erzielt.

3. Technikeinsatz in der Diskussion

Der Einsatz moderner Technik soll nicht Menschen und soziale Kontakte ersetzen, sondern neue Freiräume schaffen. Diese Mission erfordert, den Einsatz der limitierten, zeitlichen und finanziellen Ressourcen aller Beteiligten zu optimieren. Nur mit entsprechender technologischer Unterstützung kann das für persönliche Betreuung und Zuwendung verfügbare Zeitvolumen maximiert werden, indem man Zeitverluste minimiert, die für Interaktionen nicht nutzbar sind (z.B. Wegezeiten).

Ob die Potentiale moderner Technologien sinnvoll eingesetzt werden, liegt primär in den Händen der Menschen, die diese für die ihnen relevant erscheinenden Zwecke benutzen, und nur sekundär im Einflußbereich der Gerätehersteller. Deren Entwickler sind sich durchaus im klaren über die oben zitierte Ambivalenz technischer Anwendungen und wissen um die Grenzen technologischer Unterstützung. Skepsis aufgrund vermuteter, negativer Auswirkungen – die letztlich niemals mit absoluter Sicherheit vollkommen ausgeschlossen werden können – darf aber nicht dazu führen, Betroffenen eine für ihren Alltag nützliche technologische Unterstützung vorzuenthalten. Sozialwissenschaftlich begleitete Demonstrationsprojekte sind nötig, um anhand konkreter Ergebnisse und Erfahrungen einerseits die bei professionellen Dienstanbietern und Benutzern derzeit häufig anzutreffende Technikdistanz zu relativieren und andererseits die Ziele für weitere technische Entwicklungen zum Nutzen aller zu definieren.

4. Entwicklungstrends

Als wesentliche Trends zeichnen sich in der technischen Entwicklung ab:

1. Informations- und Kommunikationstechnik wird den Haushalt immer mehr durchdringen. Mit der Integration aller Bereiche der Haustechnik zum Home Electronic System wird das „intelligente Haus“ Realität, das auf die Bedürfnisse seiner Bewohner zugeschnitten ist. Die inhärente Flexibilität der modernen Technologien ermöglicht eine kontinuierliche Adaption an sich ändernde Randbedingungen ohne größeren Nachrüstaufwand.
2. Die Funktionalität der technischen Geräte wird weiter zunehmen. Für die benutzerfreundliche Gestaltung bringt sie neue Herausforderungen und Chancen auf dem Weg zum „Barrierefreien Design für Alle“.
3. Verbesserte Kommunikation mit der Außenwelt, z.B. Videotelefon, ermöglicht neue Lebens- und Betreuungsformen. Insbesondere die Qualität der Bildübertragung wird mit leistungsfähigeren Kompressionsverfahren deutlich verbessert werden, wobei der Aufwand gegenüber heute reduziert sein wird.
4. Die medizinische und pflegerische Betreuung zuhause (Home-based Care) wird mit neu entwickelten Geräten und flächendeckender Vernetzung intensiviert werden.
5. Parallel zur Technik müssen und werden sich Infrastrukturen und Dienstleistungsangebote entwickeln, die für Alle erreichbar und erschwinglich sind und im Zusammenspiel mit der Haustechnik einen wichtigen Beitrag zur Autonomie und Lebensqualität im Alltag leisten.

III. Alltag im Alter als Person-Umwelt-Beziehung außerhalb der Wohnung

Dirk Heuwinkel und Andreas Borchers

Ältere Menschen außerhalb ihrer Wohnung: Sichtweise der Strukturforschung

Kurzbeschreibung

Im verschärften globalen und regionalen Wettbewerb um Entwicklungschancen rücken die endogenen Potentiale in den Blickpunkt. Gesellschaftliche und wirtschaftliche Entwicklung ist ohne den Menschen mit seinen Kompetenzen und Handlungsmöglichkeiten nicht möglich. Strukturforschung spürt vor diesem Hintergrund den Ausgangsbedingungen, den Einflüssen und den Ursache-Wirkungs-Zusammenhängen nach.

Die Zahl des Nachwuchses schrumpft, die der Älteren wächst. Wegen der Bildungsexpansion der letzten Jahrzehnte nimmt zugleich der Anteil derer stark zu, die hochqualifiziert sind. Hinzukommt, daß viele dieser Älteren relativ früh aus dem Erwerbsleben ausscheiden (müssen) und aufgrund der steigenden Lebenserwartung einen sich ständig verlängernden nachberuflichen Lebensabschnitt vor sich haben. Dies beinhaltet Chancen für die gesellschaftliche Entwicklung außerhalb der Erwerbsstrukturen.

Das in den Älteren liegende Humanpotential wird quantitativ definiert durch die Bevölkerungszahl der Älteren und qualitativ durch deren sozioökonomische Struktur sowie durch ihre beruflichen Qualifikationen, Werthaltungen und die sozialen Befähigungen. Dieses Potential nimmt mit ihrem – gegenüber früheren Altengenerationen – höheren Ausbildungsstatus, den sie im Zuge des lebensbegleitenden Lernens erreichen, ihrem besseren Gesundheitsstatus und so weiter zu. Aus dem Blickwinkel der Strukturforschung und Entwicklungsplanung sind ältere Menschen mit ihren spezifischen Potentialen an Wissen und Zeit deshalb als ein quantitativ noch weiter wachsender Teil des Humanpotentials von großem Interesse.

Im folgenden wird auf der Basis von empirischen Erkenntnissen dargelegt, welchen Stellenwert soziale Netzwerke von Familie, Freundschaften und Nachbarschaft sowie andere einbindende Kulturen für die Pflege und Entfaltung des in den Älteren liegenden Humanpotentials haben.

Im Hinblick auf eine nachhaltige soziale Entwicklung ist eine „Soziale Strukturpolitik" erforderlich, die – über das Spektrum der traditionellen Altenhilfe hinaus – ein „politisches" Bewußtsein für das Potential der Älteren entwickelt und in den unterschiedlichen gesellschaftlichen Bereichen Strukturbedingungen anregt und unterstützt, die eine aktive Mitwirkung und Mitverantwortung der Älteren fördern.

1. Ältere Menschen als Entwicklungspotential

Gesellschaft, Wirtschaft und natürliche Umwelt unterliegen einem stetigen strukturellen Wandel. Seine Dynamik folgt aus unterschiedlichen, sich verändernden Einflüssen. Anstöße für den gegenwärtigen gesellschaftlichen Strukturwandel ergeben sich insbesondere aus:

- demographischer Alterung,
- Zuwanderung und Integration,
- Globalisierung der Wirtschaft, Knappheit der Erwerbsarbeit, Flexibilitäts- und Mobilitätsdruck,
- Herausforderungen durch die Modernisierung im Informations- und Kommunikationsbereich,
- Individualisierung,
- Entsolidarisierung und soziale Polarisierung.

Im verschärften globalen und regionalen Wettbewerb um Entwicklungschancen rücken die endogenen Potentiale zunehmend stärker ins Blickfeld. Eine gesellschaftliche und wirtschaftliche Entwicklung ist ohne den Menschen mit seinen Kompetenzen und Handlungsmöglichkeiten nicht möglich.

Strukturforschung spürt den Ausgangsbedingungen, den Einflüssen und den Ursache-Wirkungs-Zusammenhängen nach. Sie macht Stärken und Schwächen sichtbar. Aus dem Blickwinkel der Strukturforschung ist die Bevölkerung eines Landes, einer Region oder einer Kommune deshalb eine – oft die wichtigste – Entwicklungsressource. Je nach wissenschaftlichem Zugang werden die in den Menschen liegenden Ressourcen und Entwicklungspotentiale unterschiedlich thematisiert und beschrieben. So verwenden die Wirtschaftswissenschaften häufig den Begriff des „Humankapitals", der – dem fachlichen Fokus entsprechend – eine gewisse Verengung des Menschen auf seine ökonomische Nützlichkeit und sein wirtschaftliches Handeln beinhaltet.

Hier setzt aber auch die Kritik aus den Sozial- und Kulturwissenschaften an, für deren sozial-ökologische Ansätze die ökonomische Begrifflichkeit zu eng ist. Im Hinblick auf die sozialen Kompetenzen und die für soziale Aktivitäten und gesellschaftliches Engagement eingesetzte Zeit verwenden sie – in Analogie – zum Teil den Begriff „Sozialkapital". Soziale Beziehungen werden damit als 'Kapital' interpretiert, das man sich schaffen und vermehren kann (Pappi, 1998). Mit dem Begriff „Humanvermögen" werden beide Bereiche eingeschlossen (BMFuS, 1994). Er beschreibt „alle vorhandenen Kompetenzen einer Gesellschaft". Für die Anwendung in Strukturforschung und Entwicklungsplanung liegt allerdings die Verwendung des Begriffes „Humanpotential" nahe (Schramm, 1998).

Das in den älteren Menschen liegende Humanpotential wird quantitativ definiert durch die Bevölkerungszahl der Älteren und qualitativ durch deren sozioökonomische Struktur sowie durch ihre Kompetenzen. Die Kompetenzen schließen die beruflichen Qualifikationen, Werthaltungen und die sozialen Befähigungen ein.

1.1 Quantitativer Strukturwandel

Die langfristig wirksamen demographischen Entwicklungstrends führen zu einer „Alterung der Gesellschaft", deren Auswirkungen alle Altersgruppen – also keineswegs nur die älteren Menschen – und alle Teile der Gesellschaft betreffen. Sie werden Folgen haben für das Wirtschaftsleben ebenso wie für die Zivilgesellschaft und das Privatleben. Der soziale und demographische Strukturwandel der nächsten Jahrzehnte wird unter anderem durch folgende Aspekte gekennzeichnet sein: Anders als in der zurückliegenden Zeit werden weniger junge Menschen in das Erwerbsalter nachwachsen, als altersbedingt ausscheiden. Andere Trends im Moment einmal unberücksichtigt gelassen, kann folglich erwartet werden, daß der Anteil älterer Menschen im Erwerbsleben und das Durchschnittsalter der Beschäftigten stetig steigen werden. Die Innovation, die junge Menschen in das Erwerbsleben einbringen, geht tendenziell zurück. Damit wird die Innovationskraft der mittleren und älteren Lebensalter zunehmend wichtiger.

Die Zahl des Nachwuchses schrumpft. Außerdem wird durch eine lang andauernde Phase der Ausbildung und der wirtschaftlichen Abhängigkeit von den Eltern der Beginn der Teilhabe hinausgeschoben. Nicht nur für die Arbeitswelt, generell in allen gesellschaftlichen Bereichen ist dies von erheblicher Bedeutung. Andererseits wächst die Zahl der Älteren. Wegen der Bildungsexpansion der letzten Jahrzehnte nimmt zugleich der Anteil derer stark zu, die hochqualifiziert sind.[1] Hinzukommt, daß viele dieser Älteren relativ früh aus dem Erwerbsleben ausscheiden (müssen) und aufgrund der steigenden Lebenserwartung einen sich ständig verlängernden nachberuflichen Lebensabschnitt vor sich haben. Dies beinhaltet Chancen für die gesellschaftliche Entwicklung außerhalb der Erwerbsstrukturen.

Das in den Älteren liegende Humanpotential nimmt also mit ihrem – gegenüber früheren Altengenerationen – höheren Ausbildungsstatus, den sie im Zuge des le-

1 Vgl. Geißler, 1998, S. 128. Ein grundlegender Indikator ist der Strukturwandel der Schulabschlüsse im Zeitraum zwischen 1960 und 1991. Besonders deutlich war dieser Wandel in der alten Bundesrepublik. Bezogen auf den Anteil der jeweils gleichaltrigen Bevölkerung verminderte sich der Anteil junger Menschen, die mit dem Ende der Vollzeitschulpflicht die Schule (i.d.R. die Hauptschule) verlassen, von 71% auf 40%. Der Anteil der Realschulabschlüsse verdreifachte sich von 15% auf 44%. Den höchsten Anstieg verzeichnete jedoch der Anteil der Hochschulreife-Abschlüsse. Er stieg um das Sechsfache von 6% auf 36%.

bensbegleitenden Lernens erreichen, mit besserem Gesundheitsstatus usw. zu. Aus dem Blickwinkel der Strukturforschung und Entwicklungsplanung sind ältere Menschen mit ihren spezifischen Potentialen an Wissen und Zeit deshalb als ein quantitativ noch weiter wachsender Teil des Humanpotentials von großem Interesse.

1.2 Qualitativer Strukturwandel

Der demographische Strukturwandel geht einher mit einem Strukturwandel des Humanpotentials. Regionale Unterschiede in der Entwicklung der Alters- und Sozialstrukturen führen im Wettbewerb der Regionen zu Standortvorteilen oder -nachteilen.

Ältere verfügen in erheblichem Umfang über materielle Ressourcen: Sie beteiligen sich am Wirtschaftsleben als Konsumenten, als Grundeigentümer, als Vermieter oder sie sind vielleicht noch als selbständige Unternehmer aktiv. Ihnen stehen darüber hinaus berufliches Wissen, soziale Erfahrungen und vor allem auch Zeit zur Verfügung, dieses alles einzusetzen.

Unsere Gesellschaft verband Modernisierung, Innovation und oft auch Leistungskraft mit jugendlicher Dynamik. Seit einiger Zeit verändert sich diese Sichtweise. Alter wird schon nicht mehr in dem Maße wie früher mit dem Verlust körperlicher und geistiger Funktionen oder mit Armut und Einsamkeit gleichgesetzt (Opaschowski, 1998, S. 75 und S. 134). Die medizinische Versorgung ermöglicht heute ein weitgehend von Alterserkrankungen unbelastetes Leben bis ins hohe Alter. Das Bild der agilen, reisefreudigen und anspruchsvollen Älteren setzt sich durch. Hierzu trägt zudem noch die derzeit große Zahl von Frührentnern bei.

Auch die Lebensumstände und Lebensstile der Älteren wandeln sich (Bergmann et al., 1996). Die heute in der Phase der Familiengründung stehenden Jahrgänge der um 1965-1975 Geborenen wurde im Kindesalter noch häufig von den Großmüttern betreut, weil ihre gut ausgebildeten jungen Mütter (etwa aus den Jahrgängen 1940-1950) nach einer Zeit der Kinderbetreuung ihre Berufstätigkeit oft wieder aufnahmen. Die damaligen Großeltern (etwa aus den Jahrgängen 1915-1925) waren eher sparsam, seßhaft, selbsthilfegewohnt und familienorientiert. Man kam oft aus geschwisterreichen Familien und hatte selbst zwei oder drei Kinder. Die familialen Netze der 1940-1950 Geborenen dagegen, die im Jahr 2010 zwischen 60 und 70 Jahre alt sein und dann als „junge Alte“ gelten werden, sind erheblich kleiner. Der Anteil derer, die als Paar alt werden, wird höher sein als heute. Die Gruppe der Kinderlosen ist größer. Die mittlere Geschwisterzahl ist niedriger als bei den heutigen Senioren. Die Töchter sind nahezu alle berufstätig. Die berufsbedingte Mobilität ihrer Kinder führt zu einem stärkeren räumlichen Auseinanderrücken der Familienhaushalte. In der westlichen Bundesländern wurde diese künftige Altengeneration durch die Wirtschaftswunderjahre geprägt. Man hat etwas geleistet und genießt den erreichten Status. Das Lebensniveau ist hoch, man zeigt den Erfolg durch Statusmerkmale wie Auto, Wohnkomfort und Kleidung. Teure Freizeitvergnügen und

Urlaubsreisen kennzeichnen einen mobilen und selbstzufriedenen Lebensstil. Werden sie sich noch in ähnlicher Weise an der Betreuung ihrer Enkel beteiligen? Wie werden sie ihre Großmutterrolle ausfüllen (können), und wie werden sich die neuen Großväter einbringen?

Lebensstile entwickeln sich im Laufe einer Biographie und werden als individuelle Muster in spätere Lebensphasen mitgenommen. In dieser wirtschaftlich recht gut situierten Generation der künftigen jungen Alten ist deshalb der Trend recht verbreitet, die guten Jahre nach der Erwerbsphase im Rahmen von Reisen und bei der Ausübung von Hobbys genießen zu wollen. Diese Sinngebung folgt dem Trend der Individualisierung in unserer Gesellschaft. Das „Gegenmodell" wäre die solidarische Teilhabe am gesellschaftlichen Leben verbunden mit der Übernahme von Aufgaben in Familie, Nachbarschaft, Vereinen, Gruppen. Solidarität der Generationen erfordert eine ausgewogene Verteilung der Lasten und Pflichten. Die Lastenverteilung darf sich deshalb nicht einseitig in Forderungen an die Leistungsfähigkeit der mittleren Generation, der sogenannten Sandwich-Generation (Borchers, 1997) erschöpfen. Auch die Jüngeren und die Älteren sind gefordert. Netzwerkaufgaben in den Familien und bürgerschaftliches Engagement sind Felder, über die vor allem die jüngeren Alten ihre Rolle in der Familie und ihre Rolle in der Gesellschaft neu definieren könnten.

Ob das familiale Engagement der Älteren angenommen und gewünscht wird, hängt jedoch nicht allein von ihnen, sondern auch von den jungen Familien ab. Diese haben sich oft bereits darauf eingerichtet, daß beispielsweise auch die noch relativ junge Großmutter im Erwerbsleben steht oder nicht in der Nähe wohnt, so daß sie für die Übernahme von Betreuungsaufgaben nicht in Betracht kommen mag. Wenn die jungen Eltern gewohnt sind, sich mit Hilfe familienbezogener Dienste und Angebote unabhängig zu machen, werden sie die Hilfe der Großeltern auch kaum mehr abfragen.

Deshalb ist aus Sicht der Strukturforschung von großem Interesse, welche Lebensstile die Menschen ausgebildet haben und in der späteren selbstbestimmten dritten Lebensphase verwirklichen. Sind sie eher 'konsumtiv' ausgerichtet, zum Beispiel auf Hobbys, Reisen und so weiter? Oder bekommen Familienorientierung, soziales und bürgerschaftliches Engagement stärkere Bedeutung? Eine wissenschaftlich und politisch interessante Fragestellung ist ferner, ob, wo und wie Ältere für die Gesellschaft Leistungen erbringen und zur Innovation beitragen (können). Außerdem ist zu untersuchen, ob die älteren Menschen ein offenes Umfeld vorfinden, wenn sie ihre Kompetenzen in Familie, gesellschaftlichen Gruppen und Organisationen aktiv einbringen wollen.

Im folgenden wird auf der Basis von empirischen Erkenntnissen dargelegt, welchen Stellenwert soziale Netzwerke von Familie, Freundschaften und Nachbarschaft und andere einbindende Kulturen für die Pflege und Entfaltung der in den Älteren liegenden Humanpotentiale haben.

Im Hinblick auf eine nachhaltige soziale Entwicklung ist eine „soziale Strukturpolitik" erforderlich, die – über das Spektrum der traditionellen Altenhilfe hinaus –

ein „politisches" Bewußtsein für das Potential der Älteren entwickelt und in den unterschiedlichen gesellschaftlichen Bereichen Strukturbedingungen anregt und unterstützt, die eine aktive Mitwirkung und Mitverantwortung der Älteren fördern (Abschnitt 4 knüpft hier wieder an).

2. Ältere Menschen und private Netzwerkstrukturen

Familien können als die kleinste soziale Infrastruktur bezeichnet werden, denn sie erbringen eine Vielzahl von unverzichtbaren Basisleistungen für ihre Mitglieder und für die Gemeinschaft. Die häufig besonders herausgestellte Betreuung und Pflege Kranker und Alter ist eine wesentliche Leistung von Familien (Schneekloth & Potthoff, 1993), die für die Pflegenden mit einem erheblichen Zeitaufwand verbunden sein kann (Borchers, 1997). Allerdings darf nicht vergessen werden, daß ältere Menschen diese Leistungen nicht nur erhalten, sondern auch selbst in der Pflege aktiv sind, indem sie beispielsweise den Ehepartner beziehungsweise die Ehepartnerin versorgen (Schubert, 1990, 1992). Zu berücksichtigen ist ferner, daß die Leistungen, die in Familien ausgetauscht werden, weitaus vielfältiger sind: Zu nennen sind etwa die Kinderbetreuung, bei der sich auch die Großeltern engagieren (Borchers & Miera, 1993); die finanzielle und materielle Absicherung und Unterstützung, meist in Richtung der älteren zur jüngeren Generation (Motel & Szydlik, 1999); Kontakte verhindern Isolation und Vereinzelung und halten darüber hinaus die Option offen, im Bedarfsfall Unterstützung aus dem sozialen Netz erhalten zu können (Geißler, 1994). Untersuchungen zu sozialen Netzwerken zeigen damit plurale Familienstrukturen als verpflichtende Solidargemeinschaft der Generationen und Geschlechter im Alltag und in Notlagen (Bien, 1994). Familienmitglieder engagieren sich in Hausgemeinschaften, Nachbarschaften, Vereinen und so weiter. Hieran wird deutlich, daß Familie nicht nur die Kernfamilie meint, sondern daß man die erweiterte Familie als Kontakt- und Hilfenetz im Blick haben muß.

Die Leistungen werden von Menschen in unterschiedlichen Familienformen und in allen Lebensphasen erbracht, sofern die Handlungsfähigkeit und die Leistungskraft der Familien nicht durch Problemlagen oder ein strukturell rücksichtsloses Umfeld geschwächt sind. Sie werden in einem Umfang geleistet, der von keiner anderen Institution übernommen werden könnte. Vor diesem Hintergrund wird Familie als wesentliche soziale Infrastruktur erkennbar.

Im Alter nimmt die Bedeutung der Familie zu, und zwar sowohl „objektiv" mit der erhaltenen Unterstützung und Hilfe im Alltag und in Notsituationen, aber ebenso im subjektiven Empfinden und in der Bedeutung, die diesen Beziehungen individuell beigemessen wird. Bei dem gegenwärtig hohen Anteil alleinlebender älterer Frauen sind familiale Kontakte oftmals gleichbedeutend mit Kontakten über die Grenzen des eigenen Haushalts und der eigenen Wohnung hinweg. Diese Aussage gilt in besonderem Maße für Verdichtungsräume, aber auch in ländlichen Regionen sind Mehrgenerationenhaushalte nur noch vergleichsweise selten vorzufinden.[2]

Die Beteiligung am sozialen Leben bedeutet mit steigendem Alter eine zunehmende Konzentration und zum Teil auch Beschränkung auf Engagement in der Familie (für die Partnerin oder den Partner, soweit vorhanden; für Kinder und Enkel; und zum Teil auch für andere Angehörige, z.B. Geschwister) und Engagement im räumlichen Nahbereich, zum Beispiel für Nachbarn. Hierbei spielen die mit dem Alter zunehmenden Mobilitäts-Einschränkungen eine große Rolle. Diese führen beispielsweise dazu, daß zunehmend mehr Besuche in der eigenen Wohnung empfangen werden, als daß diese verlassen wird, um andere zu besuchen.

Aber der Blick darf nicht nur auf die Hochbetagten gerichtet werden, die von diesen Einschränkungen in besonderem Maße betroffen sind. Wenn man über ältere Menschen spricht, dann kommen nämlich ebenfalls *zunehmende* Ressourcen in den Blick: Bei den jüngeren Alten entstehen mit dem Ausscheiden aus dem Erwerbsleben neue Möglichkeiten und Freiheiten. Jetzt steht wesentlich mehr Zeit zur Verfügung, Kontakte zu pflegen, sich für andere zu engagieren, anderen zu helfen. Anhand der Daten der Zeitbudgetstudie des Statistischen Bundesamtes konnte gezeigt werden, daß der durchschnittliche Zeitaufwand für Kontakte mit dem Alter bis 70 Jahre zunimmt und erst danach (langsam) abnimmt (Küster, 1998). Empirische Netzwerkstudien zeigen übereinstimmend, daß ältere Menschen sich – im Rahmen ihrer Möglichkeiten – in hohem Maße für andere engagieren. Dies gilt grundsätzlich bis ins hohe Alter hinein (Wagner, Schütze & Lang, 1996). Das in der Öffentlichkeit oft noch vorhandene Bild der vereinsamten älteren Frau trifft nur auf eine Minderheit zu, die weitaus meisten älteren Menschen sind in vielfältiger Form in soziale Netzwerke eingebunden.

Die Verkleinerung der Haushalte, die den Prozeß der gesellschaftlichen Modernisierung begleitet hat, führte dazu, daß Kontakte und Hilfen zunehmend haushaltsübergreifend geleistet werden. Dort wo ältere Menschen sich mit anderen treffen, andere unterstützen oder im privaten Rahmen helfen, verlassen sie in der Regel die eigene Wohnung.

3. Beteiligung am gesellschaftlichen und politischen Leben

Letzteres gilt in gleicher Weise für die Beteiligung am gesellschaftlichen und politischen Leben. Ältere Menschen verfügen über vielfältige Ressourcen, die sie in das Gemeinwesen einbringen können: soziale Kompetenzen, Erfahrungswissen, berufliche Qualifikationen und so weiter.

2 Unterschiedliche Netzwerkstudien konnten Stadt-Land-Unterschiede in den Netzwerkstrukturen nachweisen. Die Ergebnisse ergeben allerdings keineswegs ein einheitliches und verläßliches Bild (Borchers, 1998). Auch wurden unterschiedliche Erklärungsansätze verfolgt: ungleichzeitige Entwicklung, strukturelle Benachteiligung, unterschiedliche Kulturen (Garms-Homolova & Korte, 1993). Hier scheinen weitere Untersuchungen dringend geboten.

Es gibt eine Reihe von Hinweisen darauf, daß ältere Menschen großes Interesse an der Beteiligung am gesellschaftlichen und politischen Leben haben. Die mit dem Alter anhaltende Beteiligung an Wahlen kann dafür als erster Indikator gelten. In gesellschaftlicher Perspektive wird hier die Frage von Bedeutung sein, inwieweit ältere Menschen dabei auch die jüngeren Generationen im Blick haben. Vor dem Hintergrund des abnehmenden gesellschaftlichen Gewichts der jüngeren Generation wird diese Frage zunehmend wichtiger.

In besonderer Weise zeigt sich das Interesse am gesellschaftlichen und politischen Leben im nachberuflichen ehrenamtlichen Engagement. Eine Umfrage des Instituts für Entwicklungsplanung und Strukturforschung an der Universität Hannover (IES) unter höherqualifizierten Älteren zeigte, daß in dieser Gruppe das Interesse an nachberuflichem Engagement ebenso stark ausgeprägt ist wie die Bereitschaft, dies tatsächlich zu tun (Ermert et al., 1996). Zu den Ergebnissen zählen unter anderem die folgenden Aussagen:

- Weniger als ein Viertel (23%) hat kein Interesse an einer nachberuflichen Tätigkeit. 34% sind bereits nachberuflich tätig, weitere 40% äußern ein generelles Interesse.
- Die maßgeblichen Motive der älteren Aktiven für ihre Tätigkeit sind neben den persönlichen Kategorien „Freude und Spaß" auch die nach außen bzw. auf Dritte zielenden Beweggründe „soziale Kontakte" und „Anerkennung der Tätigkeiten als gesellschaftlich nützliche" sowie „Erfahrungsaustausch".
- Ihre Hauptinteressen sehen die meisten in den Themen- bzw. Tätigkeitsfeldern Wirtschaft, Natur- und Umweltschutz sowie Geschichte. Frauen äußern mehr Interesse an den Bereichen Sozialwesen, Philosophie und Religion sowie Kultur und Sprache, während die Männer wirtschafts- und umweltbezogene Themen bevorzugen. In diesen Ergebnissen spiegelt sich zum Teil auch der überwiegende fachliche Bildungs- und Berufshintergrund wider.
- Die Bereitschaft, Zeit einzusetzen, zeigt eine große Bandbreite, wobei es sich insgesamt um ein erhebliches Zeitvolumen handelt. Viele legen großen Wert darauf, ihren Zeiteinsatz projektorientiert von Fall zu Fall selbständig bestimmen zu können.

Auch andere Studien belegen das große Interesse an nachberuflichen ehrenamtlichen Tätigkeiten. Gleichwohl kann dieses nicht als gegeben angenommen werden, eine Beobachtung der Wertorientierungen der älteren Menschen scheint weiterhin angesagt. Es kann nicht davon ausgegangen werden, daß die lebensgeschichtlich erworbenen Werthaltungen auch in Zukunft unverändert fortbestehen. Diejenigen beispielsweise, die heute das Rentenalter erreichen, haben andere Biographien als die heute 50jährigen, die schon in der Nachkriegszeit geboren und aufgewachsen sind (und in naher Zukunft das Rentenalter erreichen werden).

Wie viele Menschen sich im Alter tatsächlich ehrenamtlich sozial oder politisch engagieren, darüber liegen allerdings je nach verwendeter Fragestellung und Abgrenzung sehr unterschiedliche Angaben vor (vgl. hierzu die Übersicht bei Kohli & Künemund, 1997). Außer Zweifel steht, daß ein wesentlicher Bereich des Interesses nicht realisiert wird oder werden kann. Dazu sind förderliche Rahmenbedingungen notwendig, die zu einem breiteren Engagement beitragen können.

4. „Einbindende Kulturen" und „haltende Umgebungen" für ältere Menschen

Der Mensch strebt nach „Eigenständigkeit", aber – als ein soziales Wesen – auch nach „Eingebundensein". Aus entwicklungspsychologischer Sicht bedarf es für menschliche Entwicklung in jeder Lebensphase, also auch für die Älteren, einbindender Kulturen im Sinne eines „Nährbodens", der die Entfaltung der individuellen Fähigkeiten fördert.[3] R. Kegan spricht diesen Kulturen mindestens drei Funktionen zu: Sie müssen halten, sie müssen loslassen und sie müssen in der Nähe bleiben, damit sie reintegriert werden können. Nicht nur Kinder und Jugendliche, auch Familien[4] und ebenso die älteren Menschen bedürfen derartiger „haltender Umgebungen".[5]

Ältere Menschen verfügen über Zeit, materielle Ressourcen, Erfahrung, soziale Kompetenzen und beruflich-fachliche Fähigkeiten. Damit sie diese entfalten und in die verschiedenen Lebenszusammenhänge einbringen können, bedarf es dort strukturell günstiger Voraussetzungen, d.h. haltender Umgebungen und einbindender Kulturen.

Abbildung 1: Einbindende Kulturen – Haltende Umgebungen für ältere Menschen

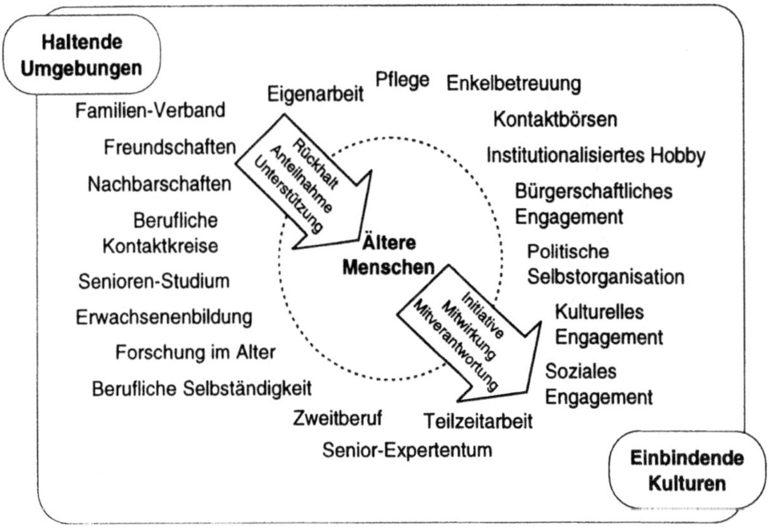

3 Vgl. hierzu Kegan, 1986, S. 165. Er benutzt den Begriff „Kultur" hier im Sinne eines Nährbodens in einer Petrischale oder als angewachsene Geschichte und Mythologie.

4 Eine Übertragung auf das Lebensumfeld von Familien findet sich bei Bertsch, 1997.

5 Kegan verwendet die Bezeichnungen „einbindende Kulturen" und „haltende Umgebungen" synonym (vgl. a.a.O., S. 159).

4.1 Motivation der Älteren

Für die Entwicklung der Gemeinwesen ist einerseits von Bedeutung, inwieweit sie sich ihrer gesellschaftlichen Mitverantwortung bewußt und motiviert sind, ihre Erfahrungen, ihr Wissen, ihre Fertigkeiten und ihre Zeit in den gesellschaftlichen Diskurs sowie in gemeinnützige Tätigkeiten einzubringen.

4.2 Einbindende Kulturen

Die Entwicklung und Umsetzung der neuen Potentiale ist andererseits aber auch an ein objektives Umfeld gebunden, welches anregend, fordernd und in einzelnen Funktionen unterstützend sowie kompensatorisch wirkt (Lehr, 1990). Insbesondere ist von Bedeutung, daß die Jüngeren in Familie, Arbeitswelt und anderen gesellschaftlichen Zusammenhängen diese aktiven, qualifizierten Beiträge Älterer als Entwicklungspotential erkennen, abfordern und einbeziehen.

Beide Aspekte müssen zusammenkommen. Dies geschieht oft nicht von selbst. Im folgenden werden deshalb einige Beispiele für die Schaffung geeigneter Rahmenbedingungen skizziert:

4.3 Beispiel Wohnberatung

Die Anforderungen an das Wohnen im Alter haben sich in den letzten Jahren stark verändert. Im Vordergrund stehen heute Selbstbestimmung, Selbständigkeit der Lebensführung und die Einbindung in altersgemischte, vertraute, nachbarliche Gemeinschaften.

Die Realisierung derartiger Wohnbedürfnisse älterer Menschen hängt in der konkreten Lebenssituation davon ab, daß die älteren Menschen eine hinreichende Kenntnis über die modernen und traditionellen Wohnformen für Ältere haben und daß Anbieter in ihrem spezifischen räumlichen Aktionsfeld eine entsprechende Palette von Wohnalternativen und sozialen Hilfsdiensten zur Verfügung stellen.

Beides erfordert Um- und Vorausdenken. Hierbei wirken Angebote einer speziellen Wohnberatung für Ältere und für Akteure der Wohnungswirtschaft mit. Sie zielen darauf, Angebot und Nachfrage rechtzeitig zu wecken und aufeinander zuzuführen.[6]

---

6 Zur Zeit führt das BMFSFJ ein Modellprogramm „Selbstbestimmt Wohnen im Alter" durch, das vom Institut für Entwicklungsplanung und Strukturforschung und vom Büro für Sozialräumliche Forschung und Beratung wissenschaftlich begleitet wird.

4.4 Beispiel Häusliche Pflege

Die Pflege von Angehörigen in der häuslichen Situation erfordert nicht nur Motivation und Sachkenntnis, sondern sie muß unter anderem auch vom Platz und von der Ausstattung in der Wohnung her möglich sein, die Wohnungen müssen barrierefrei erreichbar, die Haustechnik auch mit motorischen Einschränkungen handhabbar sein und so weiter. Gerade bei der Pflege kann darüber hinaus die Intensität der Beziehung – und zwar auch wenn sie gewünscht und insgesamt als positiv empfunden wird – zu Streß und hohen Belastungen führen (Gräbe, 1991; Borchers, 1997), die entsprechende Angebote für pflegende Angehörige notwendig machen.[7]

4.5 Beispiel Bürgerschaftliches Engagement

Die im demokratischen Verfassungsstaat vorausgesetzte Verantwortung des Bürgers – sein bürgerschaftliches Engagement – ist nicht einklagbar. Freiwilliges und ehrenamtliches Tätigwerden sind zwar unverzichtbare Bestandteile einer demokratischen, sozialen und solidarischen Gesellschaftsordnung, doch erwachsen beide Elemente nicht aus sich selbst. Es braucht – im Gegenteil – auch hierzu förderliche Rahmenbedingungen, die auf geeignete Weise gestaltet werden müssen.

Voraussetzung sind sowohl der Wille der Älteren, sich einzubringen, als auch Arbeitsformen, die eine wirkungsvolle Zusammenarbeit von Älteren und Jüngeren ermöglichen (z.B. gemeinsame Projekte der Nachbarschaftsgestaltung, des Naturschutzes, Bürgerstiftungen für soziale und kulturelle Projekte, Spielplatzpatenschaften u.ä.).

Es sollten aber nicht allein die ehrenamtlichen Tätigkeiten und das bürgerschaftliche Engagement im Vordergrund der Tätigkeiten nach der Erwerbsphase stehen. Es sind weitere Bereiche zu suchen und zu entwickeln, in denen ältere Menschen ihre Kompetenzen einbringen können.

Der Blick fällt dabei zum Beispiel auf Bildungseinrichtungen, Vereine, Verbände und Unternehmen, die Tätigkeitsfelder definieren und anbieten können, in denen jüngere und ältere Menschen in Austausch treten und gemeinsam Tätigkeiten nachgehen oder Ältere als Akteure zugunsten der Jüngeren tätig sein können. Dabei muß allerdings in einer Zeit mit Arbeitsplatzmangel eine ausgewogene Balance zwischen Erwerbsarbeit und unentgeltlicher Arbeit gehalten werden.

Derartige Maßnahmen zur Aktivierung des Potentials der Älteren stärken die sozialen Basisstrukturen der Gemeinwesen. Sie sind in gewissem Sinne „(Re-)Inve-

---

7 Zu einer förderlichen Kultur gehören letztlich auch Regelungen, die die Vereinbarkeit von Erwerbstätigkeit und Pflege für die mittlere Generation, die noch im Erwerbsleben steht, erleichtern (Beck, Naegele & Reichert, 1997). In gewissem Sinne ist dies eine zunehmend wichtiger werdende Ausprägung der 'alten' Frage der Vereinbarkeit von Beruf und Familie.

stitionen“ in die Entwicklungskräfte der Kommunen, der Regionen und des Landes. Von den Erträgen profitieren alle Lebensbereiche der Gemeinwesen nachhaltig.

4.6 Soziale Strukturpolitik

Eine Altenpolitik, die systematisch die Aktivierung des Humanpotentials der Älteren betreibt, leistet – als Teil der Sozialen Strukturpolitik – einen wichtigen Beitrag zur Entwicklung von Kommunen und Staat. Dabei geht es nicht um zusätzliche Aufgaben, sondern um Strategien zur Sicherung, Förderung und Einbindung der bürgerschaftlichen Energien und Kompetenzen.

Soziale Strukturpolitik verfolgt verschiedene Handlungsstrategien (Heuwinkel, 1998). Hier werden herausgestellt:

- Förderung der Selbstorganisation,
- Stärkung sozialer Netzwerke,
- Beteiligung, Förderung des Bürgerschaftlichen Engagements,
- Förderung der Integration und
- öffentliche Thematisierung von sozialen Entwicklungsfragen.

Menschen sind im Grundsatz bereit und meist auch in der Lage, die Dinge ihres Alltags und in ihrer unmittelbaren Umgebung selbst zu organisieren. Schon Jugendliche äußern sich in diesem Sinne (IES, 1996), und dieser Wunsch besteht bis ins hohe Alter fort. Die Schaffung von Möglichkeiten zur Selbsthilfe und die Förderung und Ermutigung von Menschen, Eigeninitiative zu entwickeln, heißt aber auch, Gemeinschaftsaufgaben – wo immer möglich – in die Hand der Betroffenen zurückzugeben. Positive Effekte sind dabei die Stärkung der Demokratie von unten und die Freisetzung von zusätzlichen Ressourcen (z.B. wird privater Fachverstand unentgeltlich eingebracht), eine weitere Folge kann die Reduzierung der Standards sein.

Voraussetzung für die Entfaltung der Selbsthilfepotentiale ist – wie gezeigt wurde – das Vorhandensein sozial-kultureller Angebote, von denen die Menschen in ihren verschiedenen Lebensphasen und Lebenslagen begleitet, geprägt, getragen werden. Die Förderung solcher „haltender“ oder „einbindender“ Umgebungen erhöht die Chancen der individuellen Lebensbewältigung und eines gelingenden Zusammenlebens. Eine besondere Rolle als haltende Umgebungen spielen aber auch die privaten Kontakt- und Hilfenetze selbst, die wie eine informelle Infrastruktur wirken. Auch ihr Entstehen und ihre Ausformung sind von geeigneten Rahmenbedingungen abhängig.

Insa Fooken

Entwicklungsgegebenheiten außerhalb der Wohnung über die Lebensspanne

1. Subjektive Annäherungen an die Dialektik von „drinnen" und „draußen" als Rahmenbedingungen für lebenslange Entwicklung

Das Erleben und Verhalten innerhalb und außerhalb der Wohnung ist immer in irgendeiner Weise aufeinander bezogen oder, anders gesagt, als Kategorien der räumlichen Verortung stehen „drinnen" und „draußen" immer in einem *dialektischen Verhältnis.* Dabei können Erlebens- und Verhaltensformen in diesen beiden Kontexten in einem reziproken, sich wechselseitig ergänzenden, in einem komplementären oder auch in einem kontrastierenden Verhältnis zueinander stehen, im Sinne von faktischen und/oder subjektiv konstruierten 'Gegenwelten'; sie können aber auch – quasi kontextübergreifend – relativ identisch und gleichbleibend sein.

Der Art und Weise der *Grenzziehung* zwischen „drinnen" und „draußen" und dem lebensgeschichtlich gewordenen Umgang mit Grenzen kommen dabei wichtige Bedeutungen zu. Die Grenzen können offen oder geschlossen sein, klar sichtbar oder diffus, explizit oder implizit, starr oder durchlässig. Der Übergang von der einen in die andere 'Welt' kann sich auf verschiedenen Ebenen unterschiedlich vollziehen: Er kann freiwillig oder erzwungen sein, er kann barrierefrei oder mit Schwellen unterschiedlicher Höhe gepflastert sein. Materiell-dingliche Komponenten, im Sinne objektivierter Gegebenheiten, werden dabei zumeist erst über die subjektive kognitive Repräsentanz verhaltenswirksam. So verweist beispielsweise der Begriff der „Schwellenangst" auf biographisch und/oder lebenslagespezifisch entstandene Verhaltensmuster, die die Möglichkeit des Wechsels entweder von „drinnen" nach „draußen" oder auch umgekehrt von „draußen" nach „drinnen" beeinflussen. Aber nicht nur *Lebensbewältigungsformen,* sondern auch ganz konkrete *Bewegungserfahrungen,* im Sinne früh erworbener lokomotorischer Verhaltensmuster, hängen sicherlich mit der Art und Weise des räumlichen Verhaltens und entsprechender Präferenzen für eine „drinnen"- oder „draußen"-Orientierung im weiteren Verlauf der Lebensspanne (und damit auch im Alter) eng zusammen.

Darüber hinaus ist räumliches Verhalten fast immer auch *sozial dimensioniert* beziehungsweise unterlegt. Nicht von ungefähr verweisen eine ganze Reihe entwicklungspsychologisch relevanter Theorien, die sich primär mit psychosozialer Entwicklung befassen, auf die hohe Bedeutung sicherer sozio-emotionaler Binnen-Beziehungen für räumliches exploratives Verhalten. Oder anders gesagt: Erst Beziehungs- und Selbstsicherheit im Sinne des Eriksonschen Ur-Vertrauens und der Autonomieerfahrungen (Erikson, 1966) beziehungsweise eine als sicher erlebte Bindungserfahrung

(Bowlby, 1976; Ainsworth et al., 1978; Grossmann et al., 1997) ermöglichen die lustvolle Erkundung des Raumes jenseits der bisher erfahrenen „ökologischen settings". Erikson beschreibt dies als Entwicklung von „Initiative (vs. Schuldgefühle)"; im Kontext der Bindungstheorie verweist man darauf, daß nur dann, wenn das Bindungssystem nicht durch Verlustgefahr und Bedrohung aktiviert ist, beziehungsweise nur dann, wenn Bindungspersonen als „sichere Basis" verfügbar oder zumindest internal repräsentiert sind, räumliches Explorationsverhalten stattfinden kann („Bindungs-Explorations-Balance"). Auch im Jugendalter, einer Lebensphase, in der ja die soziale und räumliche Lösung von Eltern und Elternhaus als Entwicklungsaufgabe ansteht, geht es wiederum um ein Ausbalancieren von Verbundenheit und Loslösung. Stierlin et al. (1980) benutzen eine räumlich wirksame mechanisch-energetische Metapher, wenn sie davon sprechen, daß weder einseitig zentripetale (in den Binnenraum der Familie einbindende) noch einseitig zentrifugale (aus der Familie ausstoßende) Ablösungsmodi für Jugendliche (und ihre Eltern) funktional und hilfreich sind. Und auch für das höhere Erwachsenenalter verweisen empirisch gut abgesicherte Erkenntnisse wie „Intimität, aber auf Abstand" (vgl. Rosenmayr & Köckeis, 1965) oder „innere Nähe bei äußerer Distanz" (vgl. Tartler, 1961) darauf, daß intergenerationelle Verbundenheit eher dann wahrscheinlicher wird, wenn eine gewisse räumliche Trennung zwischen Eltern und Kindern eingehalten werden kann. Zieht man die Kreise des sozialen Netzwerkes noch weiter, dann verdeutlicht auch der Begriff des „sozialen Konvois" über die Lebensspanne, daß sich Entwicklung als Bewegung im Raum vollzieht, wiederum im Kontext eines mehr oder weniger lockeren Sozialverbandes (vgl. Kahn & Antonucci, 1980; Plath, 1980).

Sowohl in weltanschaulichen Überzeugungen als auch in individuellen biographischen Erfahrungen finden sich mehr oder weniger deutliche Bewertungen und Präferenzen entweder für das Eine („Drinnen" = Haus, Häuslichkeit, Familie) oder das Andere („Draußen" = Geselligkeit, Natur, Reisen). So heißt es im Wörterbuch der Gebrüder Grimm (1860) sowohl „Es ist besser drauszen, denn darin", aber auch „Mancher hat mehr Glück zuhaus als drausz". Zumeist wird ohnehin eine *Balance beider „Verortungen"* als Optimum angestrebt. Ein anschauliches Beispiel dafür findet sich in der „Kinderlogik" von Karl Philipp Moritz (1876, 1980, S. 152ff.), einer Schrift, die mit einem „Ideenspiel" endet, bei dem es um die „Darstellungen des Menschen im Genuß des häuslichen Glücks und im Genuß der schönen Natur" geht. So formuliert Moritz: „Welch ein Unterschied zwischen einem Wohnzimmer und der großen Natur! ... In diese vier Wände eines Wohnzimmers drängen sich daher auch die meisten Scenen menschlicher Glückseligkeit zusammen, die in der weiten Welt, über Meere und unter entfernten Himmelsstrichen vergeblich gesucht wird – Das wahre Glück ist in der Einschränkung, nicht in der Ausbreitung zu suchen – Daher ist nun die reizende Idee von häuslicher Glückseligkeit entstanden – ... Aber der Ort täuscht den Menschen wie die Zeit ... Wenn um das einzelne Haus, auch alles übrige wegfiele, so bleibt rundum her die schöne offne Natur, die eigentlich das wahre Element ist, worinn der Mensch, sobald er aus seiner Wohnung tritt, athmen und sich bewegen sollte – Sich dieser einfachen Glückseligkeit, ohngeachtet der unauflößlichen Verflechtung in den menschlichen Verbindungen, die einmal da sind, so viel wie möglich zu nähern, ist das Bestreben des Weisen. Das höchste Ziel seiner Wünsche ist häusliche Zufriedenheit, verbunden mit dem ungestörten Genuß der schönen Natur."

Wende ich die bisherigen Überlegungen auf meine *eigene Biographie* an, so waren in meiner Herkunftsfamilie „drinnen" und „draußen" in einer ganz bestimmten Weise konstelliert und konnotiert. Dem „Drinnen" kam zunächst eine eher negative Valenz zu, es stand für Enge, ungesund, Trägheit, Stubenhockerei; „Draußen" hingegen wurde positiv kontrastiert, es stand für frische Luft, 'Mutter Natur', Klarheit, gesund, Bewegung. Auf einer zweiten Ebene gab es allerdings eine gegenläufige Tendenz: Denn, wenn Häuslichkeit kontrastiert wurde mit einer durchgehend „aushäusigen Orientierung", wurde sie in dieser Vergleichsperspektive geschätzt und entsprechend war ein reines, zweckfreies „Draußen-Herumlungern" weitaus weniger gelitten als ein unproduktives, träges zu Hause sein.

Ordnet man die hier angestellten Überlegungen in den Ansatz einer *Entwicklungspsychologie der Lebensspanne* ein, so muß in jedem Falle darauf verwiesen werden, daß es angesichts der großen *inter*individuellen Unterschiede beziehungsweise angesichts der interindividuellen Differenzen von *intra*individueller Variabilität ganz unterschiedliche Lebensverlaufsmuster und dementsprechend unterschiedliche Bedürfnisstrukturen im Alter gibt. So wird man davon ausgehen können, daß es sowohl lebenslange kontinuierliche Präferenzen für eine entweder „Draußen"- oder „Drinnen"-Orientierung geben wird, daß es biographische Muster gibt, die von jeher häusliche und außerhäusliche Bedürfnisse in einem ausgewogenen Verhältnis gelebt haben und dies auch im Alter beibehalten wollen, und daß kompensatorische Verlaufsformen zu finden sein dürften, die möglicherweise frühere Formen von Fremdbestimmung, sei es als erzwungenes „Ans-Haus-gebunden-Werden", sei es als ungeliebtes „Nach-draußen-geschickt-Werden", im Alter selbstbestimmt überwinden. Insofern muß offen bleiben, ob die dem Alter zugeschriebene Tendenz zu größerer Häuslichkeit, Seßhaftigkeit und Kleinräumigkeit tatsächlich einem altersnormierten Trend entspricht, oder ob es eher die Gesellschaft ist, die 'die Alten' eher auf die Binnenräume oder 'umzäunten Reservate' verweist.

2. Versuch einer Taxonomie von „draußen"

Was charakterisiert denn nun aber die Entwicklungsgegebenheiten „draußen", „außerhalb der Wohnung"? Ein Blick in das Grimmsche Wörterbuch (Grimm & Grimm, 1860, S. 1348f.) verweist auf insgesamt vier Merkmalsbereiche für den Begriff „draußen":

- So bestimmt sich „draußen" einmal als außerhalb von Tür und Tor des Hauses, das heißt, als ein „auf der Straße sein". Dies würde dem entsprechen, was man als ***unmittelbares Wohnumfeld*** bezeichnen könnte. Das heißt, es wäre der Lebensbereich angesprochen, der unter anderem auch Gegenstand der Strukturforschung ist, die für diese Variante des

„Draußen“ ein Konzept der 'haltenden Strukturen und Kulturen' propagiert. Hier ginge es um Angebotsstrukturen im sozialen Nahraum beziehungsweise um regionale Standort-Strukturen, die geselliges, freizeitorientiertes, kulturelles Verhalten, kurzum: gesellschaftliche Teilhabe und Partizipation ermöglichen.

- „Draußen“ bedeutet aber auch, im Freien zu sein, auf dem Feld und im Wald, das heißt in der *Natur* als Gegenwelt zur Häuslichkeit, zur Zivilisation oder auch zur (städtischen) Kultur. Kulturgeschichtlich gesehen, stellt die Natur, und hierbei für die Generationen der heutigen Älteren insbesondere der „Wald“, einen zentralen Erfahrungs- und Entwicklungsraum dar. Dabei scheint es sich vorwiegend um ein städtisches Phänomen beziehungsweise um die Sehnsucht der Städter zu handeln. Dies gilt insbesondere für den deutschsprachigen Raum: „Für viele von uns ist 'Wald' die Metapher für Natur schlechthin“ (Lehmann, 1999, S. 20). Auch wenn dem „Wald“ – zumindest von jüngeren Generationen – aktuell eine etwas altbackene Ausstrahlung attribuiert wird („Wandern“), so haben andere Naturbereiche (Meer, Felsen, Luft, Schnee) – zumeist in Verbindung mit sportlicher Betätigung – durchaus Konjunktur. „Natur“, das „Grüne“ als Repräsentanten des „Draußen“ können aber durchaus dicht an das „Drinnen“ gebunden sein: Die Varianten von Wintergärten, Balkonen, Haus- und Schrebergärten, der kleine Park in der unmittelbaren Nachbarschaft et cetera reichen oft aus, um diesem Bedürfnis gerecht zu werden.
- Zieht man die Kreise noch weiter, dann kann mit „draußen“ auch gemeint sein, außerhalb der Gemeinde, der Heimat, des Landes zu sein, das heißt im Ausland oder *„in der Fremde“*. Hier kann man sicherlich zum einen das Reisen als Ausdruck einer „Draußen-Orientierung“ und als einer zumeist selbstbestimmt gewählten Form der Weltaneignung nennen, die gerade von den heutigen Generationen der Älteren vehement praktiziert wird und dabei gleichzeitig Ausdruck eines gewissen materiellen Wohlstands ist. Das Bedürfnis, sich Fremdes anzuschauen (und möglicherweise anzueignen), wird gerade bei den Älteren mit einem lebensgeschichtlich entstandenen „Nachholbedürfnis“ begründet. Dabei ist diese Form des „in der Fremde sein“ ein zeitlich befristeter Zustand mit Rückkehrgarantie. Auffällig ist bei älteren Menschen die Neigung, vertraute Strukturen mit dabei zu haben (Reisebus, Gruppenfahrt, Reiseleitung, mitgenommenes deutsches Schwarzbrot etc.) und sich nur begrenzt auf fremde Erfahrungen einzulassen. Im Zeitalter audio-visueller und auch anderer neuer Medien (Internet, e-mail) kann ein Stück „Fremde“ aber auch nach „drinnen“ geholt und somit mittelbar erfahren werden.
- Ganz anders ist allerdings die Lebenssituation, wenn das „In-der-Fremde-Sein“ politisches Exil oder Migration bedeutet. „Drinnen“- und „Draußen“-Gefühle sind möglicherweise paradox verkehrt. In dieser existentiell bedrohlicheren Lebenssituation bedeutet Alter zumeist eine stärkere Akzentuierung der ethnischen Zugehörigkeit; dies kann dabei zum einen Isolation und den Rückzug in die ethnische Enklave bedeuten, Ethnizität kann aber auch zum anderen eine wichtige Ressource für Wohlbefinden sein (vgl. Dietzel-Papakyriakou, 1993).
- Und schließlich kann „draußen“ auch bedeuten, „uneigentlich“ zu sein, außerhalb einer geistigen Gemeinschaft zu stehen, das heißt *sozial ausgeschlossen* zu sein und nicht dazuzugehören. Das heißt „draußen“ und „drinnen“ sind polarisiert aufeinander bezogen und stehen zumeist für viel mehr, als nur für die Orte des physischen Aufenthalts. Bettlägrige, demente PflegeheimbewohnerInnen wären ein Beispiel eines solchen Ausschlusses: Durch das Fixiert-Sein auf das „Drinnen“ sind sie in sozialer Hinsicht „draußen“. Unsichtbare Schwellen machen es für alle Beteiligten dann oft sehr schwer, diesen Zustand zu verändern (vgl. Koch-Straube, 1997).

3. Geschlechtstypische Verlaufsmuster über die Lebensspanne

Waren die bisherigen Aussagen weitgehend „geschlechtsneutral" formuliert, so soll an dieser Stelle auf geschlechtstypische Differenzen des „Drinnen"- und „Draußen"-Verhaltens im Lebensverlauf eingegangen werden. Erikson (1981) notiert angesichts von Beobachtungsprotokollen kindlicher Spielszenen, daß 10-12jährige Jungen und Mädchen sich am deutlichsten hinsichtlich der verschiedenen Nutzung des Raumes unterscheiden: Nach seiner Einschätzung betonen die Mädchen den inneren, die Jungen den äußeren Raum, beziehungsweise der männliche Raum sei beherrscht „von Höhe und Absturz, starker Bewegung und ihrer Bahnung oder Arretierung", der weibliche hingegen „von statischen Innenräumen, die offen oder einfach umschlossen, friedlich oder von Eindringendem bedroht waren" (S. 284). Daß Raumverhalten tatsächlich geschlechtstypisiert ist und sich bis in Körperhaltungen nachweisen läßt, sollte nicht mit „Natürlichkeit", sprich: biologischer Fundierung, gleichgesetzt werden. Gerade in diesem Bereich erweisen sich soziale Normen und Sanktionen als sehr wirksam, insbesondere mit Beginn der Pubertät. Im Lebensverlauf führen die geschlechtstypischen Sozialisationsbedingungen allerdings in der Tat dazu, daß Männer und Frauen unterschiedliche Raumaneignungserfahrungen machen, beziehungsweise unterschiedliche Zuständigkeiten für „draußen" und „drinnen" entwickeln. Zwar hat sich seit Schillers „Lied von der Glocke" („Der Mann muß hinaus ins feindliche Leben" vs. „Und drinnen waltet die züchtige Hausfrau") einiges geändert, dennoch sind die heutigen älteren Generationen noch unter Sozialisationsnormen groß geworden, die es den Frauen im mittleren Erwachsenenalter weitaus weniger als den Männern gestatteten, aushäusig erwerbstätig zu sein, einen Führerschein und Fahrpraxis zu haben, allein wegzufahren und öffentlich präsent und wirksam zu sein. Kulturhistorisch und kulturvergleichend gesehen, ist es aber interessant, daß in vielen Gesellschaften Frauen mit Beginn des Alters (der im übrigen oft gleichgesetzt wurde mit den Wechseljahren) zum ersten Mal den familialen Binnenraum verlassen und sich „draußen", in der Öffentlichkeit bewegen konnten. Begründet wurde dies damit, daß sie selber in sexueller Hinsicht als nicht mehr gefährdet galten und auch für andere Männer keine Versuchung mehr darstellten. Älteren Männern wird hingegen eher eine Rückzugstendenz in den Binnenraum unterstellt, nicht zuletzt deswegen, weil es sich für den alternden Mann als schwierig erweisen könnte, den Konkurrenzkampf „draußen", gegenüber jüngeren Rivalen, noch zu bestehen. Diese Konstellation, das heißt, der eher auf beschauliche Häuslichkeit orientierte ältere Mann und die (endlich) auf Expansion ihres Lebensraumes ausgerichtete Ehefrau, findet sich tatsächlich als eine nicht so ganz untypische Problemlage bei Paaren „im Ruhestand" (vgl. Gather, 1996).

4. Lebensverlaufsmuster: Gibt es „frühe" Prägungen für das Leben im Alter?

Für die Angehörigen der heutigen alten Generationen wird man, insbesondere im deutschsprachigen Kulturraum, bezüglich der Frage der Person-Umwelt-Beziehung außerhalb der Wohnung davon ausgehen können, daß viele in ihrer Jugend „draußen" als Gegenwelt zu einer beengten und beengenden häuslichen Atmosphäre erlebt haben. Dabei stand „draußen" oft als Synonym zum einen für eine (positiv bewertete) Natur/Naturverbundenheit und zum anderen für Reisen und Fahrten, wobei auch hier die soziale Einbindung eine ganz zentrale Rolle spielte. Es gibt zahlreiche zeithistorische Beispiele von Jugendgruppen und -organisationen mit ganz unterschiedlicher ideologischer Ausrichtung, die grundsätzlich eine starke Naturbezüglichkeit und „Natürlichkeit" und insbesondere die Welt des „Draußen" als zentralen Entwicklungsraum propagier(t)en (erinnert sei an Wandervögel, bündische Jugend, Naturfreunde, Falken, Pfadfinder, aber auch an HJ und BDM). Es ist bislang wenig untersucht, inwieweit sich solche 'Prägungen' im Jugendalter auf die Lebensgestaltung im Alter auswirken.

Das Beispiel der Jugendbewegung der 20er Jahre läßt vermuten, daß hier ein Mensch-Umwelt-Verständnis begründet wurde, welches deutliche Spuren auch im Alter dieser Menschen hinterlassen hat und zu durchaus tragfähigen 'alternativen' Lebensmodellen führte (Forschungsprojekt über „alte Jugendbewegte", Leitung: Prof. J. Reulecke, Uni-GH Siegen; vgl. Abschlußbericht, 1996). Ähnlich wie in vielen Biographien alter Menschen wurde auch in diesen 62 erhobenen Lebensgeschichten bereits die Kindheit weitgehend als „draußen verbracht" erinnert und zum Teil sicherlich agrarromantisch, idyllisch verklärt (auf dem Lande, mit Großeltern). Die Jugendzeit wiederum erwies sich als prägend für die Entwicklung eines Bedürfnisses nach Ausbruch aus der häuslichen Welt, nach körperlicher Bewegung, nach Außenorientierung sowohl im räumlichen als auch im sozialen Sinne (außerhalb der Familie). Es entwickelte sich ein Lebensgefühl, im 'sozialen Konvoi', das heißt gemeinsam mit anderen zu 'neuen Ufern' unterwegs zu sein. Auf die Frage nach den entscheidenden Elementen jugendbewegter Prägung werden von fast allen Befragten an erster Stelle die Prägung durch die Natur, durch die Gruppe und die Fahrten genannt, wie überhaupt das Leben als 'große Fahrt' inszeniert wird. So erstaunt es nicht, daß die Befragten auch und gerade im Alter selten ein Haustier und nur wenige Grünpflanzen haben, dafür aber selbstverständlich eine Seniorenfahrkarte der Deutschen Bundesbahn besitzen. Dabei überwiegen immer noch die selbstorganisierten Reisen oder solche nach „Wandervogel-Art", die noch am ehesten der „einfachen Art" entsprechen (z.B. „rollendes Hotel"). Dies korrespondiert mit einem ausgeprägt ökologischen Bewußtsein, was andererseits aber bei ihnen nicht mit Technik- und Medienfeindlichkeit gleichzusetzen ist. Ganz im Gegenteil bestand von jeher ein großes Interesse an neuen gesellschaftlichen und technischen Entwicklungen, die selbstbestimmt genutzt wurden.

Grundsätzlich scheint gerade eine bewußte und positiv repräsentierte Aneignung von Natur, von Erkundungen neuer Räume (und Menschen) außerhalb des häuslichen und familialen Lebensraumes in Kindheit und Jugend Interpretationskategorien vorzubahnen, die auch im Alter noch gut anwendbar sind, wenngleich sich der Radius des „Draußen" auch verringert haben mag.

5. Zur Notwendigkeit von Entwicklungsspielräumen außerhalb der Wohnung

So grundlegend eine sichere Welt des „Drinnen" als Entwicklungsraum in allen Lebensphasen ist, so wichtig sind aber auch im gesamten Lebensverlauf die Entwicklungsimpulse, die außerhalb des überschaubaren häuslichen Binnenraums liegen. Geht man davon aus, daß Zeit des Lebens sowohl ein zentrales Bedürfnis nach zwischenmenschlicher Verbundenheit ('communion') als auch eins nach Selbstbestimmung und Autonomie ('agency') besteht (vgl. Bakan, 1966), dann erscheint es auch wichtig, daß „Drinnen" und „Draußen" notwendige Entwicklungsspielräume sind, die im optimalen Falle gut ausbalanciert sind. Dem „Drinnen" kommt dabei eher eine stabilisierende Funktion zu, dem „Draußen" eine eher stimulierende. Möglicherweise besteht gerade für ältere Menschen die Gefahr, daß das „Draußen" (von ihnen selbst oder von der Umwelt) zunehmend als „bedrohlich" konstruiert wird und ihnen damit ein wichtiger Entwicklungsimpuls abhanden kommt. Die lebensgeschichtliche Erfahrung von „Entwicklungsgegebenheiten außerhalb der Wohnung" ist dabei grundsätzlich als wichtige Ressource für die Lebensbewältigung und die Etablierung von Wohlbefinden im Alter anzusehen.

Fred Karl

Alte Menschen außerhalb ihrer Wohnung: Sichtweise der ökologischen Soziologie

1. Einleitung

Im sozialen und wissenschaftlichen Milieu der deutschen Soziologie findet sich eine Gemeindesoziologie, eine Stadt- und Regionalsoziologie, eine Siedlungs-, Umwelt- und Planungssoziologie. Deren Vertreter – vor allem Jürgen Friedrichs (Universität Hamburg), Bernd Hamm (Universität Trier) und Ulfert Herlyn (Universität Hannover) – führten in den 70er Jahren durch Übersetzungen und Zusammenfassungen des US-amerikanischen Diskussionsstandes die Tradition der Chicago-Schule in den deutschsprachigen Raum als „Stadtsoziologie" ein und lösten damit die Gemeindesoziologie deutscher Tradition ab. Die empirische Forschung folgte zunächst dem wissenschaftstheoretischen Ansatz des Kritischen Rationalismus im Bemühen, die zu beobachtenden Sachverhalte zu operationalisieren und damit empirischer Forschung zugänglich zu machen. Die deutsche Siedlungssoziologie suchte dabei die verschiedenen Arten der Raumnutzung und Raumgestaltung in Wechselwirkung mit dem Sozialverhalten von Individuen und Gruppen und der Funktion von Institutionen zu erklären (Atteslander & Hamm, 1974).

Bezogen auf die Gruppe der älteren Menschen liegen aus der Regional- und Stadtsoziologie Studien zur residentiellen Segregation (Kapitel 2) und zum Aktionsraumverhalten (Kapitel 3) vor. Allerdings liefern auch andere Zweige der Soziologie Ergebnisse zur Thematik des außerhäusigen Verhaltens älterer Menschen, wie am Beispiel der Freizeitsoziologie (Kapitel 4) gezeigt wird.

Von einer „Ökologischen Soziologie" ist in Deutschland erst seit wenigen Jahren die Rede. In ihr kommt dem Konzept der ökologischen und sozialen Nachhaltigkeit eine besondere Bedeutung zu (Kapitel 5). Der Autor ist der Auffassung, daß die Ökologische und Soziale Gerontologie bisher diese Fragestellungen der Soziologie noch ungenügend aufgenommen hat (Kapitel 6).

2. Residentielle Segregation

Das Konzept der residentiellen Segregation umfaßt die Verteilung der Wohnstandorte verschiedener sozialer Gruppen und thematisiert damit auch die ungleichen Partizipationschancen der jeweilig untersuchten sozialstatistischen Kategorien (Familienhaushalte bzw. Alleinlebende und Alleinerziehende, sozial Benachteiligte, MigrantInnen, Altersgruppen).

In den 80er Jahren beschäftigten sich Laszlo A. Vaskovics et al. (1983) mit der Thematik „Alte Menschen im sozial-ökologischen Kontext" aus dem Blickwinkel der sozialen Integration älterer Menschen. Unter der alarmierenden Feststellung, wonach sich in den Städten eine räumliche Separierung von Jung und Alt vollziehe (Schütz, 1985), wurde untersucht, ob die räumliche Konzentration und das Wohnen unter vergleichsweise schlechteren infrastrukturellen Bedingungen dazu führe, daß negative Kategorisierungen und Stigmatisierungen seitens anderer Bevölkerungsgruppen wirksam werden.

Makrosoziale Daten aus Mitte der 70er bis Anfang der 80er Jahre bestätigten zunächst, daß die älteren Menschen in Städten der damaligen Bundesrepublik stärker segregiert sind als die jüngeren Bevölkerungsgruppen. Allerdings erreicht die Konzentration und räumliche Distanz der alten Menschen längst nicht das Ausmaß, das auf eine Ghettobildung hindeuten würde. Als Erklärung greift nach begründeter Ansicht der Autoren jedoch nicht die „Verdrängungsthese", wonach alte Menschen als soziale Randgruppe in spezielle Wohngebiete mit veralteten Wohnungen ausgesondert würden, sondern eher eine lebenszyklische Erklärung, wonach die Ältergewordenen mit ihren Wohnungen und ihrer Wohnortpräferenz gealtert sind. „Hinsichtlich der altershomogenen Gebiete hat man es mit 'natürlich' gewachsenen sozialen Einheiten zu tun, deren Bewohner sich in der Mehrzahl in einem jahrzehntelangen Prozeß an die gebotenen Lebens- und Umweltbedingungen gewöhnt haben" (Vaskovics, 1990, S. 74). Ihr Bewertungsmaßstab bezieht sich nicht auf „bessere" Wohngebiete, sondern eher auf einen Vergleich gegenüber schlechteren Wohnbedingungen in früheren Lebensabschnitten.

Zuletzt setzte sich der Zweite Altenbericht der Bundesregierung (BMFSFJ, 1998) mit dem Zusammenhang von Lebenszykluserfahrungen und Wohnen auseinander. Dort (wie bereits bei Friedrich, 1988) wird auch darauf hingewiesen, daß inzwischen andere Wohngebiete als Innenstädte, nämlich suburbane und Umlandgebiete „altern", mit veränderten Herausforderungen an die Lebensplanung der dort lebenden Menschen und an die Angebote der Altenarbeit.

Somit ist auch keine Entwarnung zu geben, was die altersmäßige Durchmischung der Wohngebiete betrifft. Für die derzeitige Situation wäre zum Beispiel zu überprüfen, ob die „alten Thesen" der räumlichen Aussonderungen sich bei bestimmten sozialen Gruppen, zum Beispiel älteren MigrantInnen, etwa doch bestätigen lassen. Bereits jetzt und verstärkt für die kommenden Jahrzehnte strukturieren sich im Zuge gravierender ökonomischer (und damit verbunden: regionaler und das Stadt-Land-Verhältnis betreffender) Veränderungen die Lebensräume neu. Einfluß darauf haben unter anderem erhöhte Mobilitätszwänge für die jüngeren Erwerbstätigen und Wohnortumzüge begüterter SeniorInnen in landschaftlich reizvolle Gebiete. Die dabei alle Altersgruppen betreffende Segregation ist nach Jens S. Dangschat (Uni Hamburg) „ein entscheidender Motor für die Reproduktion sozialer Ungleichheit, indem sozial Benachteiligte in diejenigen Wohn- und Wohnumfeldsituationen abgedrängt werden, in denen sie keine gleichen Entwicklungschancen haben, weil sie von vielen städtischen Einrichtungen aufgrund schlechter Ausstattung und mangelnder Erreichbarkeit abgeschnitten ... sind. Zudem sind soziale Netzwerke dort nur schwierig als 'soziales Kapital' zu entwickeln, wo die Wertevielfalt groß, der kulturelle Hintergrund verschieden, die individuellen und familiären Probleme jedoch groß sind“ (Dangschat, 1997a, S. 643).

3. Aktionsräume und Mobilitätsverhalten

Die Umwelt-Kategorien der Tagung heißen: „außerhalb der Wohnung“ beziehungsweise „in der Wohnung“. Der Göttinger Soziologe Hans Paul Bahrdt (1961) hatte in seiner Unterscheidung von Öffentlichkeit und Privatheit erstere dort erkannt, wo eine Konzentration vielfältiger Gelegenheiten und Austauschakte stattfindet. „Dort trifft man die größte Zahl und Vielfalt von Menschen an, Menschen, die sich in der Regel nicht kennen. Es ist die typische 'Vorderbühne' im Sinne Goffmans (1969), der Ort darstellenden Verhaltens“ (Hamm & Neumann, 1996, S. 248). Diese Potentiale öffentlicher, halböffentlicher und privater Räume meinte auch Simmel, wenn er vom „Raum als Möglichkeit des Beisammenseins“ sprach (zit. nach Bertels & Herlyn, 1990, S. 10). Bezogen auf das außerhäusige Raumverhalten älterer Menschen drängt sich hier die Frage nach Inanspruchnahme beziehungsweise Nicht-Inanspruchnahme kommunaler Angebote auf, die Frage danach, warum ältere Menschen die ihnen zum Beispiel seitens der Altenarbeit offerierten außerfamiliären Kommunikationsmöglichkeiten nicht ausschöpfen.

Die in der Stadtsoziologie gebräuchliche Aktionsraumforschung konnte seit den 80er Jahren einige Ergebnisse zum außerhäusigen Verhalten älterer Menschen vorlegen. Nach einer Zeitbudgetstudie von Dangschat et al. (1982) sind die Aktionsräume der Gruppe „Rentner und Pensionäre“ zwar kleiner als die der Erwerbstätigen, doch bestehen innerhalb dieser Gruppe sehr große Unterschiede. Die Aktivitäten und Ausgangsdistanzen steigen in der Regel mit dem Einkommen, der Schulbildung, der Verfügbarkeit über einen PKW und sind außerdem abhängig vom körperlichen Zustand (Friedrichs, 1990). Zwei Drittel aller außerhäusigen Aktivitäten (vorrangig Besorgungen, Besuche und Spaziergänge) finden demnach im Stadtteil und unmittelbaren Nahbereich des Wohnquartiers statt.

In soziologischer Perspektive werden neben Innen- beziehungsweise Außen- auch verbindende „Zwischenräume“ thematisiert. Nach Hartmut Häußermann (FU Berlin) und Walter Siebel (Universität Oldenburg) in ihrer „Soziologie des Wohnens“ (1996) verschieben sich die Grenzen zwischen privatem und öffentlichem Bereich in größeren Haushalten, in Wohn- und Hausgemeinschaften und werden zugleich nach außen hin durchlässiger. Bei der Nutzung ambulanter und mobiler Dienste durch Altenhaushalte sind alle Beteiligten darin herausgefordert, jeweils angemessene Balancen zwischen „Nähe“ und „Distanz“ und Passungen zwischen selbstbestimmter „Häuslichkeit“ und fachlich definierter „Dienstleistung“ herzustellen.

3.1 *Eine Aktionsforschungsstudie zum außerhäusigen Verhalten älterer Menschen im Wohnumfeld*

Bereits vor der Inanspruchnahme außerfamiliarer Hilfe stehen innerhäusliches und außerhäusiges Verhalten in engem Zusammenhang. Wie wichtig dabei die Aktivitäten „außerhalb der Wohnung" für die Aufrechterhaltung der Selbständigkeit älterer Menschen „in der Wohnung" sind, zeigte eine aus einem Modellprojekt (Karl et al., 1990) der zugehenden stadtteilorientierten Beratung älterer Menschen (Ausgangspopulation n = 145) hervorgehende Untersuchung über mehrere Erhebungszeitpunkte. Demnach stellt der Rückzug von außerhäusigen Aktivitäten eine ungünstige Prognose auch für die autonomen Aktivitäten im Kontext der Wohnung dar. Gerade die Übergangsphase des langsamen Rückzugs in die geschützten eigenen vier Wände sollte vom sozialen Umfeld und von der professionellen Altenarbeit sensibel wahrgenommen werden, so daß einer auf den Mikrobereich übergreifenden Atrophie des Meso-Bereichs mit Hilfe der Stützung außerhäusiger Interessen und Aktivitäten entgegenwirkt werden kann (Karl, 1995).

In dieser Untersuchung ging der Autor auch der Frage nach, warum manche Teilgruppen ihre Aktionsspielräume nicht ausschöpfen, andere wiederum trotz eingeschränkter Mobilität unter Nutzung zusätzlicher Ressourcen ihre enger werdenden Kreise sprengen. In diesem Erkenntnisinteresse verband sich der Ansatz der Aktionsraumanalyse mit dem Konzept der Potentiale und Potentialitäten, um zu einer Weiterführung des Lebenslage-Ansatzes beizutragen. In der alterssoziologischen Rezeption des Lebenslage-Ansatzes wird gewöhnlich ausgeführt, daß Personen und Gruppen über verschiedene Spielräume verfügen, aber oft wird im Detail nicht nach der Ausfüllung vorhandener Spielräume, der Erweiterung von Spielräumen und grundsätzlich nach dem Spielraumbewußtsein gefragt.

Ein wesentliches Ergebnis im Intervall zwischen dem ersten und zweiten Erhebungszeitpunkt (1985-1990) lag darin, daß sich die Existenz eines Partners beziehungsweise einer Partnerin und das Vorhandensein von „social support" durch weitere Personen förderlich für die außerhäusige Interessenausübung auch unter eingeschränkten innerhäuslichen Mobilitätsspielräumen erwies. Während sich bei hilfsbedürftigen alten Männern eine solche Unterstützung seitens ihrer Partnerinnen eher primär für ihre Aktionsradien „in der Wohnung" auswirkte, überwanden einige hilfsbedürftige alte Frauen die Grenzen der Wohnung mit Hilfe ihrer Partner, die einen PKW nutzen konnten (Karl, 1996). Im folgenden Intervall (1990-1995) ist für einen Teil dieser Untergruppe jedoch Partnerverlust durch Tod verantwortlich dafür, daß diese Aktivitäten eingestellt werden müssen, wenn nicht andere Personen aus dem informellen oder formellen Umfeld, das heißt Verwandte/Freunde/Nachbarn oder ehrenamtliche beziehungsweise professionelle Helfer, als stützende und motivierende Begleiter auftreten.

3.2 Kohorteneffekte im außerhäusigen Mobilitätsverhalten älterwerdender und älterer Menschen

Wird der Befund, daß ältere Männer öfter etwas außer Haus unternehmen als ältere Frauen (Wittenberg, 1977), in Zukunft noch angesichts zunehmender Erwerbstätigkeit und Mobilität von Frauen gelten? Was die heute Älteren betrifft, so hatten Heidrun Mollenkopf et al. (1998, S. 305) mit Hilfe des Outdoor Mobility Surveys erhoben, daß je nach Untersuchungsgebiet in den alten beziehungsweise den neuen Bundesländern über-80jährige Frauen nur zu 3% selbst ein Auto fahren, 60-64jährige jedoch noch zu mehr als 20%. Hierbei geht es nicht um Altersunterschiede, sondern um Kohorteneffekte. Die heute 80jährigen Frauen fahren kein Auto, weil sie nun so alt geworden sind, sondern sie haben in der Regel nie eins gefahren, weil dies in ihrer Lebenszeit nie möglich war beziehungsweise nie ermöglicht wurde.

Dem Einfluß von Kohorteneffekten hatte Günther Weiss in bezug auf das geschlechtsspezifische Naherholungsverhalten älterer Menschen nachgespürt. Zum Untersuchungszeitpunkt in der zweiten Hälfte der 80er Jahre sind es öffentliche Verkehrsmittel nutzende Seniorinnen gewesen, die am Wochenende die gut erreichbaren Ausflugsgebiete aufsuchten. Diese meist alleinstehenden Frauen waren zwar ohne PKW und Führerschein, hatten aber eine oder mehrere feste Partnerinnen für solche Ausflüge. „Die Aktivitäten beschränkten sich auf einen Spaziergang, den die meisten durch den Verzehr von Kaffee und Kuchen in einem Restaurant ergänzten" (Weiss, 1993, S. 90). Hier rekrutieren sich die Nichteinkehrer eher aus alleinstehenden Männern. In einer Zählung in der ersten Hälfte der 90er Jahre wird dann ein verändertes Bild deutlich: ältere Menschen suchen – als gemischtgeschlechtliche Paare – Freizeitziele vermehrt mit dem eigenen PKW auf. Die „neuen Alten" sind dabei auch in ihrer Zielortwahl flexibler. Ausflugsgaststätten überleben diesem Bericht nach dann, wenn sie mit dem PKW angefahren werden können und entsprechend große Parkplätze aufweisen – samt aller (nun aber nicht einseitig den Senioren zuzurechnenden) ökologischen Folgeprobleme eines wachsenden individuellen Verkehrsaufkommens.

4. Ergebnisse der Freizeitsoziologie

Während sich im Feld der raumbezogenen Sozialwissenschaften Ergebnisse und Methoden der Stadtsoziologie und Sozialgeographie überschneiden, rechnet sich die Freizeitsoziologie diesen Forschungsszenen nicht zu. Der Soziologe Horst W. Opaschowski (BAT-Freizeitinstitut Hamburg) gewinnt seine Ergebnisse aus Massenumfragen für die erste Hälfte der 80er und 90er Jahre, wobei nicht nur die Ist-Situation eruiert, sondern auch Wünsche und Absichten von Personen mittleren Alters für die Zukunft erfragt wurden. Trotz damit verbundener methodischer Bedenken sind diese über Massenbefragungen gewonnenen Ergebnisse aufzunehmen, da sie zu neuen Fragestellungen anregen. (Die methodischen Bedenken beziehen sich zum Beispiel auf die mangelnde Validität prospektiver Selbsteinschätzungen sowie darauf, daß im Längsschnitt nicht gleiche Samples miteinander verglichen werden.)

Die derzeitigen „neuen Alten", so Opaschowski, seien gegenüber der gleichaltrigen Gruppe aus den 80ern „nicht weniger, sondern anders aktiv": kulturelle Interessen und informelle Geselligkeit hätten in ihrer Bedeutung ebenso zugenommen wie die Übernahme ehrenamtlicher Aufgaben, worin von diesen Forschern ein bemerkenswertes Potential für die Freiwilligenarbeit gesehen wird. Jüngere Berufstätige von heute, im Alter zwischen 30 und 49 Jahren allerdings wollten „in zwanzig Jahren ein Leben wie Nomaden führen und mehr unterwegs als zu Hause sein" (Opaschowski, 1998, S. 82).

Daß die Kluft zwischen Wunsch und Wirklichkeit oft weit auseinandergeht, wissen wir aus bisherigen Studien zum Übergang in den Ruhestand und über die Zeit danach. Was neu ist: einerseits wachsen die Ansprüche und Absichten, gleichzeitig werden auch die Grenzen jetzt schon bewußt, ob die materiellen und immateriellen Ressourcen dann überhaupt zur Verfügung stehen. Opaschowski weist darauf hin, daß sich angesichts der Ausweitung von Angeboten einerseits der Möglichkeitsraum vergrößert, andererseits die Sinnfrage verschärft, somit eine Schere zwischen „Muß und Muße" aufgeht (ebd., S. 77). Das Bewußtsein über erweiterte Möglichkeiten sei gewachsen, aber Bequemlichkeit dominiere.

Soziologische Studien zur „Produktivität des Alters" haben eben mit diesem Dilemma zu tun. Eine ähnliche Problematik zeigt sich im Diskurs zur Partizipationsförderung in der ökologischen Soziologie und im Programm der „Agenda 21".

5. Die Genese einer Ökologischen Soziologie

In den 90ern unterwerfen sich Stadt- und Siedlungssoziologen einer Selbstkritik, wenn zum Beispiel Bernd Hamm rückblickend feststellt: „Vielmehr haben wir uns ... einem positivistischen Wissenschaftsverständnis unterworfen, das sich angesichts der globalen Bedrohung als weltweit irrelevant erweist" (Hamm, 1994, S. 220). Nach einem ersten Anstoß von Bühl 1980 („Das ökologische Paradigma in der Soziologie"), der Rezeption amerikanischer Literatur (zuletzt „Toward an Ecological Sociology" von Dunlap & Catton, 1994; vorher Catton & Dunlap, 1978; Catton, 1993), nach Wehlings „Ökologische Orientierung in der Soziologie" (1989) entstehen in Deutschland zwei Buchreihen, zum einen mit dem Titel „Ökologische Soziologie" (Hamm, 1996; Hamm & Neumann, 1996), zum anderen mit der Bezeichnung „Soziologie und Ökologie" (Brand, 1997) in Anlehnung an die neugegründete, gleichnamige Sektion in der Deutschen Gesellschaft für Soziologie.

Die „ökologische Soziologie" greift analytisch über die mikrosoziale Sichtweise einer Person-Umwelt-Relation hinaus und folgt dem Ziel eines „global sustainable development", einer ökologischen und sozialen Zukunftsfähigkeit im Weltmaßstab (Hamm & Neumann, 1996). So thematisieren im ersten Band der Buchreihe „Soziologie und Ökologie" mehrere Autoren in bezug auf die Erforschung heutiger

Lebensweisen und Lebensstile, welche Herausforderungen das Konzept der Nachhaltigkeit an die Soziologie heranträgt (Brand, 1997).

Der Begriff der Nachhaltigkeit, für den inzwischen an die 70 Definitionen vorliegen, meint langfristig tragfähige, dauerhafte, zukunftsfähige Entwicklungen, die eine Veränderung gegenwärtiger Lebens- und Konsumtionsstile verlangen, weil die sogenannten modernen Lebensformen in den reichen Metropolen nicht als „nachholende Modernisierung" auf die bevölkerungsreichen Länder (China, Indien usw.) übertragen werden können, ohne zu einem Kollaps zu führen. Dabei wird der Begriff der Nachhaltigkeit längst nicht mehr auf eine „Umweltschutz"-Zielsetzung verkürzt, sondern es wird der enge und wechselseitige Zusammenhang von sozialer Gestaltung, ökologischem Bewußtsein und ökonomischem Erfolg betont.

Im Zuge der auf der Konferenz von Rio de Janeiro 1992 beschlossenen „Agenda 21" und der Charta von Aalborg („Charter of European Cities and Towns Towards Sustainability") 1994 ist die Operationalisierung ökologischer und raumplanerischer Kriterien der Nachhaltigkeit am weitesten fortgeschritten. Gleichwohl bereitet die konkrete Fassung des Ziels der „Sozialverträglichkeit" im Prozeß der Lokalen Agenda 21 Schwierigkeiten (Dangschat, 1997). So ist die Debatte in der Soziologie zum Umgang mit der Kategorie der „Nachhaltigkeit" durchaus kontrovers. Als entscheidend wird gesehen, „wie dieses Konzept in gesellschaftliche Ziele und Handlungsansätze übersetzt wird", vor allem hinsichtlich „der Handlungspotentiale oder -zwänge der unterschiedlichen gesellschaftlichen Akteursgruppen" (Wehling, 1997, S. 48).

Eine Differenzierung des Begriffs der „sozialen Nachhaltigkeit" erschließt sich zum Beispiel aus dem konzeptionellen und normativen Rahmen der „Familienförderung" (BMFuS, 1994). Angesichts der Befürchtung, daß die ökonomische Globalisierung ihren Siegeszug auf Kosten der sozialen Substanz und des sozialen Kitts zwischen den Generationen und Geschlechtern führt, zielt soziale Nachhaltigkeit auf die Sicherung der Entwicklungs- und Funktionsfähigkeit solidarischer Gemeinschaften und Gesellschaften. Operationalisierungen und politikfähige Umsetzungen in Deutschland (vgl. Heuwinkel, 1997) sehen dabei vor allem junge Familien, Kinderfreundlichkeit und berufliche Qualifizierungen als Träger nachhaltiger Entwicklung.

Was ältere Menschen als potentielle Akteursgruppe betrifft, erbrachte eine landesweite Studie in Baden-Württemberg zum Bürgerschaftlichen Engagement interessante Ergebnisse. Ältere Menschen nennen als wichtigste Probleme im Wohnort/Stadtteil überdurchschnittlich die Themenbereiche Verkehrsprobleme, Stadtplanung und Infrastruktur. Hinsichtlich der subjektiven Einschätzung der Befragten, zur Lösung dieser Probleme im Handlungsraum des Stadtteils beizutragen, stehen Aspekte der sozialen Beziehungen und Umweltfragen im Vordergrund (Ueltzhöffer & Ascheberg, 1997). Wenn zutrifft, daß sich die Älteren in ihrem Wohnumfeld als umweltbewußt verstehen, so müßten vor Ort thematische Brückenschläge zum Ziel der Nachhaltigkeit gelingen. Ich halte dies für eine theoretisch wie praktisch wichtige Erkenntnis. Es stimmt nicht, daß sich nur Jüngere Sorge um drohende ökologische Katastrophen machen würden – wie Jörg Tremmel (1996) von der „Stiftung zur

Wahrung der Rechte nachkommender Generationen" behauptet – und daß die Alten rufen würden: „Nach uns die Sintflut".

Vielmehr beinhaltet die Bedeutung der Dimension „Generativität" (Erikson, 1985) für ältere Menschen, die im Vergleich zu den Jungen nicht mehr so viel Lebenszeit vor sich haben, als Anteilnahme am Schicksal nachfolgender Generationen auch, eine bewohnbare Lebensumwelt zu hinterlassen. Dieser Perspektive stellte sich das EUROFORUM 1998 von Seniorengruppen aus mehreren Ländern und Regionen mit dem Thema „Senioren für eine lebenswerte Zukunft". Der Vorsitzende des Landesseniorenrats Baden-Württemberg bezeichnete dabei Senioren-Umweltprojekte als „politischen Beitrag der Älteren" (Hörrmann, 1998, S. 13).

Hiermit schließen sich seniorenpolitische Entwicklungen an die Perspektiven aus der „Soziologie des Wohnens" an, wenn Häußermann & Siebel den Idealtypus des modernen Wohnens (jeder für sich in scheinbarer Autonomie) kritisieren und zugunsten einer ökologisch verträglichen Haus- und Stadttechnik eine andere Wohn- und Lebensweise fordern. In Zukunft müßten sich die Haushalte in bestimmten Bereichen einschränken, mehr Wissen aneignen und mehr Verantwortung innerhalb der Wohnung und im Wohnumfeld übernehmen (Häußermann & Siebel, 1996, S. 321).

6. Perspektiven: Anstöße für die Soziale und Ökologische Gerontologie

Wenn wir uns der Thematik „ältere Menschen außerhalb der Wohnung" unter dem Blickwinkel kultureller Unterschiede stellen und dabei unseren Blick auf SeniorInnen richten, die sich kommunikations- und reisefreudig außerhäusige Terrains erschließen, so verdrängen wir in einem eurozentristischen Denken möglicherweise die Alltagsrealität einer ungleich größeren Zahl älterer und alter Menschen unter anderen Lebensbedingungen. So fragte Tews: „Mit welchen Problemen beschäftigen wir uns hier eigentlich angesichts der Not, vor allem auch der Altersnot in der sogenannten Dritten Welt – aber auch der Zweiten; denn Altersnot gibt es auch im Ostblock. Und die Lebenssituation im Alter wird dort bestimmt nicht besser, eher schlechter" (Tews, 1991, S. 37). Die Entwicklung in Rußland, Bulgarien, Rumänien und anderen Ländern hat diese Prognose mehr als bestätigt. „Ältere Menschen außerhalb der Wohnung" sind dort damit beschäftigt, durch Schlangestehen, kleine Verkäufe und Dienstleistungen und auch Betteln ihren Lebensunterhalt auf kärglichstem Niveau zu bestreiten. Auch sie gehörten einmal zu den Aufbaugenerationen – um so schmerzlicher ist für ihre biographische Bilanz die heutige Armut im Alter und die Ignoranz der gesellschaftlichen Umwelt gegenüber ihrer Situation.

Ökologie und Soziales im Weltmaßstab werfen also grundsätzliche Fragestellungen der Mensch-Umwelt-Relation auf, die nicht personologisch verkürzt werden darf. Die ökologische Gerontologie kann von dieser Perspektiverweiterung für ihr theoretisches Framing und für die Forschung profitieren. Was für die ökologische Soziologie angeregt wird – in empirische Untersuchungen die Frage nach der Akzeptanz und faktischen Verbreitung von „nachhaltigen Lebensstilen" zu integrieren (Wehling, 1997, S. 37) – wird auch für die (das Alltagsverhalten älterwerdender und älterer Menschen untersuchende) Gerontologie ein Thema werden.

Schließlich eröffnen sich der ökologischen Soziologie und der ökologischen Gerontologie für den mikrosozialen Bereich auch Anstöße aus dem disziplinären und professionellen Feld der Sozialen Arbeit, gerade wenn die produktiven Anregungen aus dem 2. Altenbericht zum „Wohnen im Alter" (BMSFSJ, 1998) anwendungsbezogen aufgegriffen werden sollen: dort ist viel von Netzwerkaufbau und quartiersbezogenem Sozialmanagement die Rede. In den Sozialarbeitswissenschaften wurde bereits Anfang der 80er Jahre in Deutschland mit der Übersetzung des Ansatzes von Carel B. Germain & Alex Gitterman (1983) sowie mit Wolf Rainer Wendts „Ökologie und soziale Arbeit" (1982) und „Ökosozial denken und handeln" (1990) die ökologische Perspektive aufgenommen. Hier geht es um die Wechselbeziehung zwischen der formellen (von außen kommenden) und der informellen (innerhäuslichen und nachbarschaftlichen) Hilfe, geht es um das, was im lebensweltlichen Rahmen schon immer geleistet wurde und das, was systemisch, planerisch und professionell angegangen werden muß, auch um das lebensweltlich Geleistete zu stützen. Die grundlegenden Aussagen dieses ökosozialen Ansatzes „sind präskriptiver Natur: sie schreiben vor, ganzheitlich, haushaltend, pflegend usw. zu verfahren" (Wendt, 1990, S. 13). Hier wird auch deutlich, daß der Pflege-Begriff – pflegerisch mit uns und der Umwelt umzugehen – einen viel weiteren Bedeutungsgehalt als in der gegenwärtig sich etablierenden Pflegewissenschaft besitzt.

7. Zusammenfassung

Der soziologische Beitrag für den interdisziplinären Diskurs zum Thema „Alte Menschen in ihrer Umwelt" macht für diese Einzeldisziplin deutlich, wie sehr sich in den letzten Jahren die kategorialen und konzeptionellen Perspektiven weiterentwickelt haben. Für die Ökologische und Soziale Gerontologie stellt sich die Aufgabe, diese Beiträge aus den verschiedenen Fundierungsdisziplinen zur Kenntnis zu nehmen und zusammenzuführen, auch im Bewußtsein der Kohortengebundenheit der bisher vorliegenden empirischen Erkenntnisse.

Danksagung
Für Literaturhinweise danke ich Birgit Jansen, Kassel (zu „Wohnen im Alter") und Bruno Schmaus, Heidelberg (zur „Agenda 21").

Bruno Schmaus

Alte Menschen in ihren Wohnquartiersbezügen

Vorbemerkung

Die klassische Gerontologie scheint vor einem Scheideweg zu stehen. Fred Karl hat mit seinem Plädoyer für eine Perspektivenerweiterung der Gerontologie im Sinne der „sozialen und ökologischen Nachhaltigkeit" neue Ansätze aus der Soziologie und Sozialarbeit aufgegriffen, die auch in der ökologischen Gerontologie noch weitgehend unbekannt sind. Die „Produktivität des Alters" würde unter einem solchen Forschungsansatz eine Erweiterung erfahren und auch als Leistungsbeitrag für die ökologische und soziale Zukunftsfähigkeit unserer Gesellschaft verstanden werden. Die engere Lebensumwelt, das Wohnquartier, könnte dadurch zum Ort eines Brückenschlags zwischen den Generationen auf dem Weg zur nachhaltigen und solidarischen Entwicklung werden. Die scheinbaren intergenerativen Unterschiede in den Nutzungsanforderungen an ein intaktes und zukunftsfähiges Wohnquartier lösen sich vor diesem Hintergrund weitgehend auf. In diesem Sinn sind die folgenden Ausführungen zu verstehen, die sich zu Beginn kritisch mit der Wissenschaftsgläubigkeit und der Generalisierbarkeit von Erkenntnissen auseinandersetzen und die Einbindung der Forschung in die Lokale Agenda 21 fordern.

1. Ethischer Impetus und praktische Vernunft

Für die Anwendung ist nebensächlich, ob der ethische Impetus eines wissenschaftstheoretischen Ansatzes klar erkennbar ist oder sich einem nur indirekt oder erst später vermittelt. So kann die neuere ökologische Soziologie wegen ihres normativen Diktums im Sinne eines „sustainable development" (Nachhaltigkeit) nur für sich in Anspruch nehmen, daß sie sensibler auf die durch die Belastung der ökologischen Ressourcen verursachte weltweite Bedrohung der Menschen eingeht und eine Trendwende (Umkehr) anmahnt. Der Ansatz führt nicht genuin zu besseren Erkenntnissen, jedoch zu einer wichtigen Ausweitung und Vernetzung der Betrachtungsebenen.

2. Was hilft uns weiter?

Ob in wissenschaftlichen Arbeiten reine Denklogik, Hermeneutik, kritischer Rationalismus oder Positivismus mit der Dominanz empirischer Techniken vorherrschen, ist für mich nachrangig. Auch das „Fliegenbeinzählen" ist hie und da vonnöten.

Wichtig ist, daß sich die Wissenschaft dem Falsifikationspostulat unterwirft, kontrollierte Beobachtungen zuläßt, zu operationalisierbaren Ergebnissen kommt und Praktiker nicht davon ausschließt, über die Güte der Erkenntnisse zu urteilen.

3. Gegen Kathedererkenntnisse oder von der Ambivalenz des Lebens

Je mehr man mit der Vielfalt der Lebenswelten und der Ausdifferenzierung individueller Lebenslagen konfrontiert wird, desto mehr ist man davon überzeugt, daß es keine ehernen Gesetzmäßigkeiten gibt. Bei allen noch so bewiesenen oder deduktiv abgeleiteten Erkenntnissen sollte man sich deshalb eine Grundskepsis gegenüber „ewigen" Wahrheiten oder der Unfehlbarkeit der Statistik bewahren. Dies gilt vor allem für wissenschaftlich abgeleitete Praxisempfehlungen, die teilweise einem „eurozentristischen Denkansatz" entstammen. Auch sollte sich die Stadtentwicklungsplanung hüten, allgemein gültige Anforderungsprofile für Urbanität oder lebenswerte Wohnquartiere aufzustellen. Dazu sind die Ansprüche, Sozialphilosophien, Planungsideologien und Architekturmythen zu vielfältig.

Vollkommene Relativierungen von Forschungsergebnissen im Sinne einer „Risiko- und Multioptionsgesellschaft" oder durch Adaption des Leitsatzes der Postmoderne „Anything goes", sind jedoch ebenfalls unangebracht. Ein absoluter Wertepluralismus mit der Gleichrangigkeit von Bedürfnissen wird nicht unterstellt.

4. Gerontologie vor dem Scheideweg?

Die Feststellung von Ernst Paul Rabe „Die Alten haben ihre Ruhe verdient. Sie bis auf den Grund erforschen zu wollen, ist die größte Respektlosigkeit unseres Jahrhunderts" (BfLR, 1993) macht nachdenklich, obwohl sie von einem falschen Ansatz ausgeht. Nicht nur für Bio- und Gentechnologie sind Grenzen des Forschungsinteresses einzuhalten. Effizienzmaximierung kann Sinnfragen nicht lösen helfen. „Differenzakzeptanz", darunter versteht Gross (1994) das sich Loslösen von der Vorstellung, alles müsse neu, besser hergestellt oder vervollkommnet werden, erleichtert die Überbrückung der „quälende(n) Spanne zwischen Erfahrung und Vernunft, zwischen Wirklichkeit und Möglichkeit".

Auch für die Alternsforschung gilt, daß sie sich modischer normativer Strömungen verweigern sollte. Es sei denn, sie brächten wie etwa der neue ökosoziale Ansatz (ganzheitlich, haushaltend und pflegend) Erkenntnis- und vor allem Umsetzungsgewinne, die über den eigentlichen Forschungsgegenstand hinausgehen. So wären bei einer „ökologischen" Gerontologie nicht mehr nur das Individuum (der alte Mensch), soziale Gruppen oder Strukturkomponenten Forschungsgegenstand, sondern auch oder vor allem Prozesse, die eine nachhaltige Entwicklung beeinflussen. Die von Hartmut von Hentig aufgestellte Vermutung „... möglicherweise haben wir bisher falsch gefragt" (Goodman & Goodman, 1994) verlangt immer wieder eine Antwort.

5. Agenda Prozeß als Chance und Impulsgeber

Die Folgewirkungen individuellen Handelns alter Menschen oder strukturpolitischer Entscheidungen für alte Menschen auf das lokale und globale ökosoziale Gleichgewicht stünden bei einer so verstandenen ökologischen Gerontologie im Mittelpunkt. Dies gilt vor allem auch für den Partizipationsprozeß der Betroffenen und die Forderung nach einem kontinuierlichen Diskurs aller sozialen Gruppen. Das von Fred Karl geforderte Ziel einer „sozialen Nachhaltigkeit" als Sicherung der „Entwicklungs- und Funktionsfähigkeit einer solidarischen Gesellschaft" zwischen den Generationen und in der Generationenabfolge entspricht diesem Anspruch. Die Lokale Agenda 21 hätte damit auch in der Gerontologie Einzug gehalten. In diesem Sinn stellt die erst jüngst gegründete Abteilung für „Soziale und Ökologische Gerontologie" am DZFA einen Gewinn dar. Da die Stadt Heidelberg mit ihrem neuen „Stadtentwicklungsplan Heidelberg 2010" eine nachhaltige Entwicklung anstrebt, unterstützt sie lokale Studien mit einem entsprechenden Forschungsprofil.

6. Was macht Wohnquartiere lebenswert? Mehr Fragen als Antworten

Wegen der knappen Seitenvorgabe werde auch ich mehr Fragen stellen als Antworten geben, werde mehr Thesen formulieren als in Fallbeispielen aus Heidelberg den Anspruch an die Wohnumwelt durch Ältere zu untermauern.

Aus dem gleichen Grund verbietet es sich, auf die Vielfalt von Lebensentwürfen und -stilen, sozialen Milieus, ökonomischen Chancen, Biographien und Wohnumwelten von alten Menschen einzugehen. Genauso fällt es schwer, die geschlechts- und interkulturellen Unterschiede und deren Einwirkung auf die Ansprüche von älteren Menschen an ihre Wohnumgebung im gebührenden Maß zu kommentieren. Sie werden bei Älteren in ihrer Wirkung als genauso ausgeprägt angesehen wie bei Jüngeren. „Altengerecht" ist demnach eine Planung, die nicht sozial, ethnisch und intergenerativ diskriminiert und für alle Generationen Optionen auf eine lebenswerte Zukunft in einer intakten Wohnumwelt eröffnet.

7. Positive Forschungs- bei negativer Umsetzungsbilanz

Die Literatur und Modellprojekte, die sich mit den Anforderungen an altengerechte Wohnquartiere beschäftigen, sind reichhaltig. Dazu hier nur zwei Hinweise:

Der Anfang 1998 veröffentlichte Bericht des BMFSFJ „Zweiter Bericht zur Lage der älteren Generation in der Bundesrepublik Deutschland: Wohnen im Alter und

Stellungnahme der Bundesregierung zum Bericht der Sachverständigenkommission" ist hauptsächlich dem angesprochenen Themenkomplex gewidmet. Der Bericht ist mit seinem umfangreichen statistischen Material und Literaturverzeichnis auch für den Praktiker eine Fundgrube.

In dem 1995 abgeschlossenen Forschungsfeld „Ältere Menschen und ihr Wohnquartier" hat das Bundesbauministerium 21 Modellvorhaben zur Verbesserung der Wohn- und Lebenssituation älterer Menschen gefördert. Über die im Rahmen des Modellprogramms „Experimenteller Wohnungs- und Städtebau" (ExWoSt) des BMBau durchgeführten Projekte in Altbauquartieren und neuen Wohnsiedlungen liegt eine umfangreiche Dokumentation (siehe Literaturverzeichnis) vor.

Kennzeichnend für alle ExWoSt-Projekte ist, daß aus den Modellvorhaben übertragbare Erfahrungen für die städtebauliche Praxis gewonnen werden sollen. Diese sind mannigfach. Viele Erkenntnisse lassen sich generell auf die Ansprüche an lebenswerte Wohnquartiere übertragen. Daß sich die Wohn- und Lebensbedingungen älterer Menschen nicht durch Patentrezepte verbessern lassen, ist für den Praktiker nicht neu. Bedauerlich ist jedoch, daß auch hier, wie bei vielen anderen Modellprojekten, aus Unkenntnis oder Geldmangel eine breite Umsetzung gelungener Modellvorhaben immer noch aussteht.

8. Wie alt ist eigentlich alt?

Auch mit dem Alter ist das so eine Sache. Jeder versteht darunter etwas anderes. Manche bezeichnen es als rein linguistisches Problem, „Altsein" zu definieren. Biologisches, physisches, medizinisches, mentales Alter, selbstdefiniertes oder durch Dritte zugeschriebenes; vieles bleibt unklar. Die Determinanten des sogenannten „funktionalen" Alters (biologisch, psychologisch, sozial) sind komplex.

Nachdem ich mich in das SeniorenNet (www.seniorennet.de) eingeloggt habe, weiß ich zumindest, ab welchem Alter man SeniorIn ist: Ab 50 Jahren, vermeldet doch dessen Homepage unter der Begrüßungsformel „Schön, daß Sie uns gefunden haben! Ein Webangebot für Seniorinnen und Senioren ab 50" eine entsprechende Altersgrenze.

Wann Altern, ein kontinuierlicher Vorgang im Lebenslauf, beginnt, und wann der Altersprozeß bei schubartigen Sprüngen[1] zu erkennbaren anderen oder abweichenden Ansprüchen an die Wohnqartiersumgebung führt, kann hier nicht geklärt werden.

---

1 Vgl. hierzu die sogenannte Zwei-Phasen-Theorie von Bracken und Kehrer aus den 60er Jahren. Danach wird der Alterungsprozeß (Altersverlauf) in die Phase der vorwiegenden Umstrukturierung mit Anpassungsprozessen an das zunehmende Alter und in die Phase des vorwiegenden generellen Absinkens der Leistungen getrennt. Nach neueren Erkenntnissen verschiebt sich der Phasenwechsel in der Alterspyramide immer weiter nach oben (BMJFG, 1973).

9. Altersindifferenz der Ansprüche an Lebensqualität: Vermutung oder Realität?

Die Ansprüche an die Lebensqualität der Wohnquartiersumgebung weisen nach meiner Erfahrung keine dominanten altersdifferenzierten Unterschiede auf. Sie treten in der Mehrheit bei allen Altersgruppen in der gleichen Lebenslage nahezu gleich häufig auf. Vielmehr hängen sie von Komponenten ab, die altersindifferent sind. Krankheit, Immobilität, Deprivilegierung, Singularisierung, Vereinsamung etc., treffen nicht nur auf Alte zu. Bis auf die höhere Morbidität sind viele Faktoren gesellschaftlich bedingt.

Alte Menschen sind in ihren Wohnquartiersbezügen nicht anders zu betrachten als andere Altersgruppen. Sie sind, von der Altersspitze abgesehen, denselben Belastungen ausgesetzt und haben ein weitgehend ähnliches Anforderungsprofil an ihr Wohnumfeld. Die Lebensqualität im Alter hängt wie in der Gesamtgesellschaft primär von wirtschaftlichen und sozialen Faktoren ab. Interessant ist in diesem Zusammenhang, daß in der Alternsforschung erst relativ spät „die Reformbedürftigkeit des Defizitmodells des Alterns“ (Thomae, 1970) betont wurde und daraus Konsequenzen gezogen worden sind.

10. Die überschätzte Dominanz der Gesundheit

Die Dominanz von Gesundheitsaspekten im Bewertungskalkül der „PostWorking Class“ verdeckt nur das prägende Grundmuster im Entscheidungsraster, nämlich die Konsistenz und Absicherung des sozialen und materiellen Umfeldes neben dem Wunsch nach individuellem Wohlergehen und Glück. Dort, wo fehlende Gesundheit und Mobilität genetisch oder medizinisch nicht als unausweichliche schicksalhafte Alterserscheinung verstanden, sondern als individuell mehr oder weniger beeinflußbare Größen angesehen werden, sind deren Fehlen oder Ausbleiben schon längst nicht mehr das Diskriminanzkriterium zwischen Jung und Alt. Vielfach scheinen die neuen Alten gesünder, mobiler, geistig reger und kulturell aufgeschlossener zu sein, als die sich immer öfter in virtuellen Räumen (Welten) bewegende Jugend.

Keinesfalls möchte ich jedoch einer Nivellierungsthese das Wort reden. Es gibt natürlich Bedürfnisunterschiede. Daß die Ansprüche zwischen Erwachsenen an eine intakte und sichere Wohnumwelt, an „humanen Städtebau“ oder an die Erreichbarkeit von Versorgungs- und Freizeiteinrichtungen so unterschiedlich sind, bezweifle ich jedoch.

11. Zugangsvoraussetzungen und -möglichkeiten erleichtern

Für die Wohnquartiersplanung ist aus meiner Sicht die Berücksichtigung der Bedürfnisse von Personen in den verschiedenen Haushaltszyklusphasen und ökonomischen Statussituationen entscheidend. Auch wenn dies provozierend klingen mag: Ihre Nichtberücksichtigung hat einschneidendere Konsequenzen für die Lebensqualität eines Wohnquartiers als die Frage der „Altengerechtigkeit". Die Förderung der Zugangschancen zu Wohnungen, Arbeitsplätzen, Infrastruktureinrichtungen oder zu den Transportmöglichkeiten (Mobilitätschancen, Erreichbarkeit von Versorgungseinrichtungen), hilft allen.

Die Lösung der beispielhaft angeführten Fragen: Wie fördere ich die sozialen Kontakte unter den Menschen, wie gehe ich mit den Ansprüchen Behinderter, wie mit den knappen Zeitressourcen von Müttern im Beruf etc. um, oder: Wie muß eine „Stadt der kurzen Wege", eine der „Dezentralen Konzentration" oder eine „Solidarische Stadt" aussehen, sind für alle wichtig und bringen für alle Vorteile.

12. Mobilität für alle

Das „Aktionsraumverhalten" älterer Menschen ist nicht nur eine Frage der Gesundheit oder der Transportbedingungen vor Ort. Es differiert unter den einzelnen Lebensstilgruppen und den verschiedenen sozialen Milieus stärker als zwischen den Generationen. Die Aktivitäten und Wegdistanzen steigen in der Regel mit dem Einkommen, der Schulbildung, der Verfügung über einen PKW oder ein gutes ÖPNV-Angebot und natürlich auch mit der körperlichen Fitneß. Forschungen, die ermittelt haben, daß zwei Drittel aller außerhäuslichen Aktivitäten älterer Menschen im Stadtteil und im unmittelbaren Nahbereich der Wohnung stattfinden, würden bei den anderen Altersgruppen zu ähnlichen Ergebnissen kommen. Man muß nur die „Zwangskontakte" durch Beruf, Ausbildung oder demonstrativen Freizeitkonsum ausklammern. Auf viele Mütter mit Kindern trifft eingeschränkte Mobilität auch zu. Sie potenziert sich bei einer schlechten Infrastrukturqualität vor Ort.

13. Flexibilität und Nutzungsvielfalt bei Planungen gefordert

Bei der Planung ist von zu engen Bedürfniszuschnitten und Maßnahmen ausschließlich für eine Generation, zum Beispiel für die Älteren, oder eine Sozialschicht abzusehen. So ist die bei vielen Einrichtungen mögliche, jedoch häufig nicht gewährleistete Multifunktionalität als Kommunikationspunkt zwischen den Generationen einzufordern. Im Sinne eines ganzheitlichen Ansatzes ist es wichtig, Partialplanungen für eine einzige Nutzergruppe möglichst zu vermeiden. In der Mehrheit ist dies bei den Einrichtungen für Ältere, zum Beispiel in Seniorenzentren, möglich. Anders ist dies bei der Technikausstattung und flexiblen Planung von Wohnungen oder dem Serviceangebot innerhalb von Wohnungen (Betreutes Wohnen etc.). Doch hier sollen Aussagen über die Anforderungen an Wohnquartiere, nicht an Wohnungen, getroffen werden.

14. Selbständige Lebensführung ermöglichen

Die Stadt Heidelberg hat sich zum Ziel gesetzt, die selbständige und selbstbestimmte Lebensführung aller (erwachsenen) Menschen, somit auch der Älteren, so weit und so lange zu gewährleisten, wie dies möglich ist. Der Verbleib älterer Menschen in ihrer vertrauten Wohnumgebung ist danach zu sichern. Dazu zählt auch, die gesellschaftliche Mitgestaltung und ungehinderte Teilnahme der Senioren und Seniorinnen am gesellschaftlichen Leben zu erweitern. Durch den Gemeinderatsbeschluß, für alle 14 Stadtteile Rahmenpläne zu entwickeln und die Bevölkerung am Planungsprozeß zu beteiligen, hat Heidelberg einen Weg gefunden, die unterschiedlichen Ansprüche an die unmittelbare Wohnumgebung frühzeitig zu ermitteln und möglichst im Konsens auszugleichen.

15. Seniorennetzwerke und sozialorientiertes Quartiersmanagement

Die für die Gerontologie interessante Frage, welcher „sozialökologische Kontext" für die Segregation alter Menschen oder das „Entstehen oder Aufrechterhalten von Kontakten zwischen Gleichaltrigen" hinderlich oder förderlich ist, kann nicht befriedigend beantwortet werden. Es geht vor allem um die Überbrückung der Sprach- und Kontaktbarrieren zwischen den Generationen. Eine Grundvoraussetzung ist die Existenz sozialer Netzwerke (Nachbarschaftshilfen, Freiwilligenbörsen, Seniorennetzwerk, Anlaufstelle etc.) und Kommunikationsmöglichkeiten, die den sozialen Zusammenhalt erleichtern und die unterschiedliche Kompetenz der einzelnen Generationen einbinden. Keinesfalls wird dadurch eine neue „Verpflichtung in einer Lebensphase zunehmender Entpflichtung" für die ältere Generation aufgebaut und ein „Muß in der Muße" (Opaschowski, 1998) heraufbeschworen.

16. Gegen Altenghettos und selbstgewählte Isolation

Die bewußte Separierung, die in den USA mit den Adult- und SunCities als Gegenmodell zur alters- und ethnischgemischten Gesellschaft propagiert wird, hat in Deutschland zum Glück noch wenig Nachahmung gefunden. Wenn ein altersgerechtes Wohnquartier nicht gleichzeitig sozial durchlässig ist und die Bedürfnisse der anderen Generationen im selben Umfang berücksichtigt, wäre dies unvereinbar mit der Vorstellung einer gemeinsamen Lebenswelt für alle.

Die Sehnsucht nach Homogenität und Distanz, nach Öffentlichkeit und Privatheit ist eng verbunden mit dem (früheren) kulturellen und ideologischen Milieu. Mag sein, daß „altershomogene Umwelten" durch das unmittelbare Erleben, daß viele alt sind und sich in einer ähnlichen Lebensphase befinden, Isolation zu überwinden helfen. Von der Sozialplanung her sind entsprechende Planungsvorhaben zur Bildung solcher Zonen auch dann abzulehnen, wenn eine entsprechende Nachfrage danach besteht.

Ich stimme trotz partieller Separierungserscheinungen jener Forschermeinung zu, die sich gegen eine „Verdrängungsthese“ alter Menschen als „soziale Randgruppe“ in infrastrukturell benachteiligte Wohngebiete ausspricht. Weitaus eher trifft der Aussiebungsprozeß altersunabhängig auf sozial Benachteiligte und Deprivilegierte zu. Alleinerziehende, Arbeitslose, Ausländer oder Sozialhilfeempfänger sind davon mehr betroffen als die überwiegende Mehrheit der alten Menschen. Die „lebenszyklische Erklärung“ liegt wesentlich näher an der Wirklichkeit.

17. Altengerechte Planung – eine Planung für alle. Erfahrungen aus den ExWoSt-Modellvorhaben

Die in dem ExWoSt-Forschungsfeld gewonnenen Erfahrungen für die Quartiersausstattung mit Versorgungsangeboten und sozialen Einrichtungen bestätigen die vorher getroffenen Aussagen, die einen generationsübergreifenden Planungsansatz propagieren. Die nachfolgend zitierten Schlußfolgerungen treffen auf die Bedürfnisse aller Altersgruppen zu (BMBau, 1993, S. 17). Man muß sich nur das Attribut „altengerecht“ wegdenken:

- Sicherung bzw. Schaffung wohnungsnaher Angebote mit Gütern und Dienstleistungen;
- Ausstattung der Wohnquartiere mit differenzierten Hilfs-, Betreuungs- und Pflegeangeboten;
- Entwicklung quartiersbezogener Gemeinschafts-, Freizeit- und Kulturangebote;
- Sicherung der Erreichbarkeit durch verbesserte ÖPNV, Fuß- und Radwegeverbindungen;
- Sicherung der barrierefreien Zugänglichkeit aller Gemeinschaftsbereiche und Wohnungen;
- Stärkung der Mitwirkung und Selbstorganisation der Senioren und Seniorinnen;
- Vernetzung der quartiersbezogenen Einrichtungen und Dienste, Förderung von kooperativen Modellen, Schaffung einer Koordinierungsstelle;
- Öffnung von altenorientierten Einrichtungen für andere Altersgruppen.

Wer die Schlüsse liest, wird konstatieren: Wer ohne Einseitigkeiten altengerecht plant, kann in den Wohnquartieren nichts für die anderen Generationen falsch machen. Wer die Alten vergißt, macht alles falsch. Ein versöhnlicher Schluß, denn mit dieser Aussage relativiert sich die intergenerative Konflikthaftigkeit von altengerechten Planungsansätzen, die möglicherweise allzu stark in dem Referat betont wurde.

Klaus Friedrich

Alte Menschen außerhalb ihrer Wohnungen: Sichtweise der Sozialgeographie

1. Anliegen

Angesichts fortschreitender Globalisierungstendenzen erscheint es zunächst als anachronistisch, Aktivitäten älterer Menschen unter dem Attribut der Zukunftsfähigkeit – zumal unter sozialgeographischer Perspektive – zu thematisieren. Mit diesem vielzitierten gesellschaftlichen „Megatrend" wird nämlich eher Jugendlichkeit und Modernität einerseits sowie Enträumlichung und zeitliche Kompression andererseits verbunden. Gerade die räumliche und zeitliche Dimension ist aber – wie später zu zeigen ist – eine wesentliche Perspektive sozialgeographischer Betrachtung. Dennoch zeigen die gewählte Thematik der Heidelberger Konferenz ebenso wie die Beiträge dieses Buches, daß der Diskurs über die Art und Weise der Auseinandersetzung älterer Menschen mit den Anforderungen ihrer Umwelt als zukunftsfähig angesehen wird.

Dies war hierzulande nicht immer so, denn auch innerhalb der Alternsforschung waren interaktive Raumbezüge älterer Menschen aufgrund einer jahrzehntelangen Alternsvergessenheit der Geographie und einer gleichzeitigen Umweltvergessenheit der Gerontologie bis vor kurzem kaum Gegenstand wissenschaftlicher Analyse und Reflexion. Auch deshalb stützt sich unser derzeitiges Wissen über die Raumbezüge älterer Menschen weitgehend auf angloamerikanische Forschungserträge. Dabei handelt es sich zum Teil um unverbundene und widersprüchliche Befunde, die teilweise das Bild der aktiven „neuen Alten", teilweise aber auch dasjenige der zurückgezogenen Senioren nachzeichnen, wie sie die Disengagementtheorie postuliert.

Nachfolgend geht es darum, das außerhäusliche Alltagshandeln („instrumental activities of daily living") älterer Menschen anhand neuerer Befunde darzustellen. Nicht berücksichtigt werden können sowohl die primär im privaten und halböffentlichen Raum vollzogenen „activities of daily living" als auch Aktivitäten, die eher in mittel- oder längerfristigen Abständen durchgeführt werden (z.B. Reisen). Zunächst erfolgt eine kurze Skizzierung des sozialgeographischen Umweltkonzepts, bevor auf die zeitliche Entwicklung aktionsräumlicher Muster älterer Menschen hierzulande und auf den interkulturellen Vergleich innerhalb der regionalen Milieus zweier moderner Gesellschaften eingegangen wird. Der Diskurs über die Bestimmungsfaktoren interaktiver Raumbezüge und deren Stellenwert für die planerische Beeinflussung des Alternsprozesses schließen den Beitrag ab.

2. Welche Umwelt betrachtet die geographische Alternsforschung?

Um das fachliche Anliegen der Sozialgeographie zu umreißen, mag es zunächst genügen, aus der Vielzahl möglicher Definitionen die griffige Formel „Analyse der Muster und Prinzipien der Raumorganisation menschlicher Gruppen und Gesellschaften“ heranzuziehen. Während das Erkenntnisziel „Muster und Prinzipien“ auf die Herausarbeitung von verallgemeinerbaren Regelhaftigkeiten und deren kausale Bezüge hinweist, thematisiert „Raumorganisation“ den prozessualen Charakter, der sich vor allem aus Mensch-Umwelt-Interaktionen konstituiert.

So weit erkennbar, liegen seitens der Humangeographie bislang keine Entwürfe über altersspezifische Handlungskontexte vor. Deshalb werden nachfolgend allgemeine (also generationsübergreifende) Raum- beziehungsweise Umweltkonzepte umrissen, soweit ihnen Relevanz für die hier behandelte Thematik zukommt. Sie sind stark beeinflußt durch Erkenntnisse aus der aktuellen sozialwissenschaftlichen Diskussion. Neuerdings wird nämlich den räumlichen Bezügen sozialer und personaler Systeme auch außerhalb der Geographie ein wachsender Stellenwert eingeräumt, ohne daß damit eine Vereinheitlichung der Auffassung vom Gegenstand verbunden wäre (z.B. Giddens, 1988; Vaskovics, 1982). So existiert eine Pluralität der verwendeten Umweltbegriffe: „Raum, Umwelt, Ökologie, Environment, Milieu“ werden unterschiedlich oder synonym, häufig unter Berücksichtigung ihrer sozialen, psychologischen, politischen, kulturellen und physischen Komponenten definiert (Flade, 1984). Die mit sozialen Systemen befaßten Disziplinen fokussieren vor allem die funktionale Relevanz der Umweltgegebenheiten für die gesellschaftliche Entwicklung, während bei der Betrachtung personaler Systeme naturgemäß der Bedeutungsgehalt für die handelnden Subjekte im Vordergrund steht („Lebenswelt“ als eine Grundstruktur der Alltagswirklichkeit; vgl. Schütz & Luckmann, 1988).

Nach der hier zugrundegelegten sozialgeographischen Raumkonzeption bildet Umwelt als situatives Bedingungsgefüge menschlicher Existenz einerseits eine Rahmenbedingung für Handeln und wird andererseits von Menschen nach ihren Vorstellungen und Zwecken gestaltet (Weichhart, 1993). Bei diesem wechselseitigen Verhältnis von Eingebundensein und Einflußnahme wirken sich neben räumlichen und sozialen auch systemweltliche Vorgaben gravierend auf die alltägliche Lebensführung und auf den Alternsprozeß aus. Diese transaktionale Züge annehmende Erschließung einer dem ständigen Wandel unterworfenen und für das Individuum mit steigendem Alter schwieriger werdenden Außenwelt erfolgt in dieser Phase des Lebenszyklus nach den hier zugrundegelegten Prämissen im Rahmen von Organisations-, Nutzungs- und Interpretationsprozessen.

Dabei rücken unter sozialgeographischer Perspektive die im Meso- und Makrobereich des öffentlichen Raums angesiedelten Maßstabsebenen in den Vordergrund. Umwelt im derart verstandenen Sinn geht vom leibzentrierten Referenzsystem des Individuums als Ausgangs- und Bezugspunkt von außenorientiertem Verhalten aus und bezieht sich auf die alltäglich erfahrenen und genutzten Straßen, Plätze, Wohngebiete, Siedlungen und Regionen.

3. Muster aktionsräumlicher Umwelterschließung im Lichte neuer Untersuchungen

Für die Alltagsmobilität zwischen der Wohnung und den außerhäuslichen Funktionsstandorten mit dem Anliegen beispielsweise der Versorgung oder Freizeit haben sich in den Raumwissenschaften die Begriffe „räumliche Zirkulation" oder „aktionsräumliches Verhalten" eingebürgert (Bähr u.a., 1992, S. 817ff.). Nach den am Menschenbild des homo oeconomicus ausgerichteten zeitgeographischen Modellannahmen (Hägerstrand, 1970; Klingbeil, 1978) vollzieht sich derartiges Verhalten unter mobilitätsauslösenden, -steuernden und -begrenzenden Randbedingungen (capability, coupling und authority constraints). Entgegen den Annahmen von Untersuchungen ohne explizit altersspezifischem Erkenntnisinteresse sind die Tätigkeitsmuster des älteren Bevölkerungssegments vorrangig nicht durch Zeitknappheit gekennzeichnet und im Unterschied zu jüngeren Personengruppen nicht primär allein auf die Ausführung von Versorgungs- und Freizeitaktivitäten beschränkt.

Bekanntlich drückt sich die herausragende Bedeutung der Wohnung als Knoten im Bewegungszyklus älterer Menschen in ihrer engen zeitlichen und räumlichen Ausrichtung auf den häuslichen Bereich aus. Für die ehemalige Bundesrepublik ergibt die Auswertung von mehreren Tausend repräsentativ erhobenen Tagesabläufen der 1982er KONTIV-Untersuchung (Socialdata, 1984), daß an einem durchschnittlichen Wochentag ca. 75% aller über Zehnjährigen, jedoch nur ca. 60% der Rentner ihr Haus verlassen. Die weitere Differenzierung nach Tätigkeitsmerkmalen und die Ausweisung von Außerhausquoten, durchgeführten Wegen und der dafür aufgewendeten Zeit (Friedrich, 1992) relativiert allerdings den sich vermeintlich klar abzeichnenden Alterseffekt: Die Mobilitätsintensität der Rentner ähnelt derjenigen der Hausfrauen. Für beide erübrigt sich durch den Wegfall von Erwerbstätigkeit und Ausbildung weitgehend das Aufsuchen außenbestimmter Ziele. Bezieht man lediglich die am Stichtag aktiven Personen in die Betrachtung ein, weist die Zahl der täglich zurückgelegten Wege keine nennenswerten Unterschiede mehr zu den anderen Gruppen auf.

Die inzwischen vorliegenden KONTIV-Daten aus 1997 zeigen eine bemerkenswerte Stabilität im Vergleich zu den vor 15 Jahren erhobenen Werten (Brög u.a., 1998). Aus den in Tabelle 1 zusammengefaßten Aktivitätsindikatoren läßt sich damit noch nicht die Bestätigung der häufig geäußerten Vermutung grundsätzlich veränderter Muster unter der neuen Altengeneration ablesen. Auch weitere – hier tabellarisch nicht aufgeführten – Spezifika der Verkehrsmittelwahl (geringe PKW-Quote, Dominanz des Umweltverbundes mit allerdings leicht abnehmender Tendenz) haben grundsätzlich Bestand. Bemerkenswert scheint mir im Kohortenvergleich jedoch, daß die über 50- bis 65jährigen im Zeitverlauf höhere Mobilitätswerte aufweisen und daß bei den über 65jährigen die Versorgungsaktivitäten besonders stark zu-, die Freizeitaktivitäten dagegen abnehmen (Brög u.a., 1998, Tab. 32c).

Die nachfolgend intendierte Annäherung an die alltäglichen Aktivitätsmuster der Zielgruppe durch Blick auf ihre Handlungsziele und die Möglichkeiten zur

Tabelle 1: Mobilitätskennwerte der KONTIV-Erhebungen 1982 und 1997 nach Alterskohorten

Je Pers./Tag	Gesamt		15-29 Jahre		30-44 Jahre		45-59 Jahre		60-74 Jahre		75 Jahre u.ä.	
	1982	1997	1982	1997	1982	1997	1982	1997	1982	1997	1982	1997
Außerhausanteil in %	75	79	77	83	82	86	77	81	66	70	52	50
Alle Personen												
Aktivitäten	1,7	1,7	1,8	1,9	2,0	2,1	1,6	1,8	1,3	1,4	0,8	0,8
Ausgänge	1,2	1,3	1,4	1,4	1,4	1,4	1,3	1,3	1,0	1,1	0,7	0,7
Wege	2,9	3,0	3,2	3,3	3,4	3,5	2,9	3,1	2,3	2,5	1,5	1,5
Dauer (Min.)	62	60	67	69	66	69	64	66	58	55	42	35
Entfernung (km)	21	22	25	28	28	30	22	25	13	15	7	7
Mobile Personen												
Aktivitäten	2,2	2,2	2,4	2,3	2,4	2,5	2,2	2,6	1,9	2,0	1,5	1,6
Ausgänge	1,7	1,7	1,8	1,6	1,8	1,8	1,6	1,2	1,6	1,6	1,3	1,4
Wege	3,9	3,9	4,2	3,9	4,2	4,3	3,8	3,8	3,5	3,6	2,8	3,0

Quelle: Brög u.a. (1998, Tab. 31); räumlicher Bezug: Alte Bundesländer.

aktionsräumlichen Teilhabe im Kontext ihrer regionalen Lebenswelten stützt sich vor allem auf eine vergleichende Studie der außerhäuslichen Handlungsvollzüge von über 1.200 im eigenen Haushalt lebenden 60jährigen und älteren Südhessen und Kalifornier (Friedrich, 1995). Um die gravierenden Nachteile der üblichen Querschnittsanalysen zu minimieren, sollten die Entwicklungsverläufe unterschiedlicher Stadien moderner Gesellschaften – im vorliegenden Falle von Deutschland und den USA – mittels konvergenztheoretischer Prämisse prognostiziert werden.

Mit dem Instrumentarium des sogenannten „Yesterday-Interviews" wurde das Tätigkeitsspektrum der Probanden erfaßt. Damit läßt sich rekonstruieren, welche Handlungszwecke mit welcher Intensität zu welchem Zeitpunkt ausgeübt werden. Im interkulturellen Vergleich fallen drei Besonderheiten auf:

- Der Alltag der amerikanischen Senioren ist gegenüber demjenigen der deutschen Vergleichsgruppe durch ein größeres Tätigkeitenspektrum und ein ausgeprägtes Bedeutungsgefälle von reproduktiven über kommunikative bis zu regenerativen Außerhaustätigkeiten charakterisiert.
- Bezieht man die relative Bedeutung der einzelnen Funktionen im Tagesverlauf in die Betrachtung ein, läßt sich hierzulande deutlicher als bei der amerikanischen Vergleichsgruppe eine Zweiteilung des Tages erkennen: Am Vormittag werden vor allem die reproduktiven „Pflichten" erledigt (Arbeit, Einkauf, Erledigungen, Arzt), am Nachmittag mit zunehmender Tendenz die disponiblen kommunikativen und regenerativen Tätigkeiten. Hierzu gehören regelmäßige Spaziergänge, Friedhofsbesuche oder das Ausführen eines Hundes. Dieser Rhythmus stimmt mit den Ergebnissen anderer Aktivitätsstudien überein und legt es nahe, ihn gleichsam als prototypischen Alltagsablauf im Alter zu kennzeichnen (z.B. Wahl & Schmid-Furstoss, 1988).
- Hierzulande bestehen deutlicher als im kalifornischen Untersuchungsgebiet signifikante regionale Unterschiede zwischen Stadt und Land. Dabei haben die im urbanen Raum lebenden süddeutschen Senioren größere Ähnlichkeiten mit den in Kalifornien beobachteten Mustern als mit denjenigen der im ländlichen Raum lebenden Älteren. Letztere sind hinsichtlich der Ausstattung mit Tätigkeitsgelegenheiten, Transportmitteln und finanziellen

Möglichkeiten deutlich benachteiligt. So gelingt es den städtischen Senioren leichter als denen aus den ländlichen Ortschaften, ihre Chancen zur Nutzung der Tätigkeitsgelegenheiten auch wahrzunehmen. Insbesondere die Bewohner schlecht erschlossener peripherer Wohnstandorte sind häufig zu einer Reduzierung entfernungsempfindlicher Außerhausaktivitäten auf das notwendigste Ausmaß gezwungen.

Mit der Einbindung menschlichen Handelns in Raum und Zeit befassen sich Arbeiten zur Konstitution spezifischer Aktionsräume im Lebensverlauf (vgl. hierzu Friedrichs, 1990). Unter geographischen Gesichtspunkten rückt mit der Frage, ob im Alter die Aktionsräume schrumpfen beziehungsweise ob zu große Entfernungen einer angemessenen Umweltnutzung im Wege stehen, die distanzielle Komponente der Außerhausaktivitäten in den Vordergrund. Die fallweise Zuordnung der einzelnen Außerhaustätigkeiten nach der zurückgelegten Luftliniendistanz ermöglicht die Ausweisung von Aktionsräumen. Im Durchschnitt eines Werktags legen die aktiven Senioren hierzulande 12,2 km, im kalifornischen Untersuchungsgebiet 15,4 km zurück. Offensichtlich erfolgt die Konstitution der Aktionsräume vom Lebensmittelpunkt der Wohnung aus: Im enger gewordenen Aktionsradius der nachberuflichen Phase gewinnen Areale innerhalb der Gemeinde an Gewicht. Dabei erschließt sich im Fall der Alltagsroutinen der älteren Südhessen die überragende Bedeutung des Stadtteils: In seiner Reichweite finden fast zwei Drittel der Werktagserledigungen statt, im Silicon Valley dagegen nur ca. 40%. Demgegenüber kommt dort dem Nahbereich der „kleinen Nachbarschaft“ sowie der Region ein vergleichsweise großes Gewicht zu.

Insgesamt zeichnen sich die außerhäuslichen Aktivitäten der kalifornischen Befragten durch eine vergleichsweise höhere Mobilitätsintensität sowie das Fehlen traditioneller Handlungssequenzen und die Präferierung halböffentlicher Räume (malls, shopping centers) als Begegnungsorte aus. Innerhalb dieser „urbanen Kultur“ fällt die Bedeutung einschränkender Umweltbedingungen weniger ins Gewicht als das Fehlen personeller und materieller Ressourcen. Aufgrund der kleinräumigen sozioökonomischen Segmentierung in den Wohnquartieren des Silicon Valley bilden sich dort lebensstilgeprägte Aktivitätsmuster anstelle regional wirksamer Bezüge heraus: Raum wird damit weitgehend zum „ubiquitären“ Gut im Sinne der Standorttheorie und verliert für die konkreten Raumnutzungsentscheidungen der älteren Kalifornier an Bedeutung. Größere Distanzen zwischen der Wohnung und dem Standort der Tätigkeitsgelegenheiten kompensieren sie bis ins hohe Alter durch das Automobil. Ihre Interaktionsfelder werden durch den Einsatz sozioökonomischer Ressourcen und eine bewußt zum Prinzip erhobene Außenorientierung geprägt.

4. Prinzipien – oder Bestimmungsfaktoren – interaktiver Raumbezüge älterer Handlungsträger

Die Öffnung der Geographie in Richtung einer handlungsorientierten Grundlegung bedeutet eine verstärkte Hinwendung zu den Akteuren und Betroffenen. Die Einbeziehung ihrer Belange und Sichtweisen und damit die Akzentuierung der „logic of discovery" stellt eine notwendige Erweiterung gegenüber der eher sektoral auf die „logic of justification" zentrierten szientistischen Ausrichtung zum Beispiel des raumwissenschaftlichen Paradigmas dar. Diese Perspektivenerweiterung erleichtert die hier intendierte Rekonstruktion der Bestimmungsfaktoren interaktiver Bezüge zwischen älteren Individuen und ihrer Umwelt gegenüber einer primär auf zweckrationale Kriterien ausgerichteten Fundierung im Sinne des kritischen Rationalismus.

Auch im Rahmen der sozialgerontologischen Basiskonzepte der Disengagementtheorien, der Aktivitätstheorie und der kognitiven Theorie des Alterns – auf die hier nicht weiter eingegangen werden muß – avancieren sozialintegrative Bezüge zum wesentlichen Bestimmungsgrund und damit zur Voraussetzung erfolgreichen Alterns. Die Erweiterung der Perspektive um die „räumliche Dimension" etwa seit den 70er Jahren war der entscheidende Schritt zur Ausbildung einer ökologischen Gerontologie. Verbunden war damit das Anliegen, die Beeinflußbarkeit des menschlichen Verhaltens und Erlebens durch Umgebungsmerkmale im Alternsprozeß aufzuhellen (Saup, 1993). Entsprechende Untersuchungen beurteilen die Bedeutung der Person-Umwelt-Bezüge im höheren Erwachsenenalter vornehmlich nach dem Grad ihrer Abhängigkeit von und Anpassungsfähigkeit an die Umgebungsbedingungen. Nahezu ausgeklammert bleiben die Gestaltungs- und Partizipationspotentiale älterer Menschen.

Altern in modernen Gesellschaften bedeutet für die Betroffenen indes auch die handelnde oder interpretative Auseinandersetzung mit dem hochgradigen Wandel ihrer sozialen und räumlichen Umwelten. Wie ein roter Faden zieht sich durch die Befunde das klar artikulierte Bestreben der älteren Menschen, ihre territorialen Bezüge möglichst aufrechtzuerhalten. Entgegen den in der Öffentlichkeit, aber auch in Fachkreisen verbreiteten Sichtweisen bezüglich der Mobilität im höheren Erwachsenenalter – die vorrangig auf makroanalytisch ausgerichteten Studien beruhen und an primär zweckrational begründeten Handlungsmustern jüngerer Generationen gemessen wurden – sind die reduzierten Mobilitätsintensitäten nicht im Sinne des Defizitmodells als altersbedingter Rückzug zu interpretieren. Im Rahmen der lebenszyklusbezogenen Betrachtung ergeben sich statt dessen gewichtige Anhaltspunkte dafür, solche Unterschiede zu einem Großteil durch den Wegfall beruflicher Verpflichtungen zu erklären. Offensichtlich werden die primär auf allgemeingültige Muster der Mensch-Umwelt-Bezüge im Alter zielenden Erklärungsraster von Disengagement beziehungsweise Aktivität der zunehmenden Interindividualität älterer Menschen nicht gerecht.

Ebensowenig entsprechen außerhäusliche Alltagsaktivitäten im höheren Erwachsenenalter allein instrumentellen Kalkülen oder dem Klischee sinnentleerter Geschäftigkeit. So besitzen beispielsweise die unrationell erscheinenden Gewohnheiten des täglichen Einkaufs weniger Lebensmittel oder des „Sich-Wege-Machens" eine andere Plausibilität und Valenz als für jüngere Personengruppen. Unter dem Gesichtspunkt einer als sinnvoll erachteten Aufgabenstellung und Strukturierung des Alltags sind die Antriebskräfte derartiger Handlungsroutinen durchaus auch sym-

Abbildung 1: Modellvorstellung der Voraussetzungen und Intentionalität von Person-Umwelt-Interaktionen im höheren Erwachsenenalter

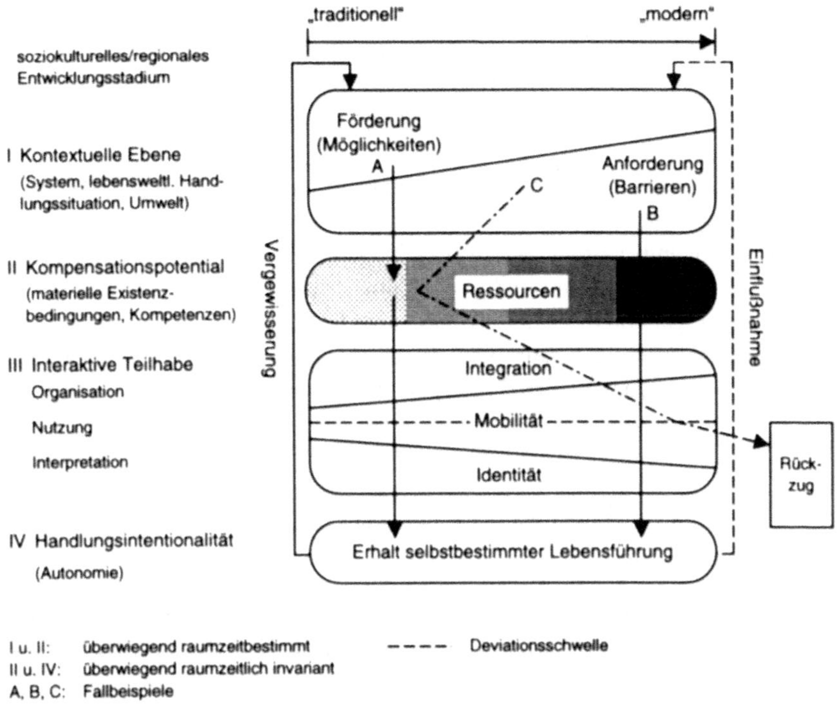

Quelle: Friedrich (1995, S. 213).

bolischer, expressiver Natur: Sie dienen der permanenten Bestätigung der Fähigkeit zur selbständigen Lebensführung sowie der Sicherung der eigenen Biographie und Identität in einer sich rasch wandelnden Welt.

Dieser Begründungszusammenhang wird in den Modellvorstellungen zu den Person-Umwelt-Interaktionen im höheren Erwachsenenalter (Friedrich, 1995, S. 213) zusammenfassend dargelegt (vgl. Abbildung 1). Danach ist die Aufrechterhaltung der betrachteten Person-Umwelt-Interaktionen im höheren Erwachsenenalter Ausdruck des dezidierten Wunsches nach sozialer und räumlicher Integration.

5. Ausblick und Ableitungen

Die aktionsräumlichen Befunde zeigen, daß die angesprochenen zentralen Paradigmen von Autonomie und Integration älterer Menschen in der Realität des Alltags häufig gefährdet sind. Ihre höhere Gebrechlichkeit und Verletzlichkeit kann beispielsweise die selbstbestimmte Nutzung des siedlungs- und sozialräumlichen Gefüges verhindern. Vor diesem Hintergrund wird die Dringlichkeit und Notwendigkeit planerischer Interventionen augenfällig. Im Sinne eines humanen Städtebaus bestehen deshalb Forderungen nach Schaffung barrierefreier Außenräume ebenso wie zur rechtzeitigen Bereitstellung von standortstabilisierenden Maßnahmen in der Wohnung und im Wohnumfeld (z.B. durch quartiersnahe soziale Infrastruktur). Voraussetzungen dafür sind die Früherkennung von Problembrennpunkten durch ein sorgfältiges raumbezogenes Sozialmonitoring ebenso wie die Formulierung regionalisierter Zielsysteme.

Im Sinne dieser von Außen an eine raumbezogene Alternsforschung herangetragenen Aufgabenstellungen erscheint eine stärkere Beteiligung von Sozialgeographen an der Querschnittsaufgabe zur interdisziplinären Erforschung der Umweltbedingungen des Alterns als Notwendigkeit. Hilfreich hierfür ist ihr erst unlängst vollzogener Paradigmenwechsel hin als normative Handlungswissenschaft. Aus diesem neuen Selbstverständnis heraus lassen sich die nachfolgenden drei Nachhaltigkeitsbausteine einer zukunftsfähigen Sozialplanung formulieren:

- gerechte Ressourcenverteilung (Verringerung der Benachteiligung ländlicher und suburbaner Wohnstandorte);
- Stärkung von persönlicher und regionaler Identität;
- Integration in das siedlungs- und sozialräumliche Gefüge durch Verhinderung unfreiwilliger Standortdestabilisierungen.

Diese Maßnahmen sind ein Beitrag zur Sicherung der von den älteren Akteuren angestrebten selbständige Lebensführung und auch der Zukunft nachfolgender Altengenerationen.

Hans Peter Tews

Ältere Menschen außerhalb ihrer Wohnung: Sozialgerontologische Aspekte

Gehen wir von den Durchschnittswerten aus, dann verbringen die Älteren etwa täglich dreieinhalb Stunden außer Haus. Und wenn vier Fünftel der Zeit insgesamt zu Hause verbracht werden, dann reduziert sich unser außerhäuslicher sozialgerontologischer Aktionsspielraum der Intervention auf ein Fünftel. Von „Nix wie raus ..." kann da zunächst wohl kaum die Rede sein.

Da wir andererseits gerontologisch-differentiell zu denken haben, sind die Abweichungen von den Durchschnitten ebenso interessant. Fred Karl verwies auf große Unterschiede – die Aktionsräume der Älteren seien zwar kleiner als bei den Erwerbstätigen, aber es gibt große Unterschiede, die mit höherer Schulbildung, Einkommen, der Verfügung über einen PKW und über einen besseren Gesundheitszustand zusammenhängen, abgesehen von der Frage, wie alterskorreliert außerhäusliches Verhalten ist und wie und wovon abhängig mit zunehmendem Alter der innerhäusliche Aufenthalt erwartungsgemäß zunimmt.

Aktivitätsansprüche und Aktivitätenrealität klaffen auseinander, auch aus Sicht der Alten selbst – oder wiederum Fred Karl zitiert: das Bewußtsein ist gewachsen, aber Bequemlichkeit dominiert (Karl, 1995). Mir fiel hierzu die Morgensternsche Hausschnecke ein, die sich in die folgenden Überlegungen verstrickt:

Gespräch einer Hausschnecke mit sich selbst

Soll i aus meim Haus raus?
Soll i aus meim Hause nit raus?
Einen Schritt raus?
Lieber nit raus?
Hausenitraus –
Hauseraus
Hauseritraus
Hausenaus
Rauserauserauserause ....
(Die Schnecke verfängt sich in ihren eigenen Gedanken oder vielmehr diese gehen mit ihr dermaßen durch, daß sie die weitere Entscheidung der Frage verschieben muß).

Ich vermute, viele Ältere stehen häufig vor vergleichbaren Problemen – hier fehlen mir vorab aber noch die sozialökologisch-repräsentativen Befunde. Nachdem unsere Alten ihre Entscheidungsfähigkeit wiedergefunden beziehungsweise sie ihrer Kompetenz hierzu noch nicht beraubt wurden und sie auch noch die Fähigkeiten zur Mobilität besitzen oder ihre Einschränkungen bewältigen können, erwarten wir von sozialgerontologischer Kompetenz zunächst die Beantwortung der grundsätzlicheren Frage, warum denn die Älteren und Alten häufiger außerhäusliche Aktivitäten pflegen und außerhäusliche Aufenthalte vermehren sollten – immer unterstellt, wir halten die ein Fünftel für zu wenig oder für vermehrungsbedürftig, nicht zuletzt gestützt durch sozialgerontologisches Gedankengut, das interventionsgerontologisch befördert werden will.

Hierfür nun dürften sozialgerontologisch Geschulte in lockerer Reihung und im Brustton ihrer Überzeugungen sehr ernsthafte, im einzelnen schon gewichtige, aber in ihrer Summe unabweisbare Begründungen aufführen. Ich deute sie nur stichwortartig an:

- die positiven Effekte von Aktivierung und Aktivitäten
- Beleg für und Erhaltung von Selbständigkeit,
- vom Bewegungsmangel über Bewegung zur Erhaltung von Beweglichkeit,
- Kontakte als Selbstzweck oder Mittel zum Zweck,
- von der Anregung bis zur Aufregung, die manchmal auch sehr anregt,
- Mobilität und die Erhaltung von Kompetenz zur Bewältigung des Verkehrs,
- Partizipation, und – wenn wir es noch höher ansiedeln wollen:
- Integration.

Vielleicht langt ja auch schon die schlichte Aufforderung des Hausarztes „Mehr Bewegung und frische Luft, Frau Meyer!“ – mehr oder minder schwere Hinderungsgründe hierbei berücksichtigt –, womit der gesundheitsfördernd-präventiv-kurative Komplex angesprochen würde. Wir können uns aber auch auf Unzufriedenheitswerte berufen, wonach jene Älteren am unzufriedensten sind, die kaum oder gar nicht mehr außerhalb ihrer Wohnung aktiv sind. Immerhin ein Drittel der über 55jährigen Männer und Frauen würde nach den Daten einer internationalen Mobilitätsstudie gerne mehr unternehmen (Wahl, Mollenkopf & Oswald, 1998, S. 13; 1999, S. 76f.).

Aktivitäten außer Haus – sie sind bei den Alten schnell empirisch-repräsentativ bestimmt, ich will mich dazu nicht verbreiten. Der als „Fundgrube“ bezeichnete Zweite Altenbericht zum Thema „Wohnen im Alter“ führt auf Seite 132 zwar die Rangfolge „quartiersrelevanter Freizeitbeschäftigungen“, zitiert nach einer schon etwas älteren Hamburger Untersuchung aus dem Jahre 1987 auf, bei der an vierter Stelle nach Spazierengehen, Gesprächen mit Freunden und Bekannten und „in die Geschäfte gehen“ schon die Arbeit im Garten steht („Wohnumfeld und Quartiersgestaltung“ heißt die Kapitelüberschrift). Über weitere Angaben zum Stellenwert von Garten und Gartenarbeit im Alltag der Alten läßt der Altenbericht uns dann allerdings im Stich. Selbst die Zahl der Gartenbesitzer wird uns vorenthalten. Der Aufforderungscharakter bis hin zum Zwang, der vom unmittelbaren Umfeld des eigenen Gartens ausgeht, ist – wenn auch jahreszeitabhängig – doch wohl kaum zu unterschätzen und auch sozialgerontologisch bedeutsam, schließt er doch häufig auch zum Beispiel die sich daraus ergebenden Kontakte zum Nachbarn ein.

Ich möchte diese Andeutungen zu einer sicher sehr pauschalen Frage an die sozialökologische Gerontologie zuspitzen, wieviel Umwelt und Außerhäuslichkeit ältere Menschen ihrer Einschätzung nach denn brauchen – was sicher so pauschal nicht, sondern wiederum nur differenziert beantwortet werden kann.

Manche Aktivitäten kann man im Hause, in der Wohnung betreiben oder außerhalb – Gymnastik und Sport zum Beispiel – vorteilhafter für die Alten wohl eher als wahrgenommenes Angebot, zu dem man hingeht. Angebote kann man danach unterscheiden, ob sie zu einem kommen, ob man sich zu ihnen hinbewegen oder ob man gar hinbewegt werden muß.

Im Sinne der von Friedrich geforderten „regionalisierten Zielsysteme" möchte ich mich im weiteren mit einem Angebot der Versorgung befassen, das sich in seinen Angebotsalternativen mit der Frage nach der Bewertung außerhäuslichen Verhaltens verbindet.

„Essen auf Rädern – sinnvoll oder nicht" lautete die Überschrift eines kurzen Abschnitts im NRW-Gutachten „Ältere Menschen in Nordrhein-Westfalen" (Bäcker, Dieck, Naegele & Tews, 1989) vor 10 Jahren. Es sei ein Dienst, der dazu beiträgt, Großküchen auszulasten, ein relativ einfach zu organisierender Dienst, und die „wöchentlich einmal erfolgende Lieferung von Tiefkühlkost ersetzt die Auslieferung einer warmen Mahlzeit an mindestens fünf Tagen die Woche, wird das Wochenende ausgespart." Und kritisch: „Nach alten Schätzungen – neuere Untersuchungen sind uns nicht bekannt – benötigt nur ein Bruchteil der Empfänger diesen Dienst tatsächlich" (Dieck, 1982). Und auch in diesen Fällen ist nicht ermittelt, ob nicht zum Beispiel ein zuverlässiger Einkaufsdienst im Sinne einer Förderung der Selbständigkeit des betroffenen älteren Menschen und im Sinne der Ausfüllung des Tages durch lebenslang gewohnte Tätigkeiten sinnvoller wäre. Zu Essen auf Rädern gibt es gute Alternativen, so zum Beispiel kommunikationsfördernde gemeinsame Mittagstische, im günstigsten Falle von den Älteren selbst zubereitet, sofern der Einkaufsdienst nicht greift oder dem Bedarf nicht entspricht. (S. 168).

In „Rund ums Alter" (1996), vom KDA herausgegeben, wird das Essen auf Rädern als eine der bekanntesten Dienstleistungen für alte Menschen bezeichnet. 1979 waren es erst rund 18.000 Kunden bei über 400 Diensten. Schätzungen gingen davon aus, daß es dann im Jahr 1993 etwa 190.000 Essen täglich waren, die von über 2.000 Mahlzeitendiensten geliefert wurden. Nach Angaben des KDA gab es Ende 1997 7.200 Mahlzeitendienste und 7.220 stationäre Mittagstische, damit wahrscheinlich inzwischen eine noch größere Zahl von Abnehmern dieses Angebotes. Seit über 35 Jahren gibt es das Angebot, seinerzeit vom KDA in Deutschland eingeführt und bis vor geraumer Zeit noch institutionell gefördert. Inzwischen ist dies nicht mehr nötig, weil es kommerzialisiert und flächendeckend geboten wird. Ein wichtiger Ansatz sei jedoch verlorengegangen – der tägliche Kontakt mit dem Lieferanten. 71 Prozent der SeniorInnen kritisierten in einer Untersuchung eines Tiefkühlkostherstellers, daß die Mahlzeiten lediglich „reingereicht" würden. Mehreren Untersuchungen zufolge sind die Kunden allerdings mit ihrem Essen „zufrieden", schreibt die Fachzeitschrift „Häusliche Pflege" (9/94). Als „Gegenstück" zum *„Essen auf Rädern"* bestehen sogenannte stationäre *Mittagstische*. Hier finden sich Senioren, die noch mobil genug sind, meist in sozialen Einrichtungen regelmäßig zur Mittagsmahlzeit zusammen (KDA, 1995, S. 98). Die „Reichweite" des Angebots bei großstädtischen Hochaltrigen läßt sich der Berliner Altersstudie entnehmen. Danach nutzten dieses Angebot 3,3% der über 70jährigen Berliner Befragten (Linden et al., 1996, S. 482).

Angebote möglichst quartiersnah zu unterbreiten ist inzwischen weithin konsensfähiges Versorgungsziel – so auch in Heidelberg, wo Betreutes Wohnen, verbunden mit einem Seniorenzentrum, in jedem Stadtteil angeboten werden soll, realisiert z. B. in Heidelberg-Pfaffengrund. In dem in diesem Jahr fertiggestellten Seniorenzentrum mit 30 „Betreuten Wohnungen" gibt es auch einen Mittagstisch. 35 bis 45 Essen werden täglich ausgegeben, in einem Jahr wird mit ca. 60 Essen täglich gerechnet. Es gibt hierfür auch einen Fahrdienst. Hinzu kommt ein weiterer Mittagstisch, der vom Berufsförderungswerk im Stadtteil angeboten wird und etwa 20 Teilnehmer hat. Die Heidelberger Seniorenzentren insgesamt haben täglich etwa 200 Teilnehmer an ihren Mittagstischen, etwa 250 bis 280 werden von einem anderen Anbieter in der Form des „Essens auf Rädern" verteilt. Der stationäre Mittagstisch wurde vom Amt für Soziale Angelegenheiten und Altenarbeit immer als wesentlicher Bestandteil des Konzeptes der Seniorenzentren angesehen, der Mittagstisch soll sich aber weitgehend selbst finanzieren beziehungsweise das dafür zusätzlich benötigte Personal (unter Einbeziehung ehrenamtlich Tätiger und Zivildienstleistender). Das Essen kostet DM 7,50 und ist damit gut erschwinglich.

Weshalb Ältere bei Bedarf an einem stationären Mittagstisch teilnehmen sollten, ist auch schnell aufgezählt: häufigere mangelhafte Ernährung, Tagesstrukturierung, man hat etwas vor, Kontakte, man muß sich entsprechend anziehen, hat Ansprechpartner, wenn sonstige Hilfe benötigt wird, usw. Wichtig aber: man geht aus dem Haus, hat ein Ziel und eine richtige Mahlzeit täglich. Ob das die Wahlfreiheiten der Älteren erhöht oder auch ihre Bequemlichkeit und damit Selbständigkeit verringert, kann ich nicht beurteilen – da müßte man sich der Lebenssituation der Älteren selbst intensiver zuwenden. Und die Frage, ob jeweils Essen auf Rädern oder die Teilnahme an den stationären Mittagstischen nun im Einzelfall genau bedarfsgerecht sind, erscheint mir hier ebenfalls müßig. Es ging mir um ein Beispiel eines Angebotes mit – wenn man so will – sozialökologischen alltags- und verhaltensstrukturierenden, aber doch wohl nicht gering einzuschätzenden Folgen. Eine weitergehende Frage mag sein, für wieviele ältere Bewohner eines Stadtteils solche Angebote sinnvoll sind und nach welchen Kriterien dies entschieden werden kann.

Soziale Gerontologie hat, an diesem Beispiel exemplarisch gezeigt, eine Reihe von Perspektiven: die *individuelle* des Sozialen, denn für einen Teil der älteren Menschen sind zusätzliche soziale Kontakte sinnvoll und zu unterstützen; die der *Versorgungsalternativen* bei Bedarf, die es heute schon gibt oder über die man sich Gedanken machen kann, und hier eine dritte, die *institutionelle.* So wird es schwierig sein, einen stationären Mittagstisch in einem Seniorenzentrum nur für zwei bis drei Ältere täglich anzubieten, ein Mittagstisch für 20 bis 25 Personen dagegen hat auch für eine Institution wie ein Seniorenzentrum ein eigenes Gewicht und führt zu institutioneller Prägung und Bestätigung.

Andere Beispiele für Angebote und Aktivitäten außerhalb des Hauses ließen sich ähnlich verhandeln – wiederum sozialökologisch angemessen ebenfalls quartiersbezogen. Die Gärten und die Gartenarbeit hatte ich schon genannt. Der genannte Stadtteil hat zum Beispiel auch eine überaus rege Vereinskultur, und Feste gibt es auch bei jeder sich bietenden Gelegenheit. Einkaufen ist so eine Sache, wenn die Geschäfte für den täglichen Bedarf aus der unmittelbaren Umgebung verschwinden. Die angebotenen Veranstaltungen und die Teilnahme der Älteren wären ein Thema, die beklagte Schließung der Poststellen in den Stadtteilen, die Rolle der PKWs und auch die der Fahrräder, die Angebote der Akademie für Ältere – um weitere Beispiele verhaltensstrukturierender Angebote für Ältere aufzuführen. Dies führt zu allgemeineren Fragen: Wie weitgehend läßt sich durch entsprechende Angebote und Interventionen der Anteil außerhalb des Hauses verbrachter Zeit beeinflussen?

Altershomo- und Altersheterogenität und ihre Anregungen positiv und negativ – es gibt Konzentrationen älterer Menschen, die schrecklich sind. Wir sprechen hier zwar nicht über Heime. Aber die Konzentration schwer pflegebedürftiger und dementer Bewohner in Pflegeheimen, zudem politisch verstärkt durch die Pflegeversicherung – die Homogenisierung der Pflegeheime ins Negative, dies ist für mich die schrecklichste Konzentration älterer Menschen. Was haben Sozialökologische und Sozial-Gerontologie dagegenzusetzen? Ich halte die politisch verstärkte Konzentration menschlichen Elends in den Pflegeheimen für einen auch sozialökologischen Skandal. Um menschliches Elend besser bewältigen zu können, darf man es nicht räumlich konzentrieren.

Heinz Jürgen Kaiser

Alte Menschen und außerhäusliche Mobilität: Sichtweise der Verkehrspsychologie

1. Einführung

Das Thema der außerhäuslichen Mobilität alter Menschen läßt sich vor dem Hintergrund konsensfähiger Überzeugungen abhandeln:

Gerade ältere Menschen bedürfen der außerhäuslichen Mobilität, um ihre Selbständigkeit so lange wie möglich aufrechterhalten zu können und um das noch bestehende soziale Netzwerk vor der Verarmung oder gar dem Zerreißen zu bewahren.

Gerade ältere Menschen bedürfen bequemer und auf die individuellen Bedürfnisse zugeschnittene Verkehrssysteme, weil sie zu zwei Dritteln in ländlichen oder Stadtrandgebieten wohnen und eine Verkehrsteilnahme lediglich als Fußgänger ihre alltäglichen Versorgungsbedürfnisse nicht befriedigen könnte.

Gerade ältere Menschen bedürfen aus diesem Grunde auch der automobilen Mobilität, die gerade dann zur Notwendigkeit wird, wenn die Mobilität *im Sinne der körperlichen Beweglichkeit* eingeschränkt oder behindert ist.

Die Notwendigkeit zur außerhäuslichen Mobilität und die Tatsache, daß ältere Menschen auch faktisch sehr mobil sind, zum Teil mit ungünstigen Folgen für sie, hat die Verkehrspsychologie auf den Plan gerufen, die sich dieses Themas seit Beginn der 90er Jahre besonders angenommen hat.

Im Konzert aller Verkehrswissenschaften ist die Verkehrspsychologie mit der Mobilität von Menschen unter einem spezifischen Blickwinkel befaßt: Es geht um das *Verhalten* und *Erleben* des Menschen im System Straßenverkehr und um die Anwendung allgemeinpsychologischer Erkenntnisse auf diesen speziellen Bereich menschlichen Verhaltens. Auf der Verhaltensseite wird zum Beispiel nach den Möglichkeiten und Grenzen der Leistungsfähigkeit des Menschen in Konfrontation mit verkehrsspezifischen Aufgaben gefragt, auf der Seite des Erlebens unter anderem nach den Motiven, die das Verhalten im Straßenverkehr anstoßen und aufrechterhalten. Klebelsberg (1982) spricht kurzgefaßt von Verhaltensbedingungen, Verhaltensformen und überindividuellen Verhaltenszielen, die Inhalte einer (beschreibenden und erklärenden) verkehrspsychologischen Forschung seien.

Allerdings stellt das Verhalten im Straßenverkehr nicht *„bloßes“* (reflexhaftes) *Verhalten* dar, sondern – zumindest zu einem großen Teil – Verhalten im Sinne komplexen *Handelns,* also ein sinngehaltsgemäßes, prinzipiell argumentationszugängliches Tun, was in der verkehrspsychologischen Forschung berücksichtigt werden sollte. Sinnvoll ist also eine handlungspsychologisch ausgerichtete Verkehrspsychologie. Eine handlungspsychologische Konzeption behandelt sowohl Verhaltensbedingungen als objektiv faßbare Ursachen als auch subjektive Handlungsgründe im Sinne der Orientierung an Interessen, Zielen, Regeln, Traditionen und so weiter. Und „überindividuelle Verhaltensziele" können als *gesellschaftliche* Rahmenbedingungen des Handelns thematisiert werden. In Variation der Klebelsbergschen Systematik möchte ich mein Thema darum handlungspsychologisch fassen, ordnen und demgemäß folgende Teilthemen besprechen:

- Verhaltensbedingungen: die Perspektive objektiver Ursachen,
- Verhaltensformen: beobachtbare ordnungsfähige Kategorien des Verhaltens,
- Handlungsgründe: die Perspektive subjektiver Beweggründe,
- Gesellschaftliche Rahmenbedingungen: überindividuelle Orientierungen des Handelns und der Mobilität.

2. Bedingungen außerhäuslichen Mobilitätsverhaltens

Die Verkehrspsychologie hätte sich nicht eingeschaltet, wenn die außerhäusliche Mobilität älterer Menschen problemlos realisiert würde. Daß dies nicht so ist, liegt unter anderem an personalen und außerpersonalen Bedingungen des Mobilitätsverhaltens. Bedingungen sollen hier solche „inneren" und „äußeren" Gegebenheiten genannt werden, die auf das Verhalten einwirken und als *Ursachen* für bestimmte Verhaltensweisen interpretiert werden können.

Personale Bedingungen als biologisch-psychophysische Verhaltensgrundlagen werden in der verkehrspsychologischen Literatur, aber auch der verkehrs*medizinischen*, ausführlich behandelt und finden auch ein besonderes Interesse in der Öffentlichkeit. Am populärsten dürften die Bedingungen Sehfähigkeit und Reaktionsfähigkeit sein.

Ich möchte exemplarisch auf die Sehfähigkeit eingehen:

Im Alter tritt häufig eine Verschlechterung aller Sehfunktionen auf, natürlich mit großen individuellen Unterschieden. Eine deutliche Verringerung der Dämmerungssehschärfe findet statt zwischen dem 50. und 60. Lebensjahr.

Eine schlechte Tagessehschärfe verhindert das adäquate Sehen von kleinen und entfernten Objekten, was besonders beim Überholen zu Fehleinschätzungen führen kann. Das Dämmerungssehvermögen, also die Verringerung der Sehschärfe bei geringer Leuchtdichte, erleidet die größten Einbußen. Die Ursachen sind in der Regel in Eintrübungen von Linse und Glaskörper zu sehen. Diese führen auch zu vermehrtem Streulicht im Auge mit der Folge erhöhter Blendempfindlichkeit und Verringerung des Kontrastes auf der Netzhaut, außerdem kommt es leicht zu einer Entfernungs*über*schätzung. Eine verminderte Dämmerungssehschärfe kann praktisch nicht kompensiert werden. Auch der erhöhten Blendempfindlichkeit ist durch das Blickverhalten des Fahrers nur schwer zu begegnen. (Zur Frage der Sehfähigkeit älterer Autofahrer siehe im einzelnen: zum Beispiel Cohen, 1994; Lachenmayr, 1995.)

Die Sehschärfeprobleme im Alter sind den Betroffenen *meist* gut vertraut, ihnen begegnen sie deswegen sehr wohl. Viele alte Menschen gehen regelmäßig zur augenärztlichen Überprüfung und gleichen durch geeignete Augengläser die Sehschärfenminderung aus. Auch die Schwierigkeiten des Dämmerungssehens sind ihnen meist bewußt, und ältere Autofahrer stellen sich durch ein entsprechendes Management ihrer Fahrzeiten darauf ein. Daß auch eine Verlangsamung der Blickdynamik auftritt, wissen sie dagegen in der Regel nicht. Tatsächlich aber nehmen unwillkürliche, abtastende Blickbewegungen (Sakkaden) an Häufigkeit und Geschwindigkeit ab. Das hat Auswirkung auf die *Zeit,* die benötigt wird, schwierige Verkehrssituationen zu überblicken (z.B. wenn mehrere Ereignisse gleichzeitig eintreten). Da dies im Handeln nicht berücksichtigt wird und auch nicht berücksichtigt werden kann, da die Verkehrsbedingungen häufig eine schnelle Überblicksgewinnung verlangen, sind solche Situationen Unfallschwerpunkte für Ältere.

Am Beispiel der Sehfähigkeit läßt sich erkennen, daß die biologisch-psychophysischen Bedingungen nicht in jedem Fall dem älteren Verkehrsteilnehmer „keine Wahl“ lassen und die Handlungsfähigkeit absolut begrenzen.

Biologische und psychophysische alterstypische Veränderungen im Bereich der Sinnesorgane, der Tätigkeit des Zentralnervensystems und der Motorik *erschweren* aber die Verkehrsteilnahme, weil hier Funktionsverschlechterungen eintreten. Funktionsverschlechterungen auf dieser grundlegenden Ebene der Verhaltens- und Handlungsbedingungen haben Konsequenzen für das Zusammenspiel verschiedener Funktionsbereiche. So wurden beschrieben eine langsamere visuelle Orientierung, eine verminderte Mehrfach-Reaktionsleistung, eine verringerte Flexibilität und Sicherheit der Sensomotorik, erschwerte Anpassungs-, Umstellungs- und Entscheidungsprozesse, vor allem unter Zeitdruck, Schwierigkeiten bei der Verarbeitung komplexer Anforderungen und dem Erfassen neuer Situationen (vgl. Mathey, 1991).

Eine einschränkende Bemerkung zur Verallgemeinerbarkeit dieser Befunde ist angebracht: Alternde Menschen sind interindividuell in sehr unterschiedlichem Ausmaß und mit unterschiedlicher Progredienz von diesen Veränderungen betroffen, so daß im *Einzelfall* das chronologische Alter keinen sicheren Schluß auf das verkehrsbedeutsame Leistungsniveau zuläßt.

Die beschriebenen Begleiterscheinungen des Alterns entsprechen dem landläufigen „Defizitmodell“ des Alterns, das besonders die öffentliche Meinung über eine bestimmte Form der Verkehrsteilnahme Älterer dominiert: das Autofahren. Ich habe etliche Beispiele und Belege für die verbreitete Überzeugung gesammelt, daß Autofahren im Alter eine gefährliche Art der Verkehrsteilnahme Älterer sei. Ein Exempel aus einer Fernsehsendung des Privatsenders RTL (RTL Explosiv, 14.12.1998):

Sprecher aus dem Off:

> „Nachhilfe für Senioren. Schließlich sind sie ein Völkchen für sich. Wer bremst, verliert – an Lebensqualität. Das Auto, so scheint es, ist eine Art Jungbrunnen für die Alten. Manchmal mit tödlichen Folgen ... Viele junge Autofahrer reagieren allergisch auf Alte am Steuer. Abschreckende Beispiele von unsicheren Senioren sehen sie täglich im Verkehr. ... Unerschrocken muß jeder bleiben, der ihnen begegnet.“

Junger Mann:

> „Es kann nicht sein, daß hinter dem Steuer eine achtzigjährige Tante sitzt, die nicht mehr geradeausschauen kann, gerade mal weiß, wo der Gashebel ist, und dann einfach auf die Kinder losgelassen wird. Das geht nicht!"

Frau mittleren Alters:

> „Ich habe schon welche gesehen, also ich will nicht sagen, daß die scheintod waren, aber das ist unmöglich, daß die überhaupt noch autofahren. Ehrlich, das gibt es. Ich kenne eine, die ist 78 Jahre, aber die fährt immer noch. Aber dann sitzt die so (demonstriert) hinter dem Steuer und tuckert dann nur 30. Sowas gehört doch nicht mehr auf die Straße!"

Was ist der rationale Kern der negativen Einschätzung der (automobilen) Mobilität älterer Menschen? Funktionsverschlechterungen bringen tatsächlich ein Gefährdungspotential mit sich, sie erhöhen das *Unfallrisiko,* sowie das *Verletzungs- und Todesrisiko.* So sorgen sensorische und motorische Einschränkungen, vor allem aber die erhöhte Vulnerabilität des alternden Körpers, dafür, daß ältere Menschen im Straßenverkehr für ihre Verkehrsteilnahme höhere Opfer bringen müssen als andere Altersgruppen. Ältere *Fußgänger* über 65 Jahre sind bei den tödlich verlaufenden Unfällen überrepräsentiert, machen dort etwa 50% der Todesfälle aus. Auch bei Unfällen als *Kraftfahrer* sind Leben und Gesundheit Älterer stärker bedroht als bei den Jüngeren. Verletzungen wirken sich erheblich schlimmer aus als bei jüngeren Menschen und führen weit eher zum Tod.

Eine Überraschung bietet allerdings die Betrachtung des *Unfallrisikos* älterer Kraftfahrer. Es ist zwar gegenüber dem Risiko von Menschen in der Lebensmitte erhöht, allerdings bei weitem nicht so stark, wie die populäre Ansicht vermutet, und *absolut* gesehen sind ältere Kraftfahrer im Unfallgeschehen sogar *unter*repräsentiert. Daß dies so ist, geht auf die Bedeutung der komplexeren Handlungsregulative zurück, die wir bei älteren Kraftfahrern finden, also ihren Motiven, konkreten Handlungszielen und taktischen und strategischen Planungen. Darum ist es sinnvoll, sich den subjektiven Handlungsgründen in einem eigenen Abschnitt zuzuwenden.

Obwohl bekannt ist, daß Mobilität auch für ältere Menschen von großer Bedeutung ist, stellen die *außerpersonalen Bedingungen,* und das sind die von der Gesellschaft insgesamt zu verantwortenden, eher eine Barriere als eine Förderung der Mobilität Älterer dar. Das gilt sowohl für die *physikalischen* als auch die *sozialen* Verhaltensbedingungen.

- Vorurteile gegen Ältere (wie oben demonstriert),
- Hast und Ungeduld im Alltagsleben der Jüngeren,
- ungünstige Regeln im Straßenverkehr

stellen solche sozialen Barrieren bereit, die eine unheilvolle Allianz eingehen mit physikalischen wie: hohe Bordsteinkanten, unübersichtliche Straßenführungen und Beschilderungen, wenig altengerechte Verkehrsmittel etc.

Eine ungünstig gestaltete Verkehrsumwelt kann die einem Menschen gegebene oder gebliebene Handlungskompetenz überfordern und zu einem Verhalten führen, das relativ zum Ideal verkehrsangepaßten Verhaltens als „Fehlverhalten“ beurteilt wird. Verkehrssoziologen und -psychologen einerseits, Städteplaner, Architekten und Techniker andererseits haben sich mit diesen erschwerenden Bedingungen befaßt und sie zum Gegenstand von Verkehrssicherheitsüberlegungen gemacht. Die wenigsten aber gehen so weit wie Knoflacher (1996), der unsere auf den Autoverkehr zugeschnittenen Städte generell als menschenverachtend ansieht und eine sehr grundsätzliche Umorientierung fordert.

3. Formen des Verhaltens

Die Verschlechterung der Mobilitätsbedingungen Älterer auf leistungspsychologischem Gebiet und die Existenz ungünstiger Umweltbedingungen wirken sich auf das von anderen Verkehrsteilnehmern *beobachtbare* Verkehrsverhalten aus, was besonders bei den Kraftfahrern hervorgehoben wird. Was am ehesten auffällt, ist eine allgemeine Verlangsamung bei Entscheidungen und im Reaktionsverhalten Älterer. Bei der hohen Wertschätzung der Geschwindigkeit in unserer Gesellschaft wird Verlangsamung als Behinderung empfunden und entsprechend negativ bewertet.

Wahrnehmungsschwächen, Verlangsamungen, motorische Behinderungen und Einbußen bei der Konzentrationsfähigkeit führen, sofern ihr Ausmaß groß genug ist, tatsächlich zu bestimmten *ungünstigen Verhaltensformen*. Bei Autofahrern kann unsicheres, entscheidungsschwaches und inadäquates Verhalten verstärkt auftreten, und zwar besonders in bestimmten *komplizierten* Verkehrssituationen, die die Bewältigung folgender Fahraufgaben verlangen:

- Einordnen bei Spurwechseln und in Kreuzungssituationen,
- Wende- und Abbiegemanöver,
- Bewältigung von Verkehrskonfliktsituationen,
- Bewältigung von Situationen, die eine Interaktion mit anderen Verkehrsteilnehmern notwendig machen.
  (Risser, et al., 1988; Ellinghaus, Schlag & Steinbrecher, 1990)

Die Verhaltensprobleme, die im Rahmen solcher Konstellationen auftreten, beruhen auf den Konsequenzen der beschriebenen biologisch-psychophysischen Veränderungen, also darauf, daß Ältere ihre Aufmerksamkeit nicht mehr so gut auf mehrere Aufgaben zugleich aufteilen können (Problem der geteilten Aufmerksamkeit, siehe Brouwer, 1994), Leistungseinbußen haben im Bereich der Bewegungswahrnehmung und des Abschätzens von zeitlichen Lücken und eingeschliffene, automatisierte Handlungsvollzüge nur noch um den Preis fehlerhaften Handelns bewußt kontrollieren können (Gelau, Metker & Tränkle, 1994).

Die relativ günstige Unfallbilanz der älteren Kraftfahrer spricht aber auch für *verkehrssicherheits-dienliche Verhaltensformen* im höheren Lebensalter, die allerdings dem „naiven“ Beobachter weniger auffallen. Die Verhaltensformung durch alternsspezifische Prozesse ist also keineswegs nur negativ zu sehen.

Ältere Fahrer meiden viel eher als jüngere unnötige Risiken. Eine Untersuchung von Risser et al. (1988, S. 133) kommt außerdem zu dem Schluß, daß

> „bei älteren Personen das Dominanzstreben weniger stark ausgeprägt ist als bei jüngeren Personen, daß häufiger Aussagen getroffen werden, die auf soziale Gewissenhaftigkeit schließen lassen, und daß die Emotionalität gegenüber anderen Verkehrsteilnehmern geringer und nicht aggressiver Natur ist."

Hartenstein (1995) sprach deshalb ein Potential der Älteren an mit den Worten: *„Manche Eigenschaften des Alters sollten einen höheren sozialen Rang erhalten, sollten als Tugenden für alle, nicht als Makel einer Minderheit gelten."* (S. 24)

4. Subjektive Beweggründe des Verkehrshandelns

Daß sich ungünstige biologisch verursachte *Verhaltens*tendenzen keineswegs unter allen Bedingungen der Verkehrsteilnahme auch ungünstig auswirken, hängt damit zusammen, daß die Verkehrsteilnahme in ein komplexeres (soziales) *Handlungs*geschehen eingebettet ist. Darin spielen unter andrem Wille und Gefühl, Urteil und Entscheidung als Handlungsregulative eine Rolle. Diese Ebene menschlichen Verhaltens erfassen wir mit den Begriffen Motivation und Emotion. Individuelle Motive sind zu berücksichtigen, wenn wir das Planungs- und Entscheidungsverhalten im Straßenverkehr, die Verkehrsmittelwahlen, das Setzen von Mobilitätszielen oder die Einschätzung der eigenen Fähigkeiten älterer Verkehrsteilnehmer untersuchen. Emotionen sind als allgemeine, grundlegende Motive anzusehen, die überhaupt das Tätigwerden von Menschen anstoßen. Schon die Alltagsbeobachtung läßt erkennen, daß die Verkehrsteilnahme immer auch eine Begegnung zwischen Menschen ist, die häufig genug unter starker *affektiver* Beteiligung der einzelnen stattfindet (vgl. hierzu auch: Barthelmess, 1998).

Die emotional-motivationale Grundlage des Verkehrsverhaltens schätze ich für die Aufrechterhaltung der Verkehrssicherheit als bedeutsamer ein denn die leistungspsychologische. Zwei Beispiele für die Bedeutung der individuellen subjektiven Beweggründe im Verkehrshandeln möchte ich anführen:

Autofahren im Alter ist dann problematisch, wenn etwaige Leistungseinbußen *nicht* durch risikosenkende Verhaltensstrategien kompensiert werden. Das geschieht bei jenen älteren Kraftfahrern, die sich selbst überschätzen, für die die Fahrerlaubnis einen hohen emotionalen Wert hat und einen Teil ihrer Identität bedeutet. Es sind jene älteren Menschen, die vor typischen Alternsprozessen die Augen verschließen und sie nicht wahrhaben wollen.

Es sind also nicht alle älteren Verkehrsteilnehmer (resp. Kraftfahrer), die bei der außerhäuslichen Mobilität Probleme haben oder solche machen, sondern es ist nur eine Teilmenge von ihnen, die dann in der Öffentlichkeit besonders wahrgenommen wird. Man hat früher angenommen, daß älteren Kraftfahrern *in der Regel* die eigenen Leistungsprobleme nicht bewußt seien, daß sie ein positives Selbstbild auch bei objektiver Leistungsverschlechterung aufrechterhalten würden. Ältere, so die bisherigen Erkenntnisse, neigten recht regelmäßig dazu, die Rolle ihrer Fahrerfahrung bei der Kompensation ihrer Leistungsschwächen zu überschätzen (z.B. Schlag, 1986). Eine Untersuchung von Tränkle & Metker (1992) sorgt nun aber für Differenzierungen: Bestimmte schwierige Fahraufgaben werden von den Älteren realistischerweise auch als schwieriger zu bewältigen eingeschätzt. Unter der Bedingung, daß ältere Kraftfahrer auch weiterhin in ähnlicher Weise aktiv am Straßenverkehr teilnehmen wie jüngere, nehmen sie ihre altersbedingten Defizite auch wahr (s. auch Chalupka, 1994).

Es wäre eine Chance für die außerhäusliche Mobilität älterer Menschen, wenn sie vorhandene Mobilitätsangebote annehmen und nutzen würden. Das geschieht aber keineswegs immer im wünschenswerten Maße. Zumindest in den Ballungsgebieten sind öffentliche Verkehrsmittel mittlerweile gut verfügbar, werden bei der Verkehrsmittelwahl Älterer aber häufig zu wenig berücksichtigt. Das liegt nicht immer nur an ungünstigen Taktzeiten oder an zu hohen Trittbrettern der öffentlichen Verkehrsmittel, sondern auch an der emotionalen Befindlichkeit der potentiellen ÖPNV-Nutzer. Das eigene Auto ist eine „feste Burg", der Bus nicht.

Angstgefühle sind bei älteren Verkehrsteilnehmern schnell ausgelöst (Wittenberg, 1986); das Zusammensein in Bussen und Bahnen mit auffällig gekleideten und sich provokant verhaltenden Jugendlichen ist nicht jedes alten Menschen Sache. Die täglich erfahrbare Realität auf den Straßen enthält viele angstauslösende Signale, meist ausgesendet von jenen (jungen) Zeitgenossen, die in Befragungen etwa folgende Einstellungen kundtun:

> „'Meine Devise ist: ständig Vollgas, wenn die Verhältnisse es zulassen'" ... „Man wäre am liebsten James Bond und würde mit eisernen Fäusten und Maschinengewehren in die Lüfte abheben'." (Becker & Herberg, 1990; zitiert nach Hilgers, 1994, S. 29)

Darauf bezogene Angstgefühle werden von den älteren Verkehrsteilnehmern so artikuliert: *„Man wird wie ein Hase gejagt". „Ich fürchte jedes einspurige Fahrzeug mehr als jedes Auto."*

Ängste der Fußgänger sind soziale Ängste und nicht nur Befürchtungen über mögliche Unfälle:

> „Jetzt bekommen wir einen Durchgang unter der Wagramerstraße, aber was glauben Sie, was da wieder für Rowdies sind; da kann man alleine dann wieder nicht durchgehen." (Risser et al., 1988, S. 99f.)

Der Nutzung öffentlicher Verkehrsmittel stehen soziale Ängste alter Menschen vielleicht mehr im Wege als das Fehlen von Niederflurbussen.

Es ist darum verständlich, wenn das eigene Auto als eine Art Fluchtburg betrachtet wird, mit der sich Mobilitätsbedürfnisse in subjektiver Sicherheit befriedigen lassen. Von älteren Kraftfahrern ist bekannt, daß sie eine Rückgabe der Fahrerlaubnis selbst dann selten erwägen, wenn sie auf deren Nutzung faktisch schon verzichtet haben. Die Fahrerlaubnis bedeutet nicht nur das Privileg von Fortbewegung im Gefühl der

Sicherheit, sondern auch ein Stück Identität; sie zeigt nämlich dem älteren Menschen an, daß er noch zu den selbstverantwortlichen, mit allen bürgerlichen Rechten ausgestatteten Menschen gehört, eben nicht als „defizitär" behandelt und entmündigt wird. Das ist der Grund, warum die Fahrerlaubnis zurückzugeben als persönliche Katastrophe erlebt wird, als „frustrierend, herzzerreißend, wie der Verlust des rechten Armes oder wie Sterben" (Rothe, 1993). Im Falle der bedrohten Identität durch den drohenden Verlust der Fahrerlaubnis bekommt das Auto auch bei älteren Menschen die Funktion eines wichtigen Symbols für den eigenen Wert als Person, und dann ist auch bei alten Menschen eine starke emotionale Bindung an das Auto zu beobachten (Wittenberg, 1986) – mit entsprechenden Folgen für mobilitätsbezogene Entscheidungen, für Handlungen und Unterlassungen.

5. Gesellschaftliche Rahmenbedingungen für die Mobilität Älterer

Ziel der Forschung seit den Anfängen der Verkehrspsychologie ist eindeutig die Hebung der Verkehrssicherheit, und das Forschungsinteresse ist sicher auch identisch mit einer gesellschaftlichen Zielsetzung. Das gilt hoffentlich und in Zukunft verstärkt auch in bezug auf ältere Verkehrsteilnehmer. „Hoffentlich" heißt: Die gesamte Gesellschaft muß sich zunächst die Frage vorlegen, ob sie eine bessere Integration älterer Menschen in die moderne Verkehrswelt überhaupt anstreben *will.* Bemühungen um eine bessere, das heißt risikoärmere Integration der Älteren in den modernen Straßenverkehr, werden von der Verkehrspsychologie jedenfalls unterstützt.

Es gibt verschiedene Wege, die Mobilität älterer Menschen zu fördern, um ihnen eine bessere Integration in den Straßenverkehr ohne unzumutbares Risiko zu ermöglichen:

Der Verkehrsraum müßte den Wahrnehmungs-, Bewegungs- und Reaktionsbedingungen älterer Menschen besser angepaßt werden. So schrieb Förster (1990), um nur ein Beispiel zu nennen:

> „Unter dem Schilderwald leiden ältere Kraftfahrer, die so gerne alles recht machen wollen, besonders. Das abnehmende Gedächtnis ist bei uns Alten sprichwörtlich und leider auch Tatsache. Wir können uns viele Schilder bzw. viele Hinweise auf einem Schild, seien sie über-, neben- oder kurz nacheinander, einfach nicht mehr merken. Sie helfen dann nicht, sie verunsichern uns nur, denn wir registrieren natürlich, etwas übersehen zu haben" (Förster, 1990, S. 149).

Auch eine ergonomisch und wahrnehmungspsychologisch günstigere Gestaltung der Fahrzeuge und eine Verminderung physikalischer Barrieren in den Verkehrswegen fallen unter die zu fordernden Anpassungsmaßnahmen.

Die Regeln, nach denen der Verkehr abläuft, die expliziten und impliziten, sind einer ungestörten, angstfreien Verkehrsteilnahme Älterer nicht förderlich und sollten überdacht werden. Wiederum ein Beispiel:

> „Eine geringfügige Verlangsamung des Systems Verkehr, die zum Teil lediglich durch die Einhaltung bestehender Tempolimits erreicht werden könnte, würde unter Umständen ausreichen, um älteren Kfz-Lenkern die Teilnahme am Straßenverkehr zu erleichtern bzw. für sie höhere Sicherheit zu gewährleisten" (Risser & Steinbauer, 1987, S. 168).

Der heutige Verkehr ist sehr einseitig auf individuelle motorisierte Mobilität hin angelegt. Sie bietet zwar erhebliche Mobilitätschancen, benachteiligt aber jene alten Menschen, die – aus welchen Gründen auch immer – an ihr nicht (mehr) teilhaben können. Alternativen wären zu entwickeln. Der öffentliche Personennahverkehr muß schnell und bequem und *vor allem* ohne Angst zu benutzen sein.

Aufklärung tut not, denn nur durch Aufklärung wird zu erreichen sein, daß die beschriebenen notwendigen Veränderungen hin zu einem Straßenverkehr stattfinden, der außerhäusliche Mobilität Älterer nicht zu einem unkalkulierbaren Risiko macht. Aber diese Aufklärung darf sich nicht nur auf die älteren Menschen allein als Zielgruppe beschränken, sondern muß sich an die jüngeren Menschen ebenso richten, vor allem aber an Planungsinstanzen und politische Entscheidungsträger. Die Gesellschaft insgesamt bestimmt die Rahmenbedingungen, unter denen Handlungsintentionen und Handlungsformen realisiert oder blockiert werden. Möglicherweise sind die gesellschaftlichen Rahmenbedingungen der Mobilität Älterer dann leichter zu ändern, wenn eingesehen wird, daß eine „altengerechte" Verkehrswelt letztlich *allen* Verkehrsteilnehmern dient.

Karl-Heinz Balschbach

Überlegungen aus Sicht des ÖPNV (Region Rhein-Neckar-Dreieck)

1. Einleitung

Im vorangegangenen Kapitel wurde sehr viel und ausgiebig über das Verhalten und Erleben des Menschen im System *Straßenverkehr* gesprochen. Das Gesamtsystem Verkehr enthält jedoch auch einen weiteren wichtigen Bestandteil der außerhäuslichen Mobilität, nämlich den Öffentlichen Personennahverkehr (ÖPNV).

Zugegebenermaßen ist die Individualität für die Benutzer des ÖPNV stark eingeschränkt, aber das Verkehrsangebot des Verkehrsverbundes Rhein-Neckar (VRN) beispielsweise

- bedient eine Fläche von ca. 5.700 km^2
- mit ca. 2,3 Millionen Einwohnern
- und ca. 400.000 Fahrgästen/Tag

bei einem Einsatz von

- mehr als 1.000 Fahrzeugen/Tag
- auf mehr als 450 Linien
- mit ca. 6.000 Haltestellen.

Dies bedeutet aber nicht gleichzeitig, daß individuelle Bedürfnisse nicht befriedigt werden können. Als Beispiel hierzu dienen Verbindungen von und zu

- Innenstädten
- Einkaufszentren
- sowie Kliniken
- und last but not least Naherholungsgebieten.

Das bestehende System wird ständig an die Nachfrage angepaßt, wobei jedoch nach wie vor individuelle Wünsche von Einzelpersonen beziehungsweise kleinen Gruppen nicht in vollem Umfang berücksichtigt werden können. Der Nachteil des ÖPNV, der sich auch künftig nicht vermeiden läßt, nämlich das Fahren von Haltestelle zu Haltestelle, muß in Zukunft durch Optimierung der Gesamtreisezeit so weit wie irgend möglich kompensiert werden.

2. Allgemeines

„Der öffentliche Personennahverkehr muß schnell, bequem und ohne Angst zu benutzen sein".

Diese durchaus berechtigte Forderung war bereits Anfang der 90er Jahre Anlaß für die Mannheimer Versorgungs- und Verkehrsgesellschaft (MVV) – heute MVV Verkehr AG – das Konzept MVG 2000 zu entwickeln, das gleichermaßen Vorteile für die Benutzer wie auch für die Betreiber des ÖPNV bringen sollte und – wie sich mittlerweile gezeigt hat – auch gebracht hat. Dieses Konzept beinhaltet eine Neuordnung des Liniennetzes, neue Fahrzeuge in Niederflurtechnik, Streckenneubauten und Umbauten bzw. Anpassungen der Betriebsanlagen wie Bahnsteige, Bahnsteigzugänge, Signalanlagen und nicht zuletzt die Werkstätten und Fahrzeugabstellanlagen.

3. Fahrzeuge

Die konsequente Umsetzung des Konzepts MVG 2000 führte im Bereich der Stadtbahnfahrzeuge zur Beschaffung von 50 Niederflurfahrzeugen mit einem Niederfluranteil von 70%. Diese Fahrzeuge bieten ein Sitzplatzangebot von 80 Sitzen bei einer Gesamtkapazität von ca. 200 Personen. Da die Fahrzeuge außerdem kuppelbar sind, können im sogenannten Traktionsbetrieb auf stark nachgefragten Linien 160 Sitzplätze und ein Gesamtfassungsvermögen von ca. 400 Personen angeboten werden. Die neuen Fahrzeuge verfügen außerdem über Klimaanlagen, Fahrgastinformationssysteme zur Ansage und Anzeige von Haltestellen sowie über eine Sprechverbindung zum Fahrer. 23 Altfahrzeuge bieten einen Niederfluranteil von ca. 10% und lediglich 13 Fahrzeuge werden noch mit der alten Technik betrieben. Abbildung 1 zeigt den Vorteil der Niederflurigkeit bei gleichzeitigem Einsatz von erhöhten Bahnsteigen.

Im Bereich der Omnibusse stellt sich die Situation ähnlich dar. Hier sind von 45 Omnibussen derzeit 35 Fahrzeuge mit Niederflurtechnik und 18 Fahrzeuge mit Klimaanlagen ausgestattet.

Für Bahn und Bus gilt gleichermaßen, daß die Niederflurigkeit in Verbindung mit erhöhten Bahnsteigen ein sicheres und komfortables Ein- und Aussteigen ermöglicht. Da es teils aus Platzgründen, teils aus Gründen der Stadtgestaltung nicht an allen Haltestellen möglich ist, Hochbahnsteige zu bauen, wurden die Stadtbahnfahrzeuge wie auch die Omnibusse mit ausfahrbaren Rampen ausgerüstet. Diese Rampen werden auf Anforderung des Fahrgastes durch den Fahrer bedient.

Ein weiterer Sicherheitsaspekt ist die derzeit laufende Ausrüstung der Fahrzeuge mit Videokameras zur Vermeidung von Vandalismusschäden und/oder Übergriffen gegen Fahrgäste oder Fahrzeuge.

Abbildung 1

Ein-/Ausstiegshöhen bei 29 cm Bahnsteigen

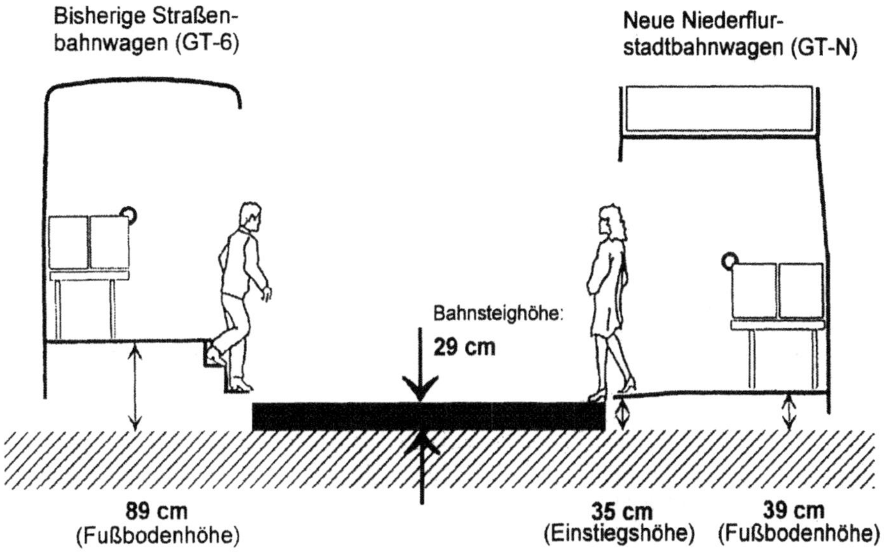

4. Betriebsanlagen

Besondere Bedeutung haben hier die Betriebsanlagen der Stadtbahn, die jedoch teilweise von den Omnibussen mitbenutzt werden. Mehr als 80% der Stadtbahnstrecken der MVV Verkehr AG verfügen über einen eigenen Bahnkörper, d.h. Störungen durch den übrigen Verkehr können weitestgehend ausgeschlossen werden. Daraus ergibt sich auch die Möglichkeit, die Signalanlagen im Sinne einer Bevorrechtigung des ÖPNV zu beeinflussen.

Die Trennung vom übrigen Verkehrsraum ermöglicht

- den Bau von Hochbahnsteigen, um mehr Komfort und Sicherheit beim Betreten und Verlassen der Fahrzeuge zu bieten;
- den Einbau von Wetterschutzdächern mit Sitzgelegenheiten;
- das Aufstellen von Fahrausweisverkaufsautomaten, Fahrgastinformationsanlagen und Video-Überwachungsanlagen (im Bereich der Linie 7 bereits konsequent umgesetzt, siehe Abbildung 2);
- eine Gestaltung der Bahnsteigoberflächen (einschl. Blindenleitstreifen);
- eine gute Beleuchtung der Anlagen und des entsprechenden Umfelds sowie gesicherte und komfortable Zugänge einschließlich Querung der Fahrbahnen des motorisierten Individualverkehrs.

Abbildung 2

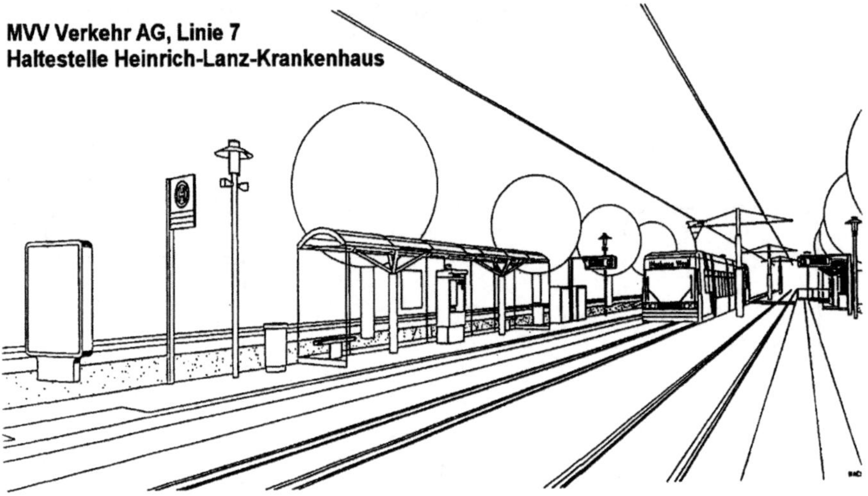

5. Sonstige Maßnahmen

Im Zuge der Wandlung vom städtischen Betrieb zu einem leistungsfähigen und kompetenten Dienstleistungsunternehmen wurden außerdem eingeführt

- ein Kundenzentrum zur Beratung und zum Verkauf unserer Dienstleistungen;
- ein Linienmanagement zur Qualitätskontrolle und zur Beurteilung der Angebote aus Sicht unserer Kunden, und
- eine Teamstruktur zur Betreuung der Mitarbeiter und zur Qualitätsverbesserung unseres Angebots.

Im tariflichen Bereich ist neben den Angeboten für alle Fahrgäste (Wochen-, Monats- und Jahreskarten, 24plus-Ticket, etc.) das sogenannte Senioren-Ticket für Fahrgäste ab dem 60. Lebensjahr besonders zu erwähnen. Mit diesem Ticket können die Angebote des ÖPNV im gesamten Verkehrsgebiet des Verkehrsverbundes Rhein-Neckar (VRN) zu stark rabattierten Preisen genutzt werden.

6. Fazit

Die aufgeführten Maßnahmen haben zu einer deutlichen Steigerung der Sicherheit, Qualität und Schnelligkeit im Bereich des ÖPNV im Rhein-Neckar-Raum geführt. Dabei darf nicht übersehen werden, daß *alle* Fahrgäste, nicht nur mobilitätsbehinderte und/oder ältere Menschen, von diesen Verbesserungen profitieren.

Bei der weiteren Umsetzung der noch nicht beendeten Maßnahmen (z.B. Bau von Hochbahnsteigen, Fahrzeugbeschaffung, etc.) muß in noch stärkerem Maß als bisher auf die Kooperation aller Verkehrsträger im Rhein-Neckar-Raum geachtet werden. Nur so ist eine Finanzierung der Leistungen des ÖPNV vor dem Hintergrund steigender Mobilitätsbedürfnisse, steigender Kosten und der immer bedeutender werdenden Wettbewerbssituation möglich.

Harald Künemund

Neues Alter und gesellschaftliche Partizipation

1. Einleitung

In historischer Perspektive hat sich eine bislang einmalige Situation ergeben: Indem sich ein Lebenslaufregime ausgebildet und durchgesetzt hat, das um das Erwerbssystem herum organisiert ist, wurde der Ruhestand zu einer biographisch erwartbaren, sozialstaatlich weitgehend abgesicherten und für eine individuelle Gestaltung weitgehend offenen Lebensphase (Kohli, 1985). Die steigende durchschnittliche Lebenserwartung und das gleichzeitig sinkende Berufsaustrittsalter haben in jüngster Zeit zu einer enormen Ausweitung dieser Altersphase im individuellen Lebenslauf geführt. Zusätzlich hat der Geburtenrückgang dazu geführt, daß der Anteil der älteren Menschen an der Gesamtbevölkerung stark gestiegen ist – und noch weiter steigen wird. Der „Ruhestand" ist heute keine „Restzeit" mehr, die eine kleine gesellschaftliche Gruppe durchlebt, sondern ein eigenständiger Lebensabschnitt von erheblicher Dauer, in dem sich möglicherweise bald fast ein Drittel der deutschen Bevölkerung befindet (Höhn et al., 1994, S. 50), und zwar mit zunehmend besserer Bildung, Gesundheit und – zumindest bislang – besserer materieller Absicherung.

Für dieses „neue Alter" stellt sich die Frage der gesellschaftlichen Partizipation in besonderer Form. Zwar bleibt der Ruhestand in vielfältiger Weise mit dem Erwerbssystem verbunden, beispielsweise durch die Kontinuität der gesellschaftlichen Position oder durch die Finanzierung der Renten über den erwerbstätigen Teil der Bevölkerung. Dennoch ist diese Lebensphase eben genau durch den Fortfall der Erwerbsarbeit definiert, und damit rücken alternative Partizipationsformen in den Vordergrund (Kohli et al., 1993; Kohli & Künemund, 1996).

Gesellschaftliche Partizipation kann auf verschiedenen Ebenen thematisiert werden. Gesellschaftliche Veränderungen können z.B. über die Massenmedien erfahren werden, was allerdings rezeptiv bleibt. Eine aktive gesellschaftliche Partizipation kann in der Familie, dem Freundeskreis oder der Nachbarschaft oder aber in Vereinen, Organisationen und Verbänden stattfinden. Von diesen Partizipationsformen sollen an dieser Stelle exemplarisch zwei auf empirischer Grundlage diskutiert werden, die in jüngster Zeit verstärkt Beachtung finden: ehrenamtliches Engagement und politische Partizipation. Es geht also weniger um eine breite Übersicht zur gesellschaftlichen Partizipation insgesamt als um eine exemplarische Bestandsaufnahme, bei der einige offene Fragen benannt, andere – vermeintlich schon beantwortete – Fragen im Lichte aktueller empirischer Daten erneut zur Diskussion gestellt werden. Als

Datengrundlage werden der Alters-Survey[1] und das Sozio-ökonomische Panel[2] herangezogen.

2. Ehrenamtliche Tätigkeiten

Obgleich über das ehrenamtliche Engagement allgemein sehr viel geforscht worden ist, sind differenzierte Angaben selten und zum Teil widersprüchlich (Kohli & Künemund, 1996). Kürzlich wurde sogar behauptet, man wisse „im Grunde nichts" (Ziegler, 1998, S. 42). Das ist vielleicht etwas übertrieben, aber verschiedene Entwicklungen haben die Lage in den letzten Jahren erheblich kompliziert. Einerseits entstand eine „neue Ehrenamtlichkeit" außerhalb oder am Rande der traditionellen Organisationen, nämlich in selbstorganisierten Gruppen, Initiativen und Projekten, die empirisch noch kaum erfaßt wurde. Andererseits wurden neuere Konzepte wie bürgerschaftliches Engagement oder freiwillige soziale Tätigkeiten in die Diskussion gebracht, deren Anwendung in der Forschung zu gänzlich anderen Ergebnissen führen kann (Kistler et al., 1999). In die Erhebung bürgerschaftlichen Engagements etwa geht bereits die aktive Beteiligung in einer Selbsthilfegruppe oder der Kirchengemeinde ein, auch wenn damit kein „Amt" oder eine spezifische „Funktion" verbunden ist (Klages, 1998). Entsprechend liegen die dort ermittelten Beteiligungsquoten relativ hoch.

Zusätzliche Interpretationsprobleme ergeben sich aus unterschiedlichen Methoden der Stichprobengewinnung – viele Studien in diesem Bereich können keine Repräsentativität beanspruchen – sowie aus unklaren Frage- und Antwortformulierungen. Manche Studien erheben Informationen über Dritte ohne nähere Bestimmung dessen, was ein Ehrenamt ist, und überlassen diese Entscheidung somit vollständig den Befragten (z.B. „Üben Haushaltsmitglieder zur Zeit ein Ehrenamt aus?", Statistisches Bundesamt, 1995, Band I, S. 71). Die Erwähnung von Beispielen in der Frageformulierung kann sich jedoch erheblich in den ermittelten Anteilen niederschlagen. Oft unterbleibt auch die Abgrenzung eines Zeitraumes, wodurch die ermittelten Anteile zwangsläufig höher ausfallen: Es werden auch dann Tätigkeiten

1 Der Alters-Survey wurde unter der Leitung von Martin Kohli und Freya Dittmann-Kohli in Kooperation der Forschungsgruppe Altern und Lebenslauf (Berlin), der Forschungsgruppe Psychogerontologie (Nijmegen) und infas-Sozialforschung (Bonn) durchgeführt und mit Mitteln des Bundesministeriums für Familie, Senioren, Frauen und Jugend gefördert. Die Verantwortung für den Inhalt dieser Veröffentlichung liegt beim Autor. Befragt wurde eine repräsentative Stichprobe der Geburtsjahrgänge 1911 bis 1956 (Dittmann-Kohli et al., 1995; zu den Erhebungsinstrumenten Dittmann-Kohli et al., 1997; zu den soziologischen Befunden Kohli & Künemund, 1998). Die Analysen zum Ehrenamt basieren auf dem mündlichen Interview (n = 4.838), jene zur politischen Partizipation auf der schriftlichen Befragung (n = 4.034).

2 Das sozio-ökonomische Panel ist eine seit 1984 laufende, jährliche Wiederholungsbefragung in mittlerweile knapp 7.000 Haushalten in der Bundesrepublik, die am Deutschen Institut für Wirtschaftsforschung (DIW) durchgeführt wird (Projektgruppe, 1995).

angegeben, wenn sie seltener als einmal im Jahr vorkommen (z.B. Stadié, 1987). Liegt zum Beispiel das letzte ehrenamtliche Engagement drei Jahre zurück, ist eine Kategorie „nie" jedenfalls unzutreffend. Wird der Zeitraum auf das letzte Jahr eingegrenzt, bleibt immer noch offen, ob das letzte Kalenderjahr oder die letzten zwölf Monate gemeint sind. Und Studien, die den Befragten selbst die Entscheidung darüber überlassen, was in dieser Hinsicht „häufig", „selten" oder „regelmäßig" ist, sind in soziologischer Hinsicht wenig informativ (zum Beispiel GfK, 1993). Nicht selten weisen die Studien mehrere solcher Erhebungsprobleme auf, so daß relativ unklar bleibt, wofür die ermittelten Quoten eigentlich stehen.[3]

Im Alters-Survey wurde ein breites Spektrum ehrenamtlicher Tätigkeiten erhoben. Neben Fragen nach der Mitgliedschaft in Vereinen und Verbänden sowie den in diesem Zusammenhang ausgeübten ehrenamtlichen Tätigkeiten wurde detailliert nach altersspezifischen Gruppen gefragt. Zusätzlich wurden mit einer offenen Frage weitere ehrenamtliche Tätigkeiten (auch solche ohne Anbindung an Vereine oder Verbände) erhoben.[4] Die Ergebnisse zeigen einen starken Rückgang in der Beteiligung über die Altersgruppen: von 22 Prozent bei den 40-54jährigen über 13 Prozent bei den 55-69jährigen auf sieben Prozent bei den 70-85jährigen. In den neuen Bundesländern ist ein ehrenamtliches Engagement in allen Altersgruppen deutlich seltener als in den alten Bundesländern. Und Männer sind in allen Altersgruppen – in den neuen wie auch in den alten Bundesländern – häufiger ehrenamtlich tätig als die Frauen.[5]

Im Kontrast zu der wissenschaftlichen und sozialpolitischen Aufmerksamkeit, die den Seniorengenossenschaften, Vorruhestands- und Seniorenselbsthilfegruppen, politischen Interessenvertretungen Älterer oder dem Bereich der Bildung im Alter zuteil wird, ist das faktische Engagement in diesen Bereichen eher gering. Wählen wir als Altersgrenze das 60. Lebensjahr, so liegen die Anteile derjenigen, die an solchen Gruppen und Angeboten partizipieren, sehr niedrig; die ehrenamtlich Tätigen in diesem Bereich sind kaum auffindbar. Als Mitglieder einer Seniorengenossenschaft oder einer beliebigen Seniorenselbsthilfegruppe zum Beispiel bezeichnen sich nur 1,8 Prozent der über 60-85jährigen. Ehrenamtlich tätig sind hier nur

3 Ausführlich zu den kognitiven Prozessen bei der Beantwortung von Fragen nach der Häufigkeit der Ausübung von Tätigkeiten vgl. insbesondere Schwarz, 1990 und Menon, 1993.

4 Die verwendeten Listen schließen u.a. Selbsthilfegruppen, Bürgerinitiativen, Seniorengenossenschaften und Gruppen für freiwillige Tätigkeiten und Hilfen ein. Daneben beinhaltet der Alters-Survey Fragen z.B. zu informellen Unterstützungsleistungen und Pflegetätigkeiten; es lassen sich daher mit dem Alters-Survey im Prinzip verschiedene Konzepte operationalisieren und analysieren. Alle diese Fragen beziehen sich auf die letzten zwölf Monate vor der Befragung (vgl. ausführlich Künemund, 1998).

5 Dieser Befund, der dem gängigen Bild zu widersprechen scheint, nach dem ehrenamtliche Tätigkeit im Alter primär Frauensache sei, hat wohl zweierlei Gründe: Erstens beziehen sich solche Einschätzungen in der Regel auf das soziale Ehrenamt (zum Beispiel Backes, 1987, S. 93), während hier auch andere Formen des ehrenamtlichen Engagements einbezogen wurden. Zweitens führt die Verschiebung der Geschlechterproportionen in den höheren Altersgruppen dazu, daß trotz eines höheren Beteiligungsgrades der Männer die Frauen zahlenmäßig überwiegen können.

0,3 Prozent dieser Altersgruppe. An Seniorenakademien und Weiterbildungsgruppen beteiligen sich nur 0,6 Prozent, eine in diesem Bereich ehrenamtlich tätige Person findet sich unter den 2.362 Befragten dieser Altersgruppe (ungewichtet) überhaupt nicht. Und im Bereich der politischen Interessenvertretung Älterer, also in Seniorenbeiräten beziehungsweise -vertretungen oder in der Seniorenarbeit von Parteien und Gewerkschaften beteiligen sich nur 1,4 Prozent, ehrenamtlich tätig sind in diesem Bereich 0,6 Prozent der 60-85jährigen. Fassen wir diese drei Kategorien zusammen, so liegt der Anteil der Mitglieder bei 3,5 Prozent, der Anteil der ehrenamtlich Tätigen bei 0,8 Prozent. Selbst wenn diesen Gruppen eine gewisse Symbolfunktion oder ein Modellcharakter zugesprochen werden kann, so handelt es sich dennoch empirisch weiterhin um ausgesprochene Randphänomene.

Unter den altersspezifischen Gruppen ist die Beteiligung im „traditionellen" Bereich am stärksten, also in den Seniorenfreizeitstätten oder zum Beispiel in Seniorentanzgruppen. Stärker noch ist die Partizipation im altersunspezifischen Bereich, vor allem in geselligen Vereinigungen, Sportvereinen und bei den Kirchen. Vergleichsweise hoch liegt mit gut vier Prozent der Anteil der Ehrenämter und Funktionen, die gar nicht an eine Mitgliedschaft in einem Verein oder Verband gebunden sind (zum Beispiel ehrenamtliche Bürgermeister, Schöffen, Elternvertreter) – von allen ehrenamtlich Tätigen sind 28 Prozent (ausschließlich oder zusätzlich) in einer solchen Funktion tätig. Insgesamt aber geht die Partizipation auch in diesem Bereich über die Altersgruppen hinweg deutlich zurück.

Der Vergleich mit anderen Ländern (Kohli & Künemund, 1996) läßt vermuten, daß die Potentiale der Älteren in der Bundesrepublik derzeit zu wenig genutzt werden. Einige Untersuchungen richten sich daher auf Fragen der Motivation zu ehrenamtlichen Tätigkeiten (zum Beispiel Kohli et al., 1993; Gaskin et al., 1996; Schumacher et al., 1996; Braun et al., 1997). Man hofft, durch entsprechend zugeschnittene Angebote die Aktivitätspotentiale besser nutzen zu können und die Aktivitätsbereitschaft insgesamt zu fördern. Dabei bleibt bislang ein wichtiger Aspekt in diesem Zusammenhang vollkommen unberücksichtigt: Die Frage nach den Bedingungen und Konsequenzen der Beendigung solcher Tätigkeiten. Eine Betrachtung der Partizipation im Längsschnitt – hier auf der Basis des Sozio-ökonomischen Panel – zeigt, daß jedes Jahr etwa vier Prozent der über 60jährigen eine ehrenamtliche Tätigkeit beenden.[6] Bei Interesse einer höheren Beteiligung wäre es also ebenso wichtig, genauer zu erforschen, aus welchen Gründen die ehrenamtliche Beteiligung im Alter so stark abnimmt und welche Folgen dies für die Lebensgestaltung der

6 Obwohl also der Prozentsatz der ehrenamtlich Tätigen in Querschnitten relativ konstant bleibt, gibt es eine erheblich Fluktuation. Entsprechend muß im übrigen der Anteil derjenigen, die irgendwann nach dem 60. Lebensjahr ehrenamtlich tätig waren, wesentlich höher liegen als die bisherigen Querschnittsuntersuchungen vermuten lassen. Erst ein Panel über einen sehr langen Zeitraum oder eine retrospektive Befragung der Ältesten könnte nähere Aufschlüsse geben, welcher Prozentsatz der Älteren sich je (oder eben nie) ehrenamtlich engagiert hat.

Tabelle 1: Ehrenamtliches Engagement

	Bivariat	Multivariat
Altersgruppen (Referenz: 40-54 Jahre)		
55-69 Jahre	0,57*	0,63**
70-85 Jahre	0,28*	0,32**
Geschlecht (Referenz: Männer)	0,60*	0,65**
Neue Bundesländer (Referenz: Alte Bundesländer)	0,61*	0,53**
Bildung (Referenz: Höchstens Volksschule, keinen Ausbildungsabschluß)		
Höchstens Volksschule und Ausbildungsabschluß oder höhere Schulbildung ohne Ausbildungsabschluß	3,17*	2,65**
Höhere Schulbildung und Ausbildungsabschluß	5,63*	4,21**
Behinderung durch gesundheitliche Einschränkungen (Referenz: Überhaupt nicht)		
Ein wenig	0,70*	1,04
Erheblich	0,43*	0,64*
Stellung im Erwerbsleben (Referenz: erwerbstätig)		
Nicht erwerbstätig (einschl. Vorruhestand)	0,66*	1,21
Altersrente/Pension	0,42*	1,14
P^2	–	.07

Quelle: Alters-Survey, 1996 (n = 4.692), ungewichtet. Exponenten der Koeffizienten, * = p < .05, ** = p < .01.

Älteren hat. Anhand einer multivariaten logistischen Regression[7] kann verdeutlicht werden, daß hier tatsächlich noch manche Fragen offen sind (Tabelle 1).

In bivariater Betrachtung zeigen sich die erwartbaren bzw. bereits weitgehend bekannten Zusammenhänge: Ehrenamtliche Tätigkeiten sind in den höheren Altersgruppen seltener, bei den Männern häufiger und in den neuen Bundesländern seltener vorfindbar. Der stärkste Zusammenhang besteht mit der formalen Bildung. Auch der Gesundheitszustand und die Stellung im Erwerbsleben erweisen sich in bivariater Betrachtung als signifikante Korrelate der ehrenamtlichen Tätigkeit. In multivariater Betrachtung ändert sich dies: Kontrolliert für die anderen Variablen erweist sich eine erhebliche Behinderung bei der Erfüllung alltäglicher Aufgaben durch gesundheitliche Einschränkungen nur noch als schwach, eine geringe über-

7 Logistische Regressionsmodelle ermöglichen für dichotome abhängige Variablen die Schätzung eines multivariaten Modells (vgl. Hosmer & Lemeshow, 1989; DeMaris, 1992). In der Tabelle werden (mit Ausnahme der Konstanten) die „odds-ratios" (Exponenten der Regressionskoeffizienten) wiedergegeben. Koeffizienten < 1 bedeuten im Vergleich zur Referenzgruppe eine geringere, Koeffizienten > 1 eine höhere Wahrscheinlichkeit, ehrenamtlich tätig zu sein (ein Koeffizient von 2 beim Geschlecht zum Beispiel würde bedeuten, daß Frauen im Vergleich zu Männern eine doppelt so hohe Wahrscheinlichkeit aufweisen, ein Ehrenamt auszuüben). Personen mit fehlenden Angaben in einer verwendeten Variablen wurden von der Berechnung ausgeschlossen.

haupt nicht mehr als signifikant in ihrem Einfluß auf die Wahrscheinlichkeit, ehrenamtlich tätig zu sein. Der Effekt der gesundheitlichen Situation verringert sich bereits bei alleiniger Kontrolle des Alters. Bei gesonderter Analyse des Interaktionseffekts von Alter und Gesundheit zeigt sich, daß auch erhebliche gesundheitliche Beeinträchtigungen erst im hohen Alter einen negativen Einfluß auf die Wahrscheinlichkeit haben, ehrenamtlich tätig zu sein. Das Alter bleibt aber auch kontrolliert für die Gesundheitssituation, das Geschlecht, die Bildung und die Stellung im Erwerbsleben erklärungskräftig für die ehrenamtliche Tätigkeit.[8] Die deutlich geringere Beteiligung in den höheren Altersgruppen kann also nicht durch diese Faktoren erklärt werden. Als Erklärung für diesen deutlichen Alterseffekt kommen insbesondere soziale (z.B. Altersgrenzen), familiale (z.B. Notwendigkeit zur Pflege des Partners) oder auch individuelle Faktoren (z.B. Disengagement) in Frage. Mit den hier zur Verfügung stehenden Querschnittsdaten kann auch ein Kohorteneffekt nicht ausgeschlossen werden, aber zumindest für zwei relevante Unterschiede zwischen den Kohorten – nämlich die Bildung und die Geschlechterproportionen – wird in diesem Modell kontrolliert.

Die Möglichkeit, daß sich die künftigen Ruheständlergenerationen stärker in diesem Bereich engagieren werden, kann bei dem sehr starken Zusammenhang mit der Bildung als wahrscheinlich gelten. Ein stärkeres Engagement in Vereinen, Gruppen und Funktionen jedenfalls ist von elf Prozent der 40-54jährigen, sieben Prozent der 55-69jährigen und von zwei Prozent der 70-85jährigen geplant, und dies wiederum häufiger bei höherer Bildung. Es spricht also auch in dieser Hinsicht einiges dafür, daß das Interesse an solchen Tätigkeiten zunehmen wird. Ob und in welchem Ausmaß (und unter welchen Bedingungen) solche Pläne realisiert oder wieder verworfen werden, kann jedoch mit einer Querschnitterhebung kaum geklärt werden. Ebenfalls lassen Querschnittsuntersuchungen – wie bereits erwähnt – keine systematische Trennung von Alters- und Kohorteneffekten zu, und es bleibt weitgehend offen, wann und unter welchen Bedingungen ehrenamtliche Tätigkeiten beendet werden. Empirisch gesicherte Erkenntnisse zu Veränderungen im individuellen Alternsprozeß setzen im Prinzip Längsschnittuntersuchungen voraus. Die Bedeutung dieser Aspekte läßt sich im Bereich der politischen Partizipation noch deutlicher machen.

8 Der Effekt der Stellung im Erwerbsleben verschwindet im multivariaten Modell vollständig. Kontrolliert für Alter, Geschlecht, Bildung und Gesundheit haben die Ruheständler und Nicht-Erwerbstätigen im Vergleich zu den Erwerbstätigen sogar eine – wenn auch nicht signifikant – geringfügig höhere Wahrscheinlichkeit, ehrenamtlich tätig zu sein. Da die Erwerbstätigen auch über weniger disponible Zeit verfügen, scheint ein solcher Effekt auch eher plausibel als der bivariat vorfindbare Zusammenhang.

3. Politische Partizipation

Auch das aktive politische Engagement geht über die Altersgruppen hinweg betrachtet deutlich zurück. Aber bereits unterhalb dieser Ebene der aktiven Partizipation, zum Beispiel in Parteien und Gewerkschaften, wurde wiederholt ein Rückgang der politischen Partizipation im Alter konstatiert. Beispielsweise wurde lange behauptet, das politische Interesse nehme im höheren Alter ab (zum Beispiel Plum & Schleusener, 1981; Stadié, 1987; Schupp, 1987; Alber, 1994), auch wenn Uneinigkeit über den Zeitpunkt besteht (Künemund, 1994, S. 141). Als Erklärungen für diesen Trend ließe sich relativ problemlos an Theorien des Disengagements (Cumming & Henry, 1961) oder der Gerotranszendenz (Tornstam, 1996) anknüpfen. Die Daten des Alters-Survey bestätigen zunächst diesen Befund: Der Anteil der politisch wenig oder überhaupt nicht Interessierten steigt über die Altersgruppen hinweg klar an (vgl. Abbildung 1).

Abbildung 1: Politisches Interesse nach Altersgruppen

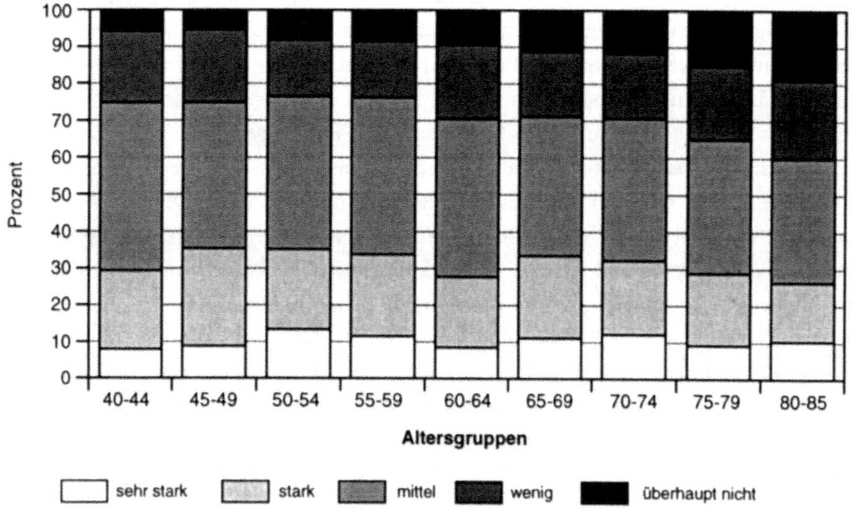

Quelle: Alters-Survey, 1996 (n = 3.989), gewichtet.

Es läßt sich aber zeigen, daß ad-hoc Erklärungen, die auf generelle Alterseffekte abheben, voreilig sein können. Zunächst ist darauf hinzuweisen, daß sich im Alter die Geschlechterproportion verschiebt. Im Falle der Bundesrepublik liegt dies nicht nur an der höheren durchschnittlichen Lebenserwartung der Frauen, sondern zusätzlich am kriegsbedingten Verlust an Männern. Bisherige Studien zum politischen Interesse haben immer wieder gezeigt, daß das politische Interesse der Frauen deutlich unter jenem der Männer liegt. Es könnte also sein, daß es gar keine nennenswerte Abnahme des politischen Interesses im Alter gibt (Künemund, 1994, S. 146). Betrachten wir allein die Männer, so läßt sich jedenfalls kein dramatischer Rückgang des politischen Interesses ausmachen:

Abbildung 2: Politisches Interesse der Männer

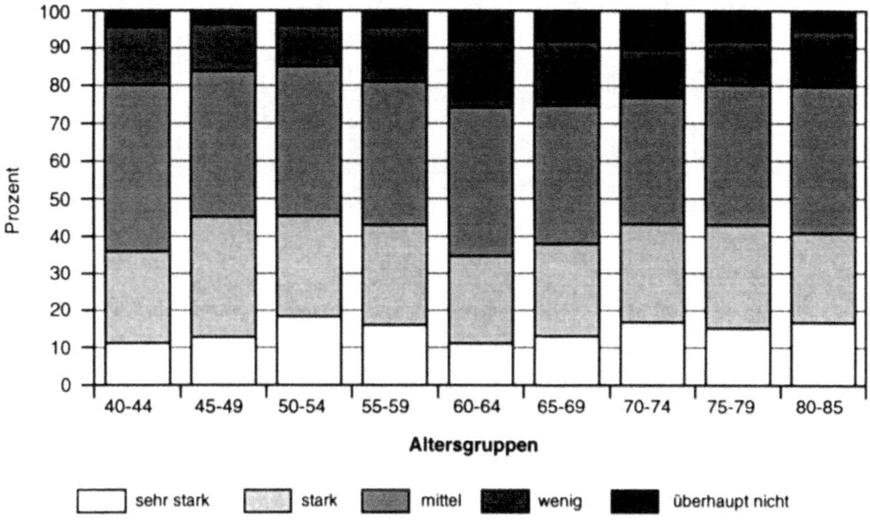

Quelle: Alters-Survey, 1996 (n = 2.046), gewichtet.

Im Gegenteil scheint das politische Interesse in der mittleren Altersgruppe (60-64 Jahre) am geringsten zu sein, während dies in den höheren Altersgruppen wieder stärker ist. Ein linearer Rückgang des politischen Interesses ist hier jedenfalls nicht zu erkennen. Insgesamt bekunden 20 Prozent der Männer nur sehr geringes oder gar kein Interesse an Politik. Bei den Frauen liegt dieser Anteil der politisch wenig oder überhaupt nicht Interessierten hingegen bei 34 Prozent. Somit kann ein Teil der Zunahme wahrscheinlich auf die Verschiebungen der Geschlechterproportionen zurückgeführt werden. Bei den Frauen zeigen sich aber zusätzlich deutliche Zusammenhänge mit dem Alter: Bei den 80-85jährigen Frauen liegt der genannte Anteil über 50 Prozent (vgl. Abbildung 3).

Der Rückgang des politischen Interesses im Alter liegt also nicht nur an den veränderten Geschlechterproportionen, sondern zusätzlich am geringeren politischen Interesse der älteren Frauen. Als Erklärung dafür wird unter anderem angeführt, Frauen hätten möglicherweise ein anderes Verständnis von Politik. Den üblichen Survey-Fragen nach dem politischen Interesse liege ein zu enger Politikbegriff zugrunde, nämlich ein „männlich" geprägter, traditioneller und auf Institutionen bezogener Politikbegriff (Meyer, 1992, S. 8). Es wird vermutet, daß Frauen sich mit ihren Antworten abgrenzen wollen gegenüber der „schmutzigen" offiziellen Politik, die Männersache sei, und daß dies möglicherweise anders wäre bei dem „weiteren, institutionell-übergreifenden Politikbegriff innerhalb der Frauenbewegung, der po-

Abbildung 3: Politisches Interesse der Frauen

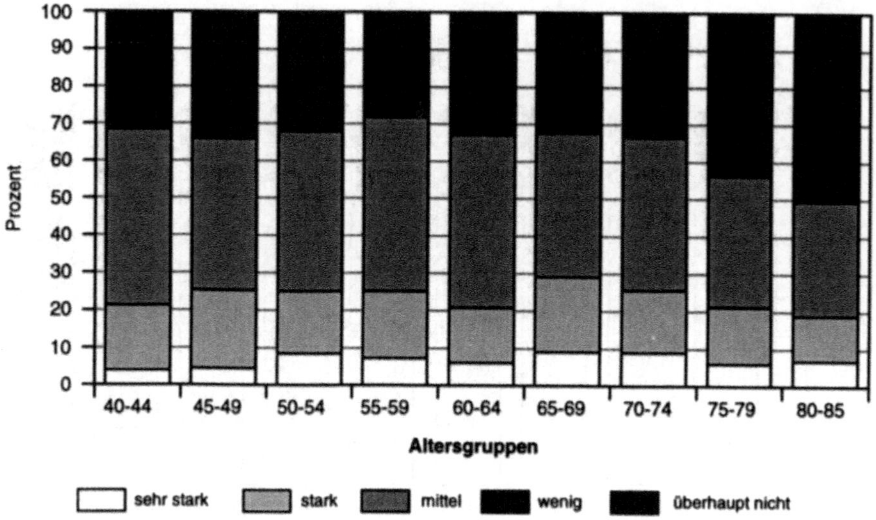

Quelle: Alters-Survey, 1996 (n = 1.943), gewichtet.

tentiell alles (Private) auch als politisch wahrnimmt" (ebd.). Dies läßt sich an dieser Stelle nicht im Detail klären. Es läßt sich aber zeigen, daß der Unterschied zwischen den Geschlechtern im politischen Interesse zumindest in den hier betrachteten Altersgruppen zum Teil schlichtere Gründe hat. Einen großen Einfluß auf das politische Interesse und die politische Partizipation insgesamt hat zum Beispiel erwiesenermaßen die Bildung (zum Beispiel Nie, Verba & Kim, 1974). Und ebenfalls bekannt ist, daß gerade den älteren Frauen überwiegend keine höhere formale Bildung zuteil wurde. Es könnte also sein, daß erstens die Altersunterschiede bei den Frauen geringer ausfallen, sobald wir für die Bildung kontrollieren, und zweitens, daß auch der Unterschied zwischen den Geschlechtern in den hier untersuchten Altersgruppen geringer ausfällt, sobald für Bildung kontrolliert wird.

Wie bereits an der Abbildung 2 ablesbar war, zeigt sich bei den Männern nur ein minimaler Zusammenhang zwischen dem Alter und dem politischen Interesse. Bei den Frauen hingegen ist nicht nur eine signifikante Differenz zu den 40-54jährigen Männern erkennbar, sondern auch eine deutliche Abnahme bei den ältesten Frauen. Nehmen wir die Bildung – hier wieder grob in drei Schul- und Ausbildungskategorien operationalisiert – hinzu, wird der Alterseffekt bei den Frauen erheblich reduziert. Auch ein Teil der Differenz zwischen den Geschlechtern wird durch die Bildung erklärt. Das politische Interesse nimmt offenbar nicht generell mit dem Alter ab, sondern hauptsächlich mit dem formalen Bildungsgrad. Dies wirkt sich insbesondere bei den ältesten Frauen aus, was zusammengenommen mit der Verschiebung der Geschlechterproportionen einen Großteil der vorgeblichen

Tabelle 2: Politisches Desinteresse[9]

	Bivariat	Multivariat	
		Schritt 1	Schritt 2
Alter und Geschlecht (Referenz: Männer, 40-54 Jahre)			
Männer, 55-69 Jahre	1,29	1,27	0,98
Männer, 70-85 Jahre	1,21	1,19	0,86
Frauen, 40-54 Jahre	2,11**	2,12**	1,95**
Frauen, 55-69 Jahre	2,02**	1,97**	1,20
Frauen, 70-85 Jahre	3,11**	3,09**	1,70**
Neue Bundesländer (Referenz: Alte Bundesländer)	1,47**	1,47**	1,70**
Bildung (Referenz: Höchstens Volksschule, keinen Ausbildungsabschluß)			
Höchstens Volksschule und Ausbildungsabschluß oder höhere Schulbildung ohne Ausbildungsabschluß	0,41**	–	0,44**
Höhere Schulbildung und Ausbildungsabschluß	0,19**	–	0,19**
P^2	–	.03	.07

Quelle: Alters-Survey, 1996 (n = 3.949), ungewichtet. Exponenten der Koeffizienten, * = p < .05, ** = p < .01.

Altersabnahme erklärt.[10] Der Rückgang des politischen Interesses im Alter ist also überwiegend kein Alterseffekt.

Nun ließe sich einwenden, Alters- und Kohorteneffekte seien hier nicht getrennt worden, und insofern seien die Schlußfolgerungen dieser Analyse nicht zwingend. Es konnte zwar gezeigt werden, daß der Unterschied zwischen den Altersgruppen geringer ausfällt, sobald man für Geschlecht und Bildung kontrolliert, nicht aber, daß mit dem individuellen Altern das politische Interesse nicht abnimmt. Für solche Verlaufsanalysen können wiederum nur Längsschnittdaten verwendet werden. Selbst eine Aneinanderreihung von verschiedenen Querschnitten kann dies nicht ersetzen, wie abschließend anhand einer – zumindest in der Bundesrepublik – weitgehend als geklärt geltenden Debatte deutlich gemacht werden soll – der Frage nach dem Alterskonservatismus.

Die Auseinandersetzung, ob mit steigendem Alter konservative politische Orientierungen generell zunehmen („Lebenszyklusthese") oder ob für den wiederholt festgestellten hohen Anteil konservativer Orientierungen bei den Älteren spezifische historische Erfahrungen ausschlaggebend sind („Generationsthese"), läuft schon seit Jahrzehnten. In der Bundesrepublik haben die meisten Autoren für die Gültigkeit

9 Die Ausprägungen sehr stark, stark und mittel wurden mit 0, die Ausprägungen wenig und überhaupt nicht mit 1 codiert.

10 Der hier verwendete Bildungsindikator berücksichtigt lediglich die Schul- und Berufsausbildung, was bei den Ältesten durchaus 60 Jahre zurückliegen kann. Es ist zu vermuten, daß Indikatoren für spätere Bildungsprozesse in solchen Modellen eine noch stärkere Einebnung der Geschlechterdifferenzen bewirken können.

der Lebenszyklusthese votiert. Für diese spricht zunächst, daß die CDU in den älteren Wählergruppen über die letzten Jahrzehnte hinweg immer höhere Stimmanteile hatte, die SPD hingegen in den jüngeren Wählergruppen (Bürklin, 1987, S. 120ff.; 1989, S. 64ff.; Stadié, 1987, S. 47ff.). Bei der Aneinanderreihung von Querschnitten – Wahlstatistiken – drängt sich diese Interpretation auf. Auch der internationale Vergleich spricht eher für die Lebenszyklushypothese, insofern sich in anderen Ländern ein ähnliches Muster zeigt (Edinger, 1985). Einige, vor allem US-amerikanische Autoren liefern jedoch Belege dafür, daß es keine gewichtigen Alterseffekte gibt (zum Beispiel Cutler, 1969; Campbell, 1971; Campbell & Strate, 1981). Auf der Basis von Kohortenanalysen konnte zudem gezeigt werden, daß politische Einstellungen auch durch periodenspezifische Sozialisationserfahrungen geprägt sind (Cutler & Bengtson, 1974; Plum & Schleusener, 1981, S. 271f.) beziehungsweise Kohorteneffekte stärker sind als Alterseffekte. Teilweise werden auch andere Ursachen für die bestehenden Altersunterschiede angeführt, zum Beispiel die geringere durchschnittliche Lebenserwartung der Arbeiter, die ja nicht unbedingt zur traditionellen Wählerschaft der Konservativen zählen (Midwinter & Tester, 1987). Kontrolliert man für die unterschiedliche Zusammensetzung der Altersgruppen, so scheinen Alterseffekte überwiegend gering oder gar nicht auszumachen zu sein (z.B. Cutler et al., 1980); manchmal bleiben sie aber auch bestehen (zum Beispiel Glamser, 1974). Schließlich gibt es auch Befunde, die weder Lebenszyklus- noch Generationseffekte ausmachen, sondern ausschließlich Periodeneffekte, und somit gegen einen generellen „Alterskonservatismus" sprechen (zum Beispiel Danigelis & Cutler, 1991). Eine genauere Klärung dieser Fragen ist nur auf der Grundlage von Längsschnittstudien möglich, die in der Bundesrepublik in dieser Hinsicht bisher noch nicht hinreichend ausgewertet wurden.[11]

Anhand der Parteizuneigung – kein besonders ausgefeilter Konservatismusindikator, aber damit wird in der Bundesrepublik üblicherweise auch die Bestätigung für die Lebenszyklushypothese geliefert – läßt sich dies etwas genauer betrachten. Der Anteil jener Personen, die der CDU/CSU zuneigen, nimmt tatsächlich klar mit dem Alter zu, und zwar hauptsächlich zuungunsten der SPD. Allerdings ist der Trend nicht so eindeutig, wenn man nicht schlicht zwei Gruppen – also z.B. die über 60jährigen mit den Jüngeren – kontrastiert, wie dies üblicherweise geschieht. Eine detailliertere Altersaufgliederung, wie sie mit dem Alters-Survey möglich ist, zeigt vielmehr, daß der Anteil der den Unionsparteien zugeneigten Personen sogar zurückgeht, und zwar bei den Männern etwas früher und schneller als bei den Frauen. Leider fehlen uns hier die Hochbetagten, um diesen Trend weiter zu bestätigen. Dennoch muß die These, daß die Älteren überwiegend die Unionsparteien

---

11 Eine Ausnahme ist die Arbeit von Klein, 1991, die jedoch nur drei Erhebungsjahre umfaßt und somit nur beschränkt aussagefähige Ergebnisse liefert. Der an sich vielversprechende Ansatz von Klein, dem Einstellungswandel anhand der Inglehart-Items nachzugehen, kann allerdings nicht weiterverfolgt werden, da diese Items im SOEP nicht mehr erhoben werden.

Abbildung 4: Parteizuneigung CDU/CSU

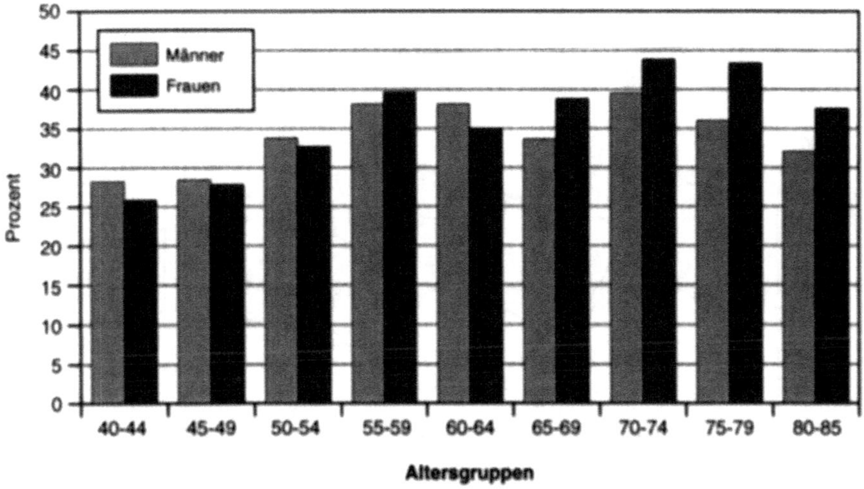

Quelle: Alters-Survey, 1996 (n = 3.968), gewichtet.

wählen, bei einer differenzierteren Betrachtung nach Alter möglicherweise modifiziert werden.

Betrachten wir die Parteizuneigung im Längsschnitt, hier auf der Basis des Sozio-ökonomischen Panel, wird die Lebenszyklushypothese vollends fragwürdig. Abbildung 5 zeigt in sechs Zehnjahres-Geburtskohorten, wie sich diese Anteile zwischen 1984 und 1997 verändert haben. Dabei wurden nur Befragte einbezogen, die zwischen 1984 und 1995 durchgängig an der Befragung teilgenommen haben. Dieses Vorgehen hat den Vorteil, daß sich die Zusammensetzung der Gruppen zum Beispiel nach Geschlecht oder Bildung nicht verändert – es sind zu jedem Befragungszeitpunkt exakt dieselben Befragten.

Hier bestätigt sich zunächst, daß nicht die Ältesten am häufigsten die Unionsparteien präferieren, sondern daß dies eher die heute 69-79jährigen sind. Vor allem aber ist keine generelle Zunahme des Anteils der CDU/CSU-Wähler in diesen Kohorten feststellbar. Kohortendifferenzen – also die Abstände zwischen den Linien – und Periodeneffekte – die parallelen Auf- und Abbewegungen wie zum Beispiel nach der Vereinigung – sind stärker als die Alterseffekte.[12] Dies wird deutlicher, wenn wir die Trends betrachten, also die Periodeneffekte gewissermaßen ausblenden. Im Durchschnitt gehen die Anteile derjenigen, die den Unionsparteien zuneigen, in allen hier betrachteten Kohorten pro Jahr um 0,3 Prozentpunkte zurück, mit

12 Weitere Auswertung haben gezeigt, daß diese Trends auch bei Hinzunahme bzw. gesonderter Betrachtung anderer Parteien Bestand haben. Es ist also nicht so, daß die Älteren von der CDU/CSU schlicht zu den Republikanern „überlaufen“. Und selbst die Grünen finden in dem hier betrachteten Zeitraum auch unter den Ältesten eher mehr Anhänger.

Abbildung 5: Parteizuneigung CDU/CSU im Längsschnitt

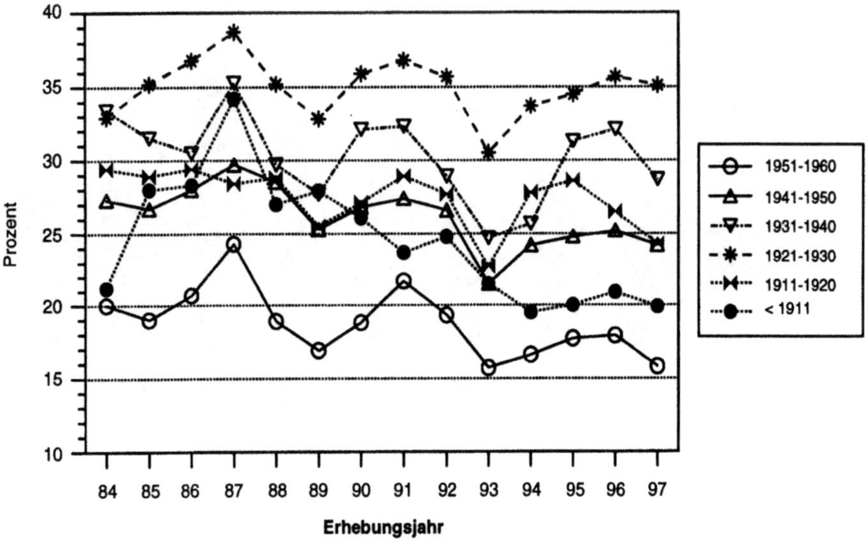

Quelle: Sozio-ökonomisches Panel, 1984-1997 (n = 3.328), gewichtet.

nur zwei Ausnahmen: Bei den 1921-1930 Geborenen beträgt diese durchschnittliche Abnahme nur 0,1 Prozent, und bei den Ältesten, vor 1911 Geborenen, fällt die Abnahme mit 0,7 Prozent pro Jahr am stärksten aus.

Natürlich wären auch hier tiefergehende Analysen wünschenswert, etwa auf der Basis von besseren Konservatismusindikatoren. Die These vom Alterskonservatismus ist aber vor dem Hintergrund dieser Ergebnisse nicht haltbar. Es gibt kaum Anzeichen für einen Alterseffekt – dominierend sind die Kohortendifferenzen, und auch die Periodeneffekte sind stärker erkennbar als eventuelle Alterseffekte.

4. Schlußfolgerungen

Die sozialwissenschaftliche Forschung hat inzwischen viele Erkenntnisse über die verschiedenen Formen der gesellschaftlichen Partizipation im Alter ermöglicht. Etwa über die Zeit, die im und außer Haus verbracht wird, über die Sendungen, die im Fernsehen verfolgt werden, über die ehrenamtlichen Tätigkeiten und die Wahlbeteiligung, die Partizipationsmuster und Lebensstile der Älteren. Auch liegen erste Schätzungen zum Beispiel des ökonomischen Wertes produktiver Tätigkeit im Alter vor (Künemund, 1999). Es gibt aber kaum verläßliche Angaben über die Veränderungen im individuellen Alternsprozeß. Am Beispiel des politischen Interesses wurde gezeigt, daß im Querschnitt vorfindbare Altersunterschiede nicht zwangsläufig auf Alterseffekte schließen lassen. Die Kohortenunterschiede in Querschnittserhebungen lassen diesen Eindruck nur entstehen, solange man allein bivariat vorgeht. Das Beispiel der ehrenamtlichen Tätigkeiten macht deutlich, daß Alterseffekte auch in multivariater Betrachtung bestehen bleiben können, daß also der deutliche Rückgang des ehrenamtlichen Engagements im Alter wahrscheinlich nicht mit solchen Kohortendifferenzen oder zunehmenden gesundheitlichen Einschränkungen im Alter allein zu erklären ist. Schließlich wurde am Beispiel des Alterskonservatismus gezeigt, daß auch eine Vielzahl von Querschnitten keinen Längsschnitt ersetzen kann.

Clemens Tesch-Römer

Gesellschaftliche Partizipation älterer Menschen aus differentieller Sicht

In Alltagssicht und -urteil ähneln sich älterwerdende und alte Menschen in vielerlei Hinsicht: Das Haar färbt sich grau, das Gehör wird schlecht, die Beweglichkeit nimmt ab, das Ruhebedürfnis steigt. Aber diese Alltags(vor)urteile lassen sich bei genauerem Hinschauen nur selten im Sinne einer allgemeinen, alle älteren Menschen betreffenden Alterung bestätigen. Es gibt so viele „Ausnahmen von der Regel", daß man nur wenige Merkmale oder Eigenschaften findet, die *allen* älterwerdenden und alten Menschen zukommen. Das gesellschaftliche Stereotyp hinsichtlich Alter(n) „homogenisiert" ältere Menschen: Ältere Menschen werden ähnlicher wahrgenommen als sie es tatsächlich sind (Tews, 1991). Altern ist keineswegs ein gleichförmiger Prozeß, und alte Menschen sind keineswegs einander allesamt ähnlich – vielmehr besteht Altern in einer außerordentlich Vielfalt von Prozessen, und die Unterschiede zwischen älteren Menschen sind groß.

In diesem Beitrag soll die Perspektive der *differentiellen Gerontologie* – mit Blick auf soziale Partizipation – erläutert und ausgeführt werden. Dies soll in drei Schritten geschehen: (a) Zunächst sollen einige Belege für differentielles Altern vorgestellt und die Analyse interindividueller Unterschiede als Erkenntnisquelle herausgestellt werden. (b) In einem zweiten Schritt werden drei Interpretationen differentiellen Alterns beleuchtet, und zwar die Interpretation des erfolgreichen Alterns, die Interpretation der sozialen Ungleichheit sowie eine zwischen diesen Ansätzen vermittelnde Interpretation der Interventionsgerontologie. (c) In einem letzten Abschnitt soll die Frage der gesellschaftlichen Partizipation diskutiert werden: Welche Rolle spielen interindividuelle Differenzen hinsichtlich der Teilhabe und Mitbestimmung älterer Menschen – und welche Rolle spielen die Selbstdeutung und die Eigenaktivitäten älterer Menschen in diesem Zusammenhang?

1. Altern: Allgemeine Prozesse und differentielle Verläufe

1.1 Allgemeine und differentielle Gerontologie

Definiert man aus wissenschaftlicher Sicht Altern als Veränderungen über die Zeit (etwa im Sinne einer allgemeinen Definition von Entwicklung, s. Montada, 1995), so kann die Betrachtung und Analyse von Alternsverläufen aus zwei verschiedenen Perspektiven vorgenommen werden, nämlich aus der Perspektive einer allgemeinen und einer differentiellen Gerontologie. Aus der *Perspektive der allgemeinen Gerontologie* interessieren in erster Linie Veränderungsphänomene, die für alle Menschen in gleicher Weise gelten. Idealtypisch handelt es sich hierbei um „Universalia" des Alternsprozesses, die bei allen Menschen in allen Kulturen zu allen historischen Zeiten zu finden sind. Ein Beispiel für ein solches Phänomen, das im strengen Sinn keinen Veränderungsprozeß, sondern das Ende von Entwicklung und Altern darstellt, ist die Begrenztheit der Lebensdauer: Für alle Menschen in allen Kulturen zu allen historischen Zeitpunkten gilt, daß ihre Lebensdauer begrenzt ist. Als Ursache für die Begrenztheit der Lebensdauer lassen sich evolutionsbiologische Argumente anführen, die mit dem Verweis auf die unterschiedliche durchschnittliche Lebensdauer in anderen biologischen Arten untermauert wird (Danner & Schröder, 1992).

Allerdings wird mit diesem Beispiel sehr deutlich, daß die *Perspektive der differentiellen Gerontologie* eine allgemeine Sicht auf das Alter(n) ergänzen muß, denn die individuelle Lebensdauer ist ja keineswegs für alle Menschen gleich (Thomae, 1983a). Vielmehr gilt: In der individuellen Lebensdauer zeigt sich erstens eine erhebliche Variabilität zwischen Menschen, es gibt zweitens bedeutsame Unterschiede in der durchschnittlichen Lebensdauer zwischen Kulturen, und drittens läßt sich anführen, daß historische Veränderungen der durchschnittlichen Lebenserwartung zu dem heute diskutierten „demographischen Strukturwandel" geführt haben (Tews, 1993). Allgemeine und differentielle Perspektive in der Gerontologie müssen also miteinander kombiniert werden: Die Verbindung der Konzepte „Alterung" (im Sinne allgemeiner Prozesse) und „Variabilität" (als Verweis auf differentiell unterschiedlich verlaufende Prozesse) verdeutlicht, daß „chronologisches Alter weder die Gesamtvarianz des Alterns einheitlich abbildet noch die Quelle für alle 'Alternsphänomene' darstellt" (Baltes, Mayer, Helmchen & Steinhagen-Thiessen, 1996, S. 28; vgl. auch Thomae, 1998).

1.2 Bereiche differentiellen Alterns

Interindividuelle Variabilität in Alternsverläufen ist in den verschiedensten Forschungsbereichen empirisch identifiziert worden. Exemplarisch sollen nur einige Untersuchungsergebnisse zum differentiellen Altern angedeutet werden. Im Bereich der *Gesundheit* läßt sich eine Zunahme von Multimorbidität, Multimedikation und multiplen Funktionseinbußen feststellen, wobei sich erhebliche interindividuelle Streuungen hinsichtlich des Gesundheitszustandes (Oster & Schlierf, 1998) und substantielle Korrelationen mit Risikofaktoren, personalen Ressourcen sowie Medikation nachweisen lassen (Steinhagen-Thiessen & Borchelt, 1996). Hinsichtlich der *kognitiven Leistungsfähigkeit* sind nicht allein in Querschnittsstudien hohe Streuungen innerhalb verschiedener Altersgruppen (Smith & Baltes, 1996), sondern mit Hilfe von Längsschnittdesigns auch eine hohe Variabilität intraindividueller Veränderungsprozesse nachgewiesen worden (Schaie, 1983). Auch in der Betrachtung des Bereichs *Motivation* finden sich Altersveränderungen – etwa hinsichtlich des Leistungs- und des Affiliationsmotivs – bei gleichzeitig hoher interindividueller Variabilität (Filipp, 1996, S. 232). Im Bereich der *sozialen Beziehungen* lassen sich ebenfalls große

Unterschiede zwischen älteren Menschen feststellen, wobei jedoch mit dem Alter eine mittlere Abnahme von Netzwerkmitgliedern zu konstatieren ist (Lang, im Druck). Und schließlich kann auf den Bereich des *Einkommens* verwiesen werden, in dem sich erhebliche Unterschiede zwischen älteren Menschen zeigen (Motel, 1998). Es läßt sich also für eine Reihe gerontologischer Forschungsbereiche feststellen, daß sich neben allgemeinen alterskorrelierten Tendenzen in vielen Variablen auch eine nicht unbeträchtliche Variation um den jeweiligen Mittelwert finden läßt. Für die Argumentation, daß die Variabilität im Alter zunehme, lassen sich bislang jedoch keine überzeugenden Belege finden (für den Bereich der kognitiven Leistungsfähigkeit s. Reischies & Lindenberger, 1996).

1.3 Differentielles Altern als Erkenntnisquelle

Aus wissenschaftlicher Sicht bietet die Perspektive des differentiellen Alterns die Chance, jene Faktoren zu identifizieren, denen eine bedeutsame Rolle bei der Aufklärung von Alterungsprozessen zukommt (Baltes & Baltes, 1992). Für die Explanation alterskorrelierter Veränderungen ist der Bezug auf das chronologische Alter allein nicht ausreichend, vielmehr ist es notwendig, jene Einflußfaktoren zu identifizieren, die sich hinter dem Etikett des „Alterns" verbergen und für „Alterungsprozesse" verantwortlich sind. Fragt man nach den Ursachen für differentielles Altern, so lassen sich drei Klassen von Ursachenfaktoren unterscheiden. Zunächst einmal ist auf biologisch-genetische Dispositionen zu verweisen, die zumindest teilweise für Alternsprozesse verantwortlich gemacht werden können (Danner & Schröder, 1992). Allerdings setzt das Genom nur die Grenzen von Veränderungsprozessen und läßt anderen Faktoren breiten Raum für Einflußmöglichkeiten. Als zweite Gruppe von Einflußfaktoren sind Merkmale der Lebenslage und Umweltfaktoren zu nennen. Die Lebenslage eines Menschen läßt sich als jene Faktoren bestimmen, die den Handlungsspielraum einer Person ausmachen (Schulz-Nieswandt, 1998). Einkommen, Bildungsstatus und die Bedingungen von Arbeit und Freizeit beeinflussen den Handlungsspielraum einer Person und korrelieren mit möglichen Risikofaktoren für Gesundheit und Befindlichkeit älterwerdender Menschen. Schließlich ist auch darauf zu verweisen, daß Individuen aktiv auf die eigene Entwicklung und das eigene Altern Einfluß nehmen (Lerner & Busch-Rossnagel, 1981). Lebensstil und Verhaltensgewohnheiten können ebenfalls zum differentiellen Altern beitragen. Personen, die hinsichtlich Ernährung, Bewegung und Drogengenuß (Alkohol, Nikotin) ein risikoreiches Verhaltensmuster aufweisen, werden in höherem Maße unter Krankheiten leiden, deren Entstehen durch die benannten Risikofaktoren beeinflußt wird, als Personen, die einen gesundheitsbewußten Lebensstil verfolgen (Gerok & Brandtstädter, 1992; Zank, im Druck).

2. Interpretationen differentiellen Alterns

Die Analyse von Ursachen für differentielles Altern verweist auf die Möglichkeit von „Gerointerventionen" und deutet damit bereits eine positive Interpretation der differentiellen Gerontologie an: Unterschiede zwischen älteren Menschen lassen sich im Sinne eines Potentials für „erfolgreiches Altern" interpretieren. Allerdings verweist eine zweite Sicht auf die mögliche soziale Konstruktion von Ungleichheiten: Differenzen zwischen älterwerdenden und alten Menschen sind die Konsequenz gesellschaftlicher Bedingungen. Diese Interpretationen, sowie eine vermittelnde dritte Interpretation, sollen im folgenden diskutiert werden.

2.1 Die positive Sicht: Interindividuelle Variabilität als Chance für „erfolgreiches Altern"

Aus einer soziologischen Sicht ist differentielles Altern ein Zeichen für die Pluralisierung von Alternsformen (Tokarski, 1993): Alte Menschen leben nicht in *einer* – für den Lebensabschnitt „Alter" spezifischen – Lebenslage, verfolgen nicht *einen* alterstypischen Lebensstil, sondern älterwerdende Menschen sind und verhalten sich im Gegenteil höchst unterschiedlich voneinander. Soziale Ungleichheit hat somit nicht allein eine vertikale, sondern auch eine horizontale Differenzierungsebene. Von besonderer Bedeutung ist dabei die Rolle, die „Wahlhandlungen, Entscheidungs- und Austauschprozessen im Verlauf des Alterns zukommt" (Tokarski, 1993, S. 130): Die Lebenssituation älterer Menschen wird nicht ausschließlich durch sozioökonomische Merkmale determiniert, sondern auch durch entwicklungsrelevantes Planen und Verhalten älterer Menschen selbst beeinflußt. Als griffige Formel für die Unterschiedlichkeit von Lebensformen im Alter und als Indiz für mögliche positive Lebensformen wurde der Begriff des „neuen Alters" geprägt (Karl & Tokarski, 1989).

Eine psychologische Betrachtungssicht ergänzt diese soziologische Analyse. Hier ist zunächst das Konzept der „Alternsformen" zu nennen, das auf differentiell höchst unterschiedliche Alternsverläufe verweist (Thomae, 1998). Dabei ist von besonderer Bedeutung, daß gerade der Umgang mit alterskorrelierten Belastungen durch unterschiedliche Reaktionsstile und „Daseinstechniken" gekennzeichnet ist, die zu ganz verschiedenen Lösungen eines Problems oder der Akzeptanz irreversibler Verluste führen können. Schließlich ist auf den Ansatz des „erfolgreichen Alterns" zu verweisen, dessen theoretische Begründung die Konzepte „Variabilität" und „Plastizität" in den Mittelpunkt stellt (Baltes & Baltes, 1990). Gerade die „positiven Abweichungen" von einem möglicherweise negativen Altersgradienten verweisen auf die Möglichkeit erfolgreichen Alterns. Die Vision der gerontologischen Forschung besteht darin, Faktoren und Umstände zu bestimmen, deren Kenntnis zu Interventionen und sozialpolitischen Maßnahmen beitragen, „erfolgreiches" oder „optimales" Altern zum Regelfall des „normalen" Alterns werden zu lassen (vgl. auch Gerok & Brandstädter, 1992).

2.2 Die negative Sicht: Interindividuelle Variabilität als soziale Ungleichheit

Die gegenwärtige Situation älterer Menschen ist allerdings nicht durch eine – alle Menschen betreffende – Realisierung eines „erfolgreichen Alterns" geprägt. „Krankheit, Pflegebedürftigkeit, Sterben und Tod lassen sich nicht aus der Altersphase verdrängen" (Dieck & Naegele, 1993, S. 49), zumindest gilt dies für die jetzige Generation älterer Menschen. So muß darauf verwiesen werden, daß gesunde, einkommensstarke und aktive ältere Menschen nicht die Mehrheit älterer Menschen ausmachen (insbesondere in der Gruppe der hochaltrigen Personen) und daß das „neue Alter" nach wie vor durch typische Altersrisiken wie Krankheit und Pflegebedürftigkeit bedroht ist. Dabei sind bestimmte soziale Gruppen in besonderem Maße von typischen Altersrisiken betroffen. Insbesondere die Situation von Frauen – die Mehrzahl älterer Menschen – ist nicht selten durch besondere Belastungen gekennzeichnet (Backes, 1993). Aus der Sicht einer Sozialpolitik für ältere Menschen geht es also nach wie vor darum, Lebenslagen zu verbessern und Fragmentierungen der Sicherungssysteme (zum Beispiel zwischen Kranken- und Pflegeversicherung) zu überwinden (Geiser, 1998).

In diesem Zusammenhang stellt sich auch die Frage nach der Legitimation des differentiellen Alterns: Sind Unterschiede zwischen älteren Menschen gesellschaftlich erwünscht bzw. wie groß dürfen (oder sollen) Unterschiede zwischen älterwerdenden Menschen sein? Diese Frage geht über die bislang diskutierten wissenschaftsinhärenten Fragestellungen hinaus. Werden beispielsweise Faktoren identifiziert, die zu Unterschieden in bezug auf Handlungsfähigkeit und Wohlbefinden älterer Menschen führen, so stellt sich aus sozialpolitischer Sicht die Frage nach der Beeinflussung dieser Faktoren. Eine ausführliche Diskussion etwa zu Verteilungsfragen hinsichtlich staatlicher Alterssicherung wird zur Zeit intensiv geführt (Deutscher Bundestag, 1998). Neben der grundsätzlichen Entscheidung zwischen Vorsorge- oder Versorgungssystemen ist immer auch die Frage der Verteilung gesellschaftlicher Güter von Bedeutung. Gerade das Ziel der Armutsvermeidung spielt in der Begründung von Alterssicherungssystemen (zum Beispiel Rentenversicherung, Pflegeversicherung) eine zentrale Rolle. Dies verweist aber darauf, daß differentielles Altern nicht in jedem Fall gesellschaftlich akzeptabel ist. Der Hinweis auf das „neue Alter" dürfe, so wird argumentiert, keineswegs als Anlaß genommen werden, sozialpolitische Maßnahmen zur Unterstützung älterer Menschen zu reduzieren (Dieck & Naegele, 1993).

2.3 Ein vermittelnder Ansatz: Möglichkeiten und Grenzen von Interventionen

Diese – prononcierte und auch etwas polarisierende – Darstellung einer positiven und negativen Interpretation differentiellen Alterns zeigt zunächst, daß die Komplexität von Alternsverläufen die Wahrnehmung der „zwei Gesichter des Alterns" notwendig macht (Baltes, 1993). Allerdings läßt sich eine vermittelnde Position charakterisieren, die versucht, Möglichkeiten und Grenzen von Interventionen im

Alter zu beleuchten: Nicht alle älteren Menschen bedürfen Interventionen und sozialpolitischer Maßnahmen, aber zumindest wird auf absehbare Zeit der Bedarf dafür vorhanden sein. Die Erkenntnisse einer differentiell orientierten Gerontologie sind dabei nicht allein aus wissenschaftlicher Sicht relevant, sondern können auch höchst bedeutsam für die Entwicklung und Planung praktischer Maßnahmen der Altenhilfe und Altenarbeit sein (Wahl & Tesch-Römer, im Druck). Lassen sich aufgrund wissenschaftlicher Studien Einflußfaktoren identifizieren, die der Intervention zugänglich sind, so bietet dies die Möglichkeit, interventionsgerontologische Untersuchungen durchzuführen sowie darauf aufbauende praktische Maßnahmen der angewandten Gerontologie zu entwickeln und umzusetzen (auch wenn dieser idealtypische Verlauf der Anwendung wissenschaftlicher Erkenntnisse nicht immer die tatsächliche Verwendungspraxis gerontologischen Wissens widerspiegelt; vgl. Kondratowitz, 1985). Innerhalb dieser Interpretation wird durchaus die Frage gestellt, ob und wie es möglich ist, negative Begleiterscheinungen des Alterns – möglicherweise auch präventiv – zu beeinflussen, und welchen (bislang) unvermeidbaren Folgen des Alterns durch geeignete Hilfs- und Pflegeangebote zu begegnen ist. In diesem Sinne ist nicht allein eine positive oder eine negative Interpretation der Variabilität und Ungleichheit im Alter angemessen. Vielmehr kommt es darauf an, sowohl Mut zur Intervention als auch Mut zur Bescheidenheit zu zeigen: Gerade mit Blick auf dementiell erkrankte Menschen und mit Blick auf ältere Menschen mit schweren chronischen somatischen Einschränkungen treten die Grenzen der Veränderbarkeit von pathologisch geprägten Altersprozessen klar zutage (Wahl & Tesch-Römer, 1998).

3. Differentielle Gerontologie und die gesellschaftliche Partizipation älterer Menschen

3.1 Ergebnisse des Alters-Surveys

Angesichts der großen Unterschiede zwischen älteren Menschen sei abschließend auf den Bereich der gesellschaftlichen Partizipation älterer Menschen eingegangen, und zwar insbesondere in Hinsicht auf den Alters-Survey (Kohli & Künemund, 1998). Recht übereinstimmend kann festgestellt werden, daß gesellschaftliche Partizipation, definiert etwa als ehrenamtliche Tätigkeit, mit zunehmendem Alter zurückgeht, und zwar auch dann, wenn Prädiktoren wie Gesundheit, Geschlecht und Bildung berücksichtigt werden (Klages, 1998; Künemund, in diesem Band; Mayer & Wagner, 1996). Dieses Ergebnis läßt sich zwanglos mit Hilfe der häufig kritisierten Disengagement-Theorie interpretieren (Cumming & Henry, 1961): Altersgrenzen oder subtil sanktionierte Altersnormen als gesellschaftlich wirksame Faktoren einerseits und das wachsende Bedürfnis nach Entpflichtung als korrespondierender individueller Mechanismus andererseits könnten für diesen Rückzug aus gesellschaftlicher Tätigkeit verantwortlich sein. Nicht allein eine sich verschlechternde gesundheitliche Situation, sondern auch die Wahrnehmung des Älterwerdens und ein Wandel der Motivation sind neben anderen Faktoren eine erklärungsmächtige Variable hinsichtlich der gesellschaftlichen Partizipation älterer Menschen.

Allerdings, und auch diese Interpretation ist möglich, könnte sich hinter dem Nachlassen ehrenamtlicher Tätigkeit weniger ein Disengagement als vielmehr eine Neudefinition gesellschaftlicher Aktivität durch ältere Menschen selbst verbergen. Betrachtet man die Befunde aus der Perspektive des Modells der selektiven Optimierung mit Kompensation von Paul und Margret Baltes (Baltes & Baltes, 1989) oder der sozioemotionalen Selektivitätstheorie (Carstensen, 1995), so könnte hier eine Selbstbeschränkung älterer Menschen hinsichtlich ihres gesellschaftlichen Engagements deutlich werden (Selektion). Engagement wird mit zunehmendem Alter möglicherweise immer stärker durch soziale Aktivitäten im gesellschaftlichen Nahraum gekennzeichnet. Über solche alternativen Tätigkeiten im gesellschaftlichen Nahraum, etwa im Umkreis der eigenen Wohnung, die von älterwerdenden Menschen gewählt werden, um eine Kontinuität ihrer gesellschaftlichen Teilhabe zu erleben, sagen die Befunde des Alters-Surveys bislang nur wenig (Künemund, in diesem Band). Dies könnte sich jedoch ändern, wenn längsschnittliche Daten aus dieser Studie vorliegen.

Allerdings ist es aus differentieller Sicht außerordentlich wünschenswert, wenn bei der Analyse der gesellschaftlichen Partizipation älterer Menschen weitere bedeutsame Faktoren berücksichtigt werden. Aus psychologischer Sicht ist es von hohem Interesse, ob neben soziodemographischen Standardvariablen auch solche Faktoren wie Kontrollerleben, emotionale Befindlichkeit und Optimismus gesellschaftliche Partizipation beeinflussen. Darüber hinaus ist zu fragen, welche Rolle das biographisch gewachsene Aktivitäts- und Präferenzmuster einer Person für ihr gesellschaftliches Engagement im Alter spielt.

3.2 Die Alten von Morgen aus differentieller Sicht

Schließlich ist es eine außerordentliche interessante Frage, wie ältere Menschen die Zukunft erleben werden und welche Unterschiede sich zwischen den Älteren von morgen ergeben könnten. Ausgangspunkt für diese abschließenden Überlegungen sind die Thesen zum Strukturwandel des Alters (Tews, 1993). Es ist zu vermuten, daß sich der Strukturwandel des Alters auch in Zukunft wahrscheinlich fortsetzen wird. Die Trends zur Verjüngung und Entberuflichung des Alters scheinen bislang ungebrochen zu sein. Wenn man den Beginn des „Altseins" mit dem Austritt aus dem Berufsleben gleichsetzt, so wird der Beginn der Altersphase zu einem immer früheren Zeitpunkt einsetzen. Ein aktuelles Beispiel ist der politische Beschluß, die im Jahr 1992 angehobenen Altersgrenzen für den Rentenzugang zumindest auszusetzen, um den Arbeitsmarkt zu entlasten. Allerdings ist unklar, ob sich dieser Trend in Zukunft langfristig nicht doch verlangsamen und umkehren muß, wenn der

Arbeitskräftebedarf nicht mehr mit den kleiner werdenden nachwachsenden Altersjahrgängen gedeckt werden kann (Deutscher Bundestag, 1998).

Ein zweiter Faktor, der zu einer zunehmenden Differenzierung zukünftiger Kohorten älterer Menschen beitragen könnte, ist die Destandardisierung der Lebensarbeitszeit, die für die einzelnen Personen sowohl positive als auch negative Konsequenzen haben kann. Teilzeitarbeit und geringfügige Beschäftigungsverhältnisse können bedeuten, in bestimmten Phasen des Lebenslaufs Arbeitswelt und Lebenswelt besser und flexibler integrieren zu können. Allerdings darf dabei nicht übersehen werden, daß fragile Beschäftigungsverhältnisse erhebliche negative Konsequenzen für die sozialen Sicherungssysteme und für die späteren Rentenzahlungen haben. Zwar trifft Armut gegenwärtig eher Kinder und alleinerziehende Eltern. Allerdings könnte die finanzielle Versorgung älterer Menschen – sollte es zu einer erheblichen Zunahme fragiler Beschäftigungsverhältnisse kommen – in Zukunft wieder zu einem Thema der Sozialpolitik werden.

Ein dritter Faktor betrifft die zunehmende Singularisierung älterer Menschen. Mit steigendem Lebensalter – und dies trifft vor allem für Frauen zu – steigt die Wahrscheinlichkeit an, allein zu leben und allein zu sein. Möglicherweise entscheidet über Isolation und Einsamkeit im Alter die – biographisch frühere – Entscheidung für oder gegen Kinder. Kinderlosigkeit ist nach den Daten der Berliner Altersstudie ein bedeutsamer Prädiktor für Einsamkeit im Alter (Wagner, Schütze & Lang, 1996). Möglicherweise verschärft sich dieser Trend in Zukunft weiter. Allerdings ist es auch möglich, daß angesichts immer stärkerer beruflicher Mobilität der jüngeren Generation diese Singularisierung alle älteren Menschen in gleicher Weise betrifft. Vielleicht, so ist auch zu bedenken, werden in Zukunft alte Menschen drohender Isolation mit neuen Formen des Zusammenlebens und Zusammenwohnens begegnen.

Schließlich: Die Verjüngung des Alters zum Eintritt in die Altersphase geht einher mit einem immer stärkeren Anteil sehr alter und hochbetagter Menschen. Der Anteil der sehr alten Menschen ist jener Anteil der Gesellschaft, der in der Vergangenheit am schnellsten gewachsen ist und auch in Zukunft weiter wachsen wird. Dabei wird das hohe Alter durch einen großen Anteil hilfs- und pflegebedürftiger Menschen gekennzeichnet sein. In Zukunft werden gerade Wohnformen für pflegebedürftige ältere Menschen erprobt und erneuert werden, um den Bedürfnissen dieser Menschen gerecht zu werden.

Welche Konsequenzen ergeben sich aus diesem Strukturwandel auf die gesellschaftliche Partizipation insbesondere der „jungen Alten“? Einerseits scheint bei den „jüngeren Alten“ das Verfügen über freie Zeit bei gleichzeitig guter Gesundheit eine Voraussetzung für Ehrenamt, bürgerschaftliches Engagement oder andere Formen der gesellschaftlichen Teilhabe zu sein, so daß man annehmen könnte, daß zukünftige Generationen in stärkerem Maß gesellschaftlich partizipieren. Allerdings könnte das Durchlaufen fragiler Beschäftigungsverhältnisse, Zeiten der Arbeitslosigkeit und anderer nicht-institutionalisierter Pfade in den Ruhestand zu Resignation, Rückzug und somit zu einem geringeren gesellschaftlichen Engagement älterer Menschen führen. Insofern stimmt Rosenmayrs Aussage aus dem Jahr 1987 nachdenklich, daß eine neue Vitalität des Alters nicht unbedingt einer größeren gesellschaftlichen Partizipation und politischen Bedeutung der Älteren entsprechen muß (vgl. auch Naegele, 1999). Allerdings sind ältere Menschen nicht allein „Objekte" sozialpolitischer Entscheidungen. Vielmehr sind sie Akteure in einem politischen Diskurs und beteiligen sich an jenen Fragen, die zu einer Differenzierung des Alters führen können. Möglicherweise werden sich ältere Menschen in Zukunft stärker in die politische Willensbildung eingreifen und die Bedingungen des Altwerdens durch ihre gesellschaftliche Partizipation mitbestimmen.

IV. Integration und Zukunftsperspektiven

Heidrun Mollenkopf, Frank Oswald und Hans-Werner Wahl

Alte Menschen in ihrer Umwelt: „Drinnen" und „Draußen" heute und morgen

1. Einleitung

Altern wird in der Gerontologie aus den verschiedensten Perspektiven untersucht. Dieses Buch nahm seinen Ausgang von der Annahme, daß es theoretisch und empirisch äußerst reizvoll wäre, Altern im Spannungsfeld zwischen der Gestaltung des alltäglichen Alterns „drinnen" – also in der eigenen Wohnung (gleich ob als Mieter oder Eigentümer), den „eigenen vier Wänden", dem „Heim", dem „Zuhause" – auf der einen, und der Gestaltung des alltäglichen Alterns „draußen" – also im näheren und weiteren Wohnumfeld mit seinen vielfältigen baulichen und natürlichen Erscheinungsformen, mit befriedigenden oder belastenden Sozialkontakten, mit anregenden Möglichkeiten des Sich-Bewegens „in der frischen Luft" oder dem stressvollen Erleben mancher Verkehrssituationen – auf der anderen Seite zu betrachten. Die Beiträge des Buches sollten gezeigt haben, daß es ein markantes Kennzeichen eines solchen Zugangs zum Altern ist, daß dieses „Drinnen" und „Draußen" von vielfältigen Forschungsströmungen und Anwendungsfeldern thematisiert wird. Die Ökologische Gerontologie kann ein Dach bieten, um diese Zugänge im Sinne einer interdisziplinären Bündelung zu vereinen (siehe auch Kapitel 1 des Buches), jedoch sind damit keinesfalls alle Fragen beantwortet.

Winfried Saup hat in seinem Beitrag die unterschiedlichsten Erkenntnisse zum Alltag alter Menschen (z.B. findet primär in der Wohnung statt, ist in besonderer Weise von umweltrelevanten Fähigkeitseinbußen wie Seh- und Gehbeeinträchtigungen bestimmt) zusammengetragen, die sich zu einem regelrechten Puzzle zusammensetzen lassen. Nach der Lektüre der Beiträge dieses Buches stellt sich nun die Frage, zu welchem Puzzle sich die jeweils vorgelegten Erkenntnisse zum Thema „Alte Menschen in ihrer Umwelt" neu zusammenfügen, beziehungsweise wo das Puzzle unvollständig bleiben muß. Die besondere Herausforderung dieses neuen, größeren Puzzles scheint uns dabei darin zu liegen, die Teilstücke von Erkenntnissen zum „Altern drinnen" nunmehr mit jenen zum „Altern draußen" zu verschränken, denn das wurde in den einzelnen Beiträgen – wenn überhaupt – nur implizit geleistet. Wir wollen diese Aufgabe im Rahmen des Abschlußkapitels in folgender Weise angehen: Zunächst werden wir vor dem Hintergrund der Beiträge des Buches einige grundsätzliche Überlegungen zum Spannungsfeld des „Drinnen" und „Draußen" anstellen und uns dabei vor allem auf die Frage der jeweils zugrunde liegenden Konzeption von Umwelt konzentrieren. Im dritten und vierten Teil des Kapitels werden wesentliche Erkenntnisse zum Altern drinnen und draußen noch einmal getrennt zusammengetragen, wobei keine Zusammenfassung der jeweiligen Buchkapitel intendiert ist, sondern eine Integration unter Einbezug weiterer Überlegungen und Befunde. Im fünften Teil wird dann der Frage nachgegangen, was das „Drinnen" mit dem „Draußen" bei der Gestaltung des alltäglichen Alterns zu tun hat. Dieses wiederum bildet die Basis für abschließende Überlegungen hinsichtlich der Zukunft des Alterns im Spannungsfeld zwischen „Drinnen" und „Draußen". Die in unseren Augen zentralste Frage – dies sei bereits an dieser Stelle vorweg gesagt –, zielt dabei darauf, ob neue Wohnformen und möglicherweise auch neue Herangehensweisen an die Entwicklungsaufgabe Wohnen im Alter, eine neue außerhäusliche Mobilität, neue Technologien sowie neue Kommunikationsformen die Beziehung zwischen „Drinnen" und „Draußen" zukünftig in signifikanter Weise verändern werden.

2. Umwelten im Alter: Eingrenzungen, Abgrenzungen und Übergänge

Alle Autorinnen und Autoren des Buches messen der Umwelt einen bedeutsamen Stellenwert für den Verlauf des Alternsprozesses bei – dies ist sicherlich ein klarer gemeinsamer Nenner. Vergegenwärtigen wir uns allerdings noch einmal alle in diesem Buch versammelten Ansätze zum Wohnen „drinnen" (siehe dazu auch Abbildung 1), so fallen weitere Gemeinsamkeiten, aber auch Unterschiede in den verschiedenen Umweltkonzeptionen beziehungsweise in den jeweils gesetzten Beziehungen alter Menschen zu ihren Wohnumwelten auf. Gemeinsam ist allen Ansätzen, daß sie die Wohnumwelt alter Menschen nicht als eine feststehende Größe, sondern als eine gestalt- und formbare Entität sehen.

Gerade auch dann, wenn die Kompetenzen einer Person im Zuge des Alterns erhebliche Einbußen erfahren, bietet die Umgestaltung der Wohnung in architektonischer und technischer Hinsicht ein großes Kompensations- und Optimierungspotential. Gemeinsam ist allen Beiträgen ebenso die Zustimmung zur Aussage von Winfried Saup, daß der Alltag im Alter vor allem als Wohnalltag zu charakterisieren ist (Saup, 1993, S. 18). Dies erscheint auch deshalb bedeutsam, weil man bisweilen in einschlägigen Erörterungen und Diskussionszusammenhängen den Eindruck gewinnt, das so genannte „neue" Alter spiele sich vor allem draußen ab, die „neuen Alten" seien vor allem dauernd unterwegs. Dies allerdings ist anhand der derzeitigen Datenlage nicht zu belegen (Baltes et al., 1996; Küster, 1998), und es gilt mit Sicherheit nicht für die schnell wachsende Gruppe der Hochaltrigen.

Abbildung 1

Altern „drinnen" – Umweltkonzeptionen	
Autor(en) des Buches (alphab.)	***Umweltkonzeption***
Fritz Breimesser	Wohnumwelt alter Menschen als eine vor allem mit Hilfe neuer Technologien zu optimierende Größe („Smart Home Technology")
Antje Flade	Wohnungen als Umwelten, die die Bewältigung von Entwicklungsaufgaben im Lebenslauf mitbeeinflussen
Wolfgang Gaiser	Wohnumwelten als wichtige Voraussetzung für die Identitätsfindung im Jugendalter
Markus Hütt	Wohnumwelt alter Menschen als eine mit Hilfe von ansprechender, barrierefreier Ausstattung zu optimierende Größe
Hartmut Lüdtke	Wohnumwelten als Rahmen für und als Ausdruck von Lebensstil(en) alter Menschen
Sibylle Meyer und Eva Schulze	Wohnumwelten als Basis für den Einsatz neuer Technologien und damit für die Teilhabe alter Menschen am technologischen Fortschritt
Renate Narten	Wohnungen als in ihrer objektiven architektonischen Konzeption beschränkende oder fördernde Umwelten für alte Menschen
Horst Pichert	Wohnungen als mit Hilfe gebrauchstauglicher Hausgeräte optimierbare Basis für eine selbständige Lebensführung im Alter
Dorothee Quinten	Wohnumwelten als gestaltbare und ästhetisch anspruchsvolle Umwelten für alle älteren Menschen gleich welchen Kompetenzgrades
Winfried Saup	Wohnungen als Handlungsräume alter Menschen, in denen sich alltägliche Erfordernisse und lebensbiographische Elemente eng verschränken
Doris Sowarka und Margret Baltes	Wohnungen als Räume, in denen sich Entwicklung im Alter wesentlich gestaltet, aber auch widersprüchlich bleibt (gewollt oder erzwungen?)

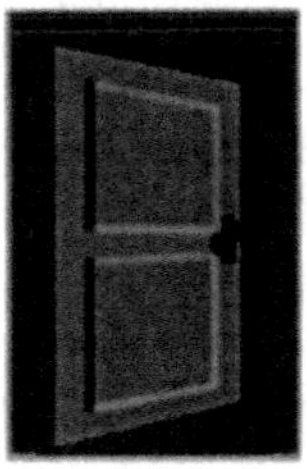

Fortsetzung *Abbildung 1*

Altern „draußen" – Umweltkonzeptionen	
Autor(en) des Buches (alphab.)	*Umweltkonzeption*
Karl-Heinz Balschbach	Gute ÖPNV-Infrastruktur, die Schlüssel zur Umwelt und zugleich selbst Teil der außerhäuslichen Umwelt ist
Insa Fooken	Erschließung von und Teilhabe an außerhäuslichen Umwelten als menschliches Bestreben in biographischen Variationen
Klaus Friedrich	Altern als die Inanspruchnahme außerhäuslicher Aktionsräume und die Nutzung außerhäuslicher Aktionsfelder im Sinne eigener Lebensziele
Dirk Heuwinkel und Andreas Borchers	Außerhäusliche Umwelten als in starkem Maße soziale Umwelten, die Halt geben können („haltende Strukturen")
Heinz-Jürgen Kaiser	Verkehrsteilnahme als wesentlicher, alltäglicher Handlungsstrang alter Menschen in ihrem Leben und Altern außerhalb der Wohnung
Fred Karl	Analyse außerhäuslicher Aktionsräume und der darin stattfindenden Freizeitaktivitäten als wesentliche Alternsbeschreibung
Harald Künemund	Teilhabe alter Menschen an der außerhäuslichen Umwelt als soziales und gesellschaftliches Engagement: Ehrenamt und politische Partizipation
Bruno Schmaus	Gestaltung städtischer Räume als Planungsherausforderung für ein lebenswertes Altern, aber auch für Bürger jeden Alters
Clemens Tesch-Römer	Allgemeine Unterschiedlichkeit des individuellen Alterns und Alters auch als Hinweis für die Vielfalt außerhäuslicher Alltagsgestaltungen
Hans Peter Tews	Außerhäusliche Umwelten und ihre Nutzung als klassisches Thema einer sozialen Gerontologie und von Ungleichheit im Alter

3. Erkenntnisse und offene Fragen zum „Altern drinnen"

3.1 Facetten individuellen Wohnverhaltens und Wohnerlebens im Alter

Die unmittelbare Wohnumwelt als alltäglicher Lebensort im Alter wird aus verschiedenen Perspektiven und mittels unterschiedlicher Methoden untersucht, zu denen unter anderem umfangreiche Zeitbudget-Analysen, Verhaltenskartographien, Behavior-Setting-Analysen, Mobilitätsstudien, Nutzungsanalysen, oder Explorationen gehören. Die Wohnung als häufiger Aufenthaltsort wird dabei im höheren Alter zunehmend zum „zentralen Handlungs-, Wohnungs-, und Spielraum, zum identitätsstiftenden Lebensmittelpunkt" (Saup), zum „Museum angesammelter biographisch bedeutsamer Symbole" (Lüdtke), zum Ort des „Lebensrückblicks", aber auch des

„Sterbens" (Saup). Im höheren Alter vorherrschende positive Bewertungen der Wohnsituation (Flade, 1990) spiegeln nicht die objektiven Wohnverhältnisse wider, sondern können auch Ausdruck eines so genannten „Zufriedenheitsparadoxons" (Glatzer & Zapf, 1984) sein. Es wäre daher voreilig, von hohen Zufriedenheitseinschätzungen darauf zu schließen, daß es keinen Handlungsbedarf für die Optimierung der objektiven Wohnbedingungen Älterer gäbe. Bewertungen der Wohnzufriedenheit geben weder Auskunft über objektive Wohnbedingungen, noch über das Wohnen selbst. Zudem sind ältere Bewohner konfrontiert mit teilweise alterskorrelierten Einschränkungen ihrer körperlichen Kompetenzen und infolgedessen mit einem reduzierten Aktionsradius. Die konkrete Gestaltung des Wohnalltags „drinnen" ist demnach nur zum Teil Ausdruck eigener Lebens- und Wohnbedürfnisse, zum Teil aber auch Ausdruck mitunter suboptimaler Wohnbedingungen (Sowarka & Baltes). Die potentielle Bedeutung, die das „Drinnen" haben kann, ist vielfältiger als das bloße Ausmaß an Zufriedenheit und nicht nur durch objektive Wohnbedingungen und alltäglich notwendige Aktivitäten charakterisiert, sondern beinhaltet insbesondere im höheren Alter auch kognitive und emotionale Inhalte. Das „Drinnen" wird (im Alter) häufig in Verbindung gebracht mit erlebter Sicherheit, Verwurzelung, Konstanz und Kontinuität (auch als Abbild der Biographie), oder mit Erholung und Entspannung (Saup). Es umfaßt aber auch Aspekte der Anregung, Veränderung oder Gestaltung. Für das „Drinnen" charakteristisches Wohnverhalten (als unbewußter Handlungsstrom oder zielgerichtete Aktivität) und Wohnerleben läßt sich differenzieren nach den Bedeutungsaspekten (Saup, andere):

- behavioral (z.B. zur Kompensation, Nutzung, Entfaltung, Aneignung, Gestaltung);
- kognitiv (z.B. zur Erinnerung, Lebensbilanzierung, zum Rückblick);
- emotional (z.B. zur Anregung, Erholung, Privatheit, zum Aufgehobensein, Wohlfühlen);
- sozial (z.B. zum Austausch, zur Kommunikation, Geselligkeit, Unterstützung).

Hinzu kommt, daß räumlich-dingliche Qualitäten der Ausstattung, Anbindung und der Wohnlage an sich als bedeutsam erlebt werden. Eigene Befunde bestätigen dieses Bedeutungsspektrum der unmittelbaren Wohnumwelt (Oswald, 1996, 1998). So konnte in einer Studie mit 84 Frauen und Männer im Alter von 62-92 Jahren (M = 77 Jahre; 42 Personen waren weitgehend gesund, 42 litten unter einer massiven Einbuße der Gehfähigkeit) gezeigt werden, daß sich die genannten Aspekte von Wohnbedeutung in fünf inhaltsanalytisch abgeleiteten Kategorien gruppieren lassen (vgl. Abbildung 2).[1]

Unterschiede zwischen Gesunden und Personen mit Kompetenzeinbußen (in diesem Falle Gehbeeinträchtigten) zeigten sich im Erleben von kognitiven und biographischen sowie in auf die räumliche Verortung des Wohnens bezogenen In-

1 Es wurden 1.403 Äußerungen zur Wohnbedeutung ausgewertet. Zu statistischen Kennwerten vgl. Oswald, 1996.

Abbildung 2: Empirisch abgeleitete Inhalte von Wohnbedeutung (nach Oswald, 1996)

I. Erleben von Wohnlage, Anbindung und Ausstattung Inhaltlicher Schwerpunkt: räumlich-dingliche Verortung Beispiel: „Daß es hier landschaftlich sehr schön ist und daß ich einen guten Anschluß in die Stadt habe."
II. Erleben von Anregung, Gestaltungsmöglichkeit und Autonomie Inhaltlicher Schwerpunkt: eigenes Verhalten und Handeln Beispiel: „Ich sitze am Fenster, (da ist) ein schöner Baum draußen, (dann) mache ich die Tür weit auf."
III. Erleben von Gewöhnung, Vertrautheit und Verinnerlichung Inhaltlicher Schwerpunkt: kognitive, biographische Aspekte Beispiel: „Ich wohne jetzt seit über 40 Jahren da und in so langer Zeit, da verwächst man mit dem Haus."
IV. Erleben von Zufriedenheit, Wohlbefinden und Privatheit Inhaltlicher Schwerpunkt: emotionale Aspekte Beispiel: „Ich fühle mich geborgen (...), es ist eine Kapsel um mich herum, der Mantel unter dem ich bin."
V. Erleben von sozialen Gefügen Inhaltlicher Schwerpunkt: soziale Aspekte Beispiel: „Man hat sich unterhalten, Sorgen angehört, gibt einen Ratschlag, wenn's gewünscht ist."

halten. So nannten Gesunde häufiger Aspekte der Wohnlage, des Umfelds und der Ausstattung, Gehbeeinträchtigte dagegen häufiger Aspekte der Gewöhnung und Verinnerlichung. Ähnlichkeiten finden sich hingegen im Erleben emotionaler, sozialer und verhaltensbezogener Inhalte. Wie außerdem gezeigt werden konnte, ist die Bedeutung des „Drinnen" im Alter nicht durch einen einzigen Inhalt charakterisiert. Rückzug und Aktivität, Privatheit und sozialer Austausch können nebeneinander stehen. Neben Hinweisen auf eine solche Mehrdimensionalität von Wohnbedeutung ermutigen zahlreiche Einzelbefunde dazu, den privaten Wohnbereich als einen Lebensraum zu betrachten, in dem es älteren Menschen (auch mit massiven Einbußen) gelingen kann, aufgrund von Gewöhnung und erhaltener Autonomie gesundheitlichen Einschränkungen aktiv entgegenzuwirken und ein erfülltes Leben zu führen. Anzumerken ist, daß diese Daten keine Aktivitäten „draußen" umfassen.

Vor dem Hintergrund der Vielfalt von Befunden zum Altern „drinnen" stellen sich mit Blick auf zukünftiges Wohnen im Alter die Fragen: Von welcher Definition des Wohnens gehen wir überhaupt aus (Sowarka & Baltes)? Wissen wir bereits genug darüber, wie Menschen im Alter wohnen? Oder grundsätzlicher: Wie nah kommen wir an das Wesen des Wohnens im Alter mit bisherigen Untersuchungsmethoden und Fragestellungen überhaupt heran? Wie vollständig ist unser Puzzle vom Wohnen im Alter? Neben dem Diskurs um die theoretische Orientierung (z.B. Handlungstheorie vs. Operante Lerntheorie) wird im Spannungsfeld von Forschungs-

und Anwendungsinteressen vermehrt die Forderung nach aktiven „Suchbewegungen" (Saup) formuliert, und zwar seitens der Forschung auf die Anwendung zu und seitens der Anwendung auf die Forschung zu. Und schließlich stellt sich die Frage, ob der Rückgriff auf unorthodoxe Methoden, wie sie beispielsweise in der Schweiz von der Arbeitsgruppe um Alfred Lang (mittels Video und anderer Verfahren) erprobt werden, oder wie sie die Architektin Claire Cooper-Markus in den USA in Anlehnung an die Jungsche Tradition praktiziert, unseren Erkenntnishorizont erweitern können (Cooper-Markus, 1995; Slogo et al., 1995).

3.2 Wohnstile im Alter

Rückt man ein wenig von der individuellen Perspektive ab und wendet sich der soziologisch orientierten Suche nach Lebensstilen zu, so stellt sich uns das „Drinnen" grundsätzlich als „Dimension der Lebensstil-Performanz" dar; als Ort also, an dem der persönliche Lebensstil zum Ausdruck kommt und der ihn neben anderen Charakteristika (z.B. Mentalität und Lage) definiert (Lüdtke). Auch aus dieser Perspektive wird die zentrale Bedeutung des „Drinnen" für die Bedürfnisbefriedigung, soziale Anbindung und den Selbständigkeitserhalt im Alter deutlich. Die Lebensstilforschung stellt für das höhere Lebensalter Wohnstile heraus, die durch allgemeinere Dimensionen der Handlungsorientierung geprägt sind. Danach gehören die Älteren eher zu jenen, die grundsätzlich nach Innen, auf das Private (das „Drinnen") hin und nicht nach Außen, auf das Öffentliche (das „Draußen") hin ausgerichtet sind, die eher zum Bewahren (im Sinne eines Traditionalismus) und weniger zum Bewegen (im Sinne von Modernität) und mehr zur passiven Rezeption denn zur aktiven Gestaltung ihrer Wohnumwelt neigen (Lüdtke). Etwas überspitzt wird das „Homelife" sozusagen als Gegenpol zum „Highlife" verstanden. Auf der Basis empirischer soziologischer Befunde zum Übergang in den Ruhestand können für die Zukunft allerdings durchaus Veränderungen im Hinblick auf neue Wohnmuster Älterer erwartet werden, die sich durch weniger Resignation (Exit-Orientierung) und mehr Exploration (innovative Strategien, Vielfalt der Formen, Experimentierfreude, ästhetischen Eigensinn) auszeichnen (Lüdtke; vgl. auch Brockmann, 1998). Dies stützt insbesondere die bereits eingangs formulierte These einer zukünftig zu erwartenden stärkeren Permeabilität von „Drinnen" und „Draußen" als ineinander diffundierende Konzepte der räumlich-sozialen Umwelt im Alter. Vor dem Hintergrund einer zunehmenden Differenzierung und Individualisierung von Lebens- und Wohnformen stellt sich auch die Frage, wie verbindlich übergreifende Wohnstile für die Person im Altersverlauf sein müssen. Kann beispielsweise jemand, der ca. 75 Jahre alt ist, in einer persönlichen und gesundheitlichen Krise resignativ und passiv „wohnen", und fünf Jahre später dennoch das „ästhetische Experiment" wagen, seine räumlich-soziale Wohnumwelt von Grund auf umzugestalten oder umzuziehen? Welche Wohnstile findet man also in welchen Situationen und wann im Alternsverlauf? Und welche Beschreibungskategorien erlauben uns, auch bei zunehmender Differenzierung von Lebens- oder Wohnstilen, die Identifizierung von Gruppen vergleichbar wohnender Älterer?

3.3 Wandel der Anforderungen an das „Drinnen" im Lebenslauf

Mögliche Annahmen über ein sich änderndes Wohnverhalten zukünftiger Alterskohorten können auch durch Befunde über sich wandelnde Wohnbedürfnisse im Lebenslauf gestützt werden (erste Überlegungen zur Verbindung von Lebenszyklus und Wohnzyklus stellte bereits Matthes, 1978 an). Wie stellt sich das „Drinnen" im Jugendalter dar (Gaiser) und welche Wohnbedürfnisse haben Menschen im frühen und mittleren Erwachsenenalter (Flade)? Jugendwohnen gilt als wichtig für die Entwicklung einer eigenen Identität, für die soziale Integration und Alltagsstabilisierung und für die Ablösung vom Elternhaus(-halt). Selbständiges Wohnen gilt als Zeichen des Erwachsenseins, und vor dem Hintergrund des bekannten Befundes, daß der Selbständigkeitserhalt ein grundlegendes Bestreben älterer Menschen ist, wohl auch als Zeichen des Erwachsenbleibens. Allerdings ist der Raum für Wohnexperimente in der Jugend begrenzt, und die „kleinen Inseln im Meer durchschnittlicher Wohnrealitäten" (Gaiser) sind nur schwer erreichbar. Probleme wie hohe Kosten und die geringe Verfügbarkeit von qualitativ gutem Wohnraum in einer insgesamt biographisch schwierigen Situation werden zwar für das Jugendalter formuliert, können aber in allen Lebensphasen auftreten und gelten bedingt auch im hohen Alter (z.B. Verfügbarkeit von barrierefreiem Wohnraum). Drohende Gefahren, wie beispielsweise Obdachlosigkeit – bislang für das höhere Lebensalter kaum thematisiert – machen nur um so deutlicher, daß zur Rolle des „Drinnen" (über den Lebenslauf hinweg) auch ökonomische und wohnungspolitische Gesichtspunkte gehören (Gaiser), die in den vorliegenden Beiträgen weitgehend ausgeklammert blieben, und daß das individuelle Wohnverhalten und Wohnerleben sowie Annahmen über eine möglicherweise steigende Experimentierfreudigkeit zukünftiger Generationen Älterer (Lüdtke) nicht losgelöst von diesen sind (vgl. auch hierzu nochmals Matthes, 1978).

Wenn die Entwicklungsaufgabe der „Stiftung von Identität" und „Ablösung vom Elternhaus(-halt)" im Jugendalter Thema ist, so kann es als Aufgabe im frühen Erwachsenenalter gelten, einen Partner zu finden, mit ihm in einer gemeinsamen Wohnung zusammenzuleben und eine Familie zu gründen. Und im mittleren Erwachsenenalter besteht die Aufgabe darin, die Kindererziehung und Weiterentwicklung sowie die eigene berufliche Weiterbildung zu gewährleisten. Jede Entwicklungsaufgabe ist aber auch mit bestimmten wohnungsbezogenen Bedingungen verknüpft (Flade). Auf der Ebene konkreter Wohnbedürfnisse umgesetzt heißt dies, für das Zusammenleben mit einem Partner sind mindestens zwei nutzungsoffene Individualräume nötig, für die Familiengründung teilbar angelegte Räume sinnvoll, und für den weiteren Verlauf im Zusammenleben mit Kindern ist eine Trennung von Individual- und Gemeinschaftsräumen zu beachten (Flade). Die Idee ist, das theoretische Konzept der lebenslaufbezogenen Entwicklungsaufgaben mit der jeweiligen optimalen Wohnform zu verknüpfen. Unabhängig von gesellschaftlichen und epochalen Veränderungen in bezug auf sehr allgemein formulierte Entwicklungsaufgaben für jeweilige Lebensalter lassen sich daraus konkrete Anforderungen an die Wohnung in Abhängigkeit vom eigenen Lebensentwurf, von gesellschaftlichen Rollen oder individuellen Entwicklungsphasen formulieren. Demnach stellt sich die Frage, welche Entwicklungsaufgabe sich im höheren Lebensalter stellt (z.B. der bereits angeführte Autonomieerhalt?) und welche Wohnform dieser Aufgabe am besten dient. Allgemeiner läßt sich die grundsätzliche Frage ableiten: Wieviel und welchen Wohnraum braucht der Mensch wann im Leben, bei biographisch wechselnden Wohnbedürfnissen (Gaiser)? Ältere Menschen stellen vor dem Hintergrund lebenslangen Wohnens nur noch deutlicher als andere eine Gruppe von Personen dar, die eine Geschichte von Wohnbedürfnissen und Wohnerfahrungen aus anderen Lebensaltern „mit sich herumtragen" (z.B. zur Erinnerung oder zum Vergleich der aktuellen Wohnsituation) und nun vor einer sich gewandelten Lebensaufgabe (oder Entwicklungsaufgabe) des Wohnens stehen (Havighurst, 1971).

3.4 Anforderungen an den Wohnraum im Alter

Der Zusammenhang von Lebens- und Wohngestaltung zu bestimmten Lebensphasen ist dabei stets in Abhängigkeit vom jeweiligen Angebot an Wohnraum zu sehen. Ein beträchtlicher Anteil Älterer vor allem in den neuen, aber auch noch in den alten Bundesländern bewohnt eine schlecht ausgestattete Wohnung (BMFSFJ, 1998). Erweitern wir also unsere Perspektive von der älteren Person hin zur konkreten räumlich-dinglichen Wohnumwelt, so gilt zunächst einmal die Forderung nach barrierefreien innerhäuslichen Wohnbedingungen als grundlegende, aber längst nicht selbstverständliche Ausgangsbedingung (Stemshorn, 1994; Mollenkopf, 1998c). Das heißt, die Ausstattung und Einrichtung des „Drinnen" soll den im Alter möglichen und zunehmend wahrscheinlicheren Kompetenzeinbußen kompensatorisch, also unterstützend, entgegenwirken. Wie Nutzungsanalysen aus architektursoziologischer Sicht zeigten (Narten), beinhalten Leitbilder für zukünftiges Wohnen im Alter sich wandelnde Qualitäten der „Barrierefreiheit". So müssen mittlerweile überkommene, aber implizit häufig noch mitschwingende Leitbilder eines sicheren, passiven, einsamen Wohnens auf engem Raum heute auch Forderungen nach ausreichend Raum für Möbel, Gewohnheiten, Besuch und – besonders erwähnenswert – „Spaß am Leben", beziehungsweise den dafür nötigen Handlungsfreiraum, gewährleisten (Narten). Den Anforderungen an heutiges (und zukünftiges) Wohnen im höheren Alter entsprechen beispielsweise flexible 3-Zimmer-Wohnungen, nutzbar für unterschiedliche Haushaltstypen und Lebensalter.

Anforderungen an das Wohnen im Alter beziehen sich aber nicht nur auf die räumliche, sondern auch auf die dingliche Gestaltung der Wohnung. Und stellt man die Frage nach einem zu erweiternden Konzept der Barrierefreiheit auf der

Ebene des Wohnungszuschnitts, so stellt sie sich ebenfalls auf der Ebene der alltäglichen Dinge, der Möbel oder der technischen Hilfen und neuen Technologien. Etwas provokativer formuliert: Warum ist das Gewohnte, das täglich benutzte Ding, häufig so schwer zu handhaben und im Alter oft nur mit Schwierigkeiten zu gebrauchen? Und warum wird mitunter das, was als altengerecht angeboten wird und bedienbar wäre, bewußt oder unbewußt aus gewohnheits- oder ästhetischen Gründen abgelehnt? Womöglich ist die Person-Umwelt-Beziehung gerade bei den uns nächsten Dingen und Umweltausschnitten am wenigsten geklärt? Gehört der Ehering, die Brille noch zur Umwelt oder schon zu uns? Ist ein Möbelstück mit seinem Inhalt, seiner Geschichte bloß ein Teil der Umwelt „drinnen", das nur der Aufbewahrung dient, oder ist es uns schon so nah, daß es Teil der eigenen (Wohn-)Biographie ist? Und welche Rolle spielen diese der Person nahen alltäglichen Dinge im Alltag Älterer? Aus Sicht der Designwissenschaft wird gefordert, ein vorurteilsfreies und sozialverträgliches Design für Ältere zu entwickeln, das auf gerontologische Befunde aufbaut (Quinten). Design hätte dann die Chance, nicht länger an der Oberfläche der Dinge haften zu bleiben, sondern sich einerseits der Verknüpfung von Ästhetik und Funktion und andererseits gesellschaftlich relevanten Fragen wie dem Erhalt der Lebensqualität im Alter zu widmen. Anhand einzelner Produkte wird nachvollziehbar, welche Schwierigkeiten bei der Umsetzung des „Aufbruchs im Design" (Quinten) auf Entwicklerseite bestehen. Das Ziel, für alle Menschen ein „Wohnen mit allen Sinnen" zu ermöglichen, muß von Produkt zu Produkt neu umgesetzt und mit der Industrie jeweils neu verhandelt werden. Die Palette der vorgestellten Produkte reicht dabei über die häusliche Umwelt „drinnen" (z.B. Hausnotrufsystem, „dienendes Möbel") hinaus in die Institution (Patientenhandgerät für Schwesternruf) und den öffentlichen Raum „draußen" hinein (Handläufe, Griffe, Lehnen, Stützen). Eine Optimierung solcher dinglicher Umweltausschnitte im Sinne eines erweiterten Nützlichkeitsprinzips kann nur umgesetzt werden, wenn Design und Industrie miteinander agieren (Hütt) und die Artikulierung von Bedürfnissen Älterer gezielt fördern, beziehungsweise zumindest berücksichtigen (Hütt).

3.5 Wohntechnologien

Neuen Technologien im Privathaushalt Älterer wird in der Person-Umwelt Diskussion häufig ein besonderer Stellenwert zugesprochen, wenn es um die Erhaltung der Selbständigkeit und die mögliche Anregung neuer Informations- und Kommunikationsmittel geht. Die Rolle neuer Technologien wird vermutlich auch in dem sich wandelnden Zusammenspiel von „Drinnen" und „Draußen" maßgeblich werden (siehe Abschnitt 6). Die Diskussion um Wohl und Wehe neuer Technologien für Ältere wirft Fragen auf nach der verbesserten Lebensqualität durch technische Hilfen wie „smart home" (Breimesser, Meyer & Schulze) und dem Erhalt von mehr Information, Beratung und Unterstützung beispielsweise durch Teletherapie, über Probleme der Bedienbarkeit (Pichert) und Wartung von Geräten, die mangelnde Einbindung Älterer in die Entwicklung, den Ersatz persönlicher Zuwendung durch Computer bis hin zur Gefahr des Ausschlusses ganzer Bevölkerungsgruppen, insbesondere der Älteren. Hier stellen sich für das „Drinnen" und „Draußen" gleichermaßen Fragen: Wie können auch jene Älteren, die Technik nicht erreicht, von ihr profitieren? Wie kann für selbständige und unselbständige Ältere geplant werden? Welche unerwünschten Nebenwirkungen hat Technik auf den Alltag Älterer? Und welchen Stellenwert kann und soll Technik in der Lebensgestaltung Älterer überhaupt haben (Mollenkopf et al., 1998)?

Die vorgestellten Bereiche und Befunde des Puzzles „Altern drinnen" sind in ihrer Thematik jeweils präzise und dennoch geprägt von einer wechselseitigen Abhängigkeit personbezogener und wohnumweltbezogener Inhalte. Einerseits gelten die gegebene räumliche Ausstattung und Einrichtung als Grundlage, als Voraussetzung für die Beschreibung von (gewolltem oder ungewolltem) Wohnverhalten und -erleben der Person (z.B. Psychologie, Gerontologie) sowie für die Ableitung von Wohnstilen (Soziologie). Andererseits werden Anforderungen an die räumlich-dingliche Gestaltung des „Drinnen" und deren Umsetzung in Abhängigkeit von gegebenen oder möglichen Nutzungsprofilen und Wohnbedürfnissen formuliert (z.B. Architektur, Design, Industrie). Mit Blick auf zukünftige Analysen soll die Zusammenführung der Disziplinen belegen, daß stets am Gefüge von Person und Umwelt anzusetzen ist. Und dies gilt für das Altern „draußen" gleichermaßen.

4. Erkenntnisse und offene Fragen zum „Altern draußen"

Betrachten wir nun die verschiedenen Konzeptionen von außerhäuslichen Umwelten, die den vorliegenden Beiträgen zugrunde liegen (siehe dazu nochmals Abbildung 1), so drängt sich als erster Eindruck auf, daß die vorherrschenden Umweltkonzeptionen im Vergleich zum Drinnen noch einmal an Vielfalt gewinnen. Man kann fast sagen: Es wird noch unklarer, was alles unter den Umweltbegriff zu subsumieren ist:

- Die Nachbarschaft, der Stadtteil, die Stadt, in der älter werdende Frauen und Männer leben?
- Die Hochhaus- und Eigenheimsiedlungen, die Parkgaragen und Einkaufszentren, die Fußgängerunterführungen und Verkehrsinseln, die Grünanlagen und Freizeitparks, in und auf denen sie sich bewegen?
- Die Verwandten und Nachbarn, die Verkehrsrowdys und Zivildienstleistenden, die Vereinskameraden und die neuen Internet-Freunde, mit denen sie zum Teil gerne, zum Teil aber auch nur sehr ungern zu tun haben?
- Die nahen und fernen Ziele, zu denen sie zu Fuß, mit dem Fahrrad, mit dem Auto, dem Bus, Schiff oder Flugzeug unterwegs sind?

Während Umwelt noch relativ gut abgrenzbar und beschreibbar ist, wenn es um den Alltag drinnen, also die Person-Umwelt-Beziehung in einem mehr oder weniger geschlossenen Raum geht, muß bei einer Thematisierung des Alltags als Person-Umwelt-Beziehung „draußen" immer erst geklärt und definiert werden, was mit der

Umwelt oder den Umwelten alter Menschen außerhalb ihrer Wohnung gemeint ist. Wie beim „Drinnen“ kann auch beim „Draußen“ die Unterscheidung unterschiedlicher Größenordnungen, wie Kaminski sie vorschlägt, hilfreich sein. Wenn, wie im vorliegenden Fall, der Alltag alter Menschen im Mittelpunkt des Interesses steht, ist es sinnvoll, auch den Begriff „Umwelt“ auf die alltäglichen Umwelten zu beziehen, in denen alte Menschen sich bewegen.

Ein weiterer Eindruck ist, daß der außerhäusliche Blickwinkel in stärkerem Maße, als es beim „Drinnen“ der Fall ist, die soziale und gesellschaftliche Ebene ins Spiel bringt. Wird das Altern „drinnen“ doch in starkem Maße auch in einer ökologischen Perspektive als ein Altern mit sich selbst verstanden (vor allem in Anbetracht des hohen Anteils an alleinstehenden und alleinlebenden älteren Frauen), so ist das Altern „draußen“ in stärkerem Maße auch als Überwindung dieses Alleinseins (nicht Einsamkeit!) zu verstehen, als das Heraustreten in die Öffentlichkeit, als Suche nach neuen Anregungen, als Pflege der Lust an Neuem und Unvertrautem, als Nutzung von außerhäuslichen sozialen und gesellschaftlichen Ressourcen, nicht zuletzt auch im Sinne des Bedürfnisses, (noch) gebraucht zu werden. Dennoch spielen auch in diesem Zusammenhang die Räumlichkeit des Alterns, die verfügbaren Nutzungsoptionen und die bestehenden Nutzungsbarrieren der objektiven außerhäuslichen Umweltgegebenheiten eine wesentliche Rolle.

Wie beim Alltag in der Wohnung geht es auch in den Zwischen- und Außenbezügen sowohl um materiell-räumliche wie um soziale Umweltbedingungen, um objektive Gegebenheiten wie um ihre subjektive Wahrnehmung und Nutzung. Wiederum lassen sich allerdings auch Unterschiede in den auf die außerhäusliche Welt bezogenen Umweltkonzeptionen konstatieren: Wie beim „Altern drinnen“ liegt eine unterschiedliche Akzentsetzung darin, daß in keinem der in diesem Buch versammelten Ansätze das räumliche und das sozial-gesellschaftliche Moment des „Draußen“ in gleicher Weise Berücksichtigung finden. Vielmehr besteht die Neigung, entweder stärker die soziale und gesellschaftliche Dimension oder stärker die räumlich-dingliche und infrastrukturelle Dimension des alltäglichen Alterns „draußen“ in den Vordergrund zu rücken. Das bedeutet nicht, daß die jeweils andere Umweltseite völlig vernachlässigt wird. Es scheint uns allerdings notwendig, diesbezüglich zukünftig eine noch stärkere Integration im Sinne einer sozialen und ökologischen Gerontologie zu erreichen.

Die Beiträge dieses Buches haben aus ganz unterschiedlichen Perspektiven Schlaglichter auf außerhäusliche Umwelten geworfen. Je nach Sichtweise standen auch unterschiedliche Aspekte des alltäglichen „Draußen“ im Fokus der Betrachtung. Dennoch gibt es einige Themen, die sich wenn nicht in allen, so doch in mehreren Beiträgen wiederfinden. Einige davon entsprechen in ihrer Fragestellung den „Drinnen“-Themen, andere dagegen behandeln spezifische Aspekte des außerhäuslichen Alltags.

4.1 Facetten der Bedeutung des Draußenseins

Zunächst ist zu bemerken, daß dem Draußensein, dem Sich-außerhalb-der-Wohnung-bewegen-Können, eine ebenso zentrale Bedeutung für eine selbständige und selbstbestimmte Lebensführung, für die Aufrechterhaltung sozialer Beziehungen und die Teilnahme am gesellschaftlichen Leben, für die Entfaltung von Entwicklungspotentialen und die Lebensbewältigung im Alter beigemessen wird wie dem Zuhausesein (Heuwinkel & Borchers, Fooken, Friedrich, Kaiser, Karl, Schmaus, Tews). Das Verlassen der Wohnung, die alltäglichen Wege und Fahrten können Voraussetzung für eine selbständige Lebensführung, für haushaltsübergreifende Kontakte und bürgerschaftliches Engagement sein (Karl, Heuwinkel & Borchers, Künemund, Schmaus), sie können der Strukturierung des Alltags, der Bestätigung eigener Fähigkeiten, der Selbstdarstellung und der Aufrechterhaltung von Identität dienen (Karl, Kaiser, Fooken, Friedrich).

Abbildung 3: Aspekte der subjektiven Bedeutung von Mobilität (nach Zapf, Mollenkopf & Flaschenträger, 1997)

I. Mobilität als abstraktes Erleben Inhaltlicher Schwerpunkt: emotionale Aspekte Beispiel: „Freude!"
II. Mobilität als intrinsisches Bedürfnis Inhaltlicher Schwerpunkt: physische Bewegung als Selbstzweck Beispiele: „Damit ich Bewegung habe.", „Ich will mich bewegen und fühl' mich dabei wohl!"
III. Mobilität als Bewegung in der natürlichen Umwelt Inhaltlicher Schwerpunkt: Natur als Erlebnisraum Beispiele: „Ich muß raus, muß wissen, was in der Natur los ist!"; „Sehnsucht nach frischer Luft."
IV. Mobilität als Voraussetzung für gesellschaftliche Integration Inhaltlicher Schwerpunkt: soziale Bedürfnisse Beispiele: „Daß ich am gesellschaftlichen Leben noch teilnehmen kann."; „Alte Freunde besuchen." „Um nicht zu vereinsamen!"
V. Mobilität als Voraussetzung für Autonomie Inhaltlicher Schwerpunkt: Freiheit und Selbstbestimmung Beispiele: „Nicht eingesperrt sein."; „Jederzeit, wenn ich will, auch rausgehen können."
VI. Mobilität als Quelle neuer Eindrücke Inhaltlicher Schwerpunkt: Anregung und Abwechslung Beispiele: „Damit ich hier oben nicht verkalke!"; „Um etwas anderes zu erleben, nicht zu versauern."
VII. Mobilität als Ausdruck von (noch vorhandener) Lebenskraft Inhaltlicher Schwerpunkt: Antizipation des nahenden Lebensendes Beispiele: „Das letzte bißchen Unabhängigkeit."; „Ein Beweis, daß ich noch ein Mensch bin wie ein anderer Mensch auch."

Auch die teils rationalen, teils emotionalen Bedeutungsaspekte können wir – wie die oben erwähnten Bedeutungsaspekte des Wohnens – durch eigene Ergebnisse untermauern. Im qualitativen Teil einer mehrstufigen Untersuchung zu Bedürfnissen, Verhaltensweisen und Problemen älterer Menschen hinsichtlich ihrer außerhäuslichen Mobilität in einer ost- und einer westdeutschen Großstadt wurden Frauen und Männer ab 55 Jahre in offenen Interviews danach gefragt, was es für sie bedeutet, aus dem Haus gehen zu können.[2] Die erhaltenen Antworten lassen sich nach sieben inhaltlichen Dimensionen unterscheiden (vgl. Abbildung 3).

Die Begegnung mit anderen Menschen, die Möglichkeit, ab und zu etwas Neues zu sehen, körperliche Bewegung im Freien, selbst über den eigenen Aufenthaltsort bestimmen zu können und (noch) nicht abhängig von fremder Hilfe zu sein – das ist älteren Menschen ein großes Bedürfnis. Entsprechend schlimm wird die Möglichkeit gesehen, sich eines Tages draußen nicht mehr fortbewegen zu können. „Das wäre furchtbar!", „Das wär' 'ne Katastrophe", oder „Das Schlimmste, was einem passieren kann", lauteten die diesbezüglichen Antworten (Zapf, Mollenkopf & Flaschenträger, 1997, S. 60).

Wie Ältere außerhalb ihrer Wohnung zurecht kommen, hängt außer von ihrem Gesundheitszustand (insbesondere ihrer Bewegungsfähigkeit) und langjährigen Gewohnheiten stark von den jeweils gegebenen Umweltbedingungen ab. Wie diese Umweltbedingungen aussehen müssen ist ein weiteres Thema, das sich komplementär zu den Beiträgen zum Alltag im Alter drinnen auch durch die Beiträge zum Alltag im Alter draußen zieht.

4.2 Anforderungen an die außerhäusliche Umwelt

Welche Voraussetzungen müssen gegeben sein oder geschaffen werden, damit alternde Frauen und Männer sich ihren Bedürfnissen entsprechend in ihrem näheren und weiteren Wohnumfeld bewegen, ihre Besorgungen erledigen und ihren Interessen nachgehen können? Heuwinkel und Borchers sprechen in diesem Zusammenhang von „haltenden Strukturen", Fooken von hinreichend offenen „Spielräumen" und Karl von „Aktionsräumen", von halböffentlichen, öffentlichen und Zwischenräumen. Schmaus fragt nach den Voraussetzungen für lebenswerte Wohnquartiere, Friedrich nach „barrierefreien Außenräumen" und „quartiersnaher sozialer Infrastruktur", Kaiser nach einer „altengerechten Verkehrswelt" und Balschbach nach einem optimalen und bezahlbaren öffentlichen Nahverkehrssystem. Übereinstimmung besteht bei aller Vielfalt der jeweils im Blickpunkt stehenden Umweltaspekte darüber, daß für ältere Menschen zwar aufgrund der mit zunehmendem Alter wahrscheinlicher werdenden

2 Der deutsche Teil des internationalen Kooperationsprojekts wurde vom Bundesministerium für Familie, Senioren, Frauen und Jugend (BMFSFJ) gefördert und unter Leitung von Prof. Dr. Wolfgang Zapf am Wissenschaftszentrum Berlin für Sozialforschung (WZB) durchgeführt (vgl. dazu ausführlich Zapf, Mollenkopf & Flaschenträger, 1997, sowie Mollenkopf & Marcellini, 1997).

Kompetenzeinschränkung wohnungsnahe Dienstleistungen, barrierefreie Zugangsmöglichkeiten zu öffentlichen Einrichtungen und Verkehrsmitteln, eine gute Verkehrsinfrastruktur und quartiersbezogene Versorgungs-, Freizeit- und Kulturangebote von besonderer Wichtigkeit sind, daß Ältere aber zum Beispiel in ihren Wohnquartiersbezügen keine wesentlich anderen Ansprüche als andere Altersgruppen haben und deshalb auch nicht als „Sondergruppe" zu betrachten sind. Die Qualität eines Wohnumfeldes und damit auch die Lebensqualität alter Menschen „hängt wie in der Gesamtgesellschaft primär von wirtschaftlichen und sozialen Faktoren ab" (Schmaus). Dennoch lassen sich einige Anforderungen ausmachen, die für Bewohner und Bewohnerinnen jeden Alters, speziell aber für alte Menschen wichtig erscheinen:

- Sicherung des Verbleibs älterer Menschen in ihrer vertrauten Wohnumgebung durch die Förderung von Zugangschancen zu Wohnungen, Infrastruktureinrichtungen und Transportmöglichkeiten, „Stadt der kurzen Wege" (Schmaus);
- Stützung informeller und formeller altersheterogener und -homogener Kontakt- und Hilfenetze (familiale Netzwerke, Nachbarschaftshilfen, Seniorennetzwerke) (Heuwinkel & Borchers, Schmaus);
- Schaffung sozial-kultureller Angebote, die einerseits Halt und Unterstützung, andererseits Frei- und Spielräume für mannigfaltige Tätigkeiten (bürgerschaftliches Engagement, Eröffnen neuer Aktions- und Verhaltensräume) ermöglichen (Heuwinkel & Borchers, Fooken, Schmaus);
- Gewährleistung von Sicherheit auf öffentlichen Plätzen und Straßen, in öffentlichen Verkehrsmitteln und im Verkehrsgeschehen als Ganzem (Kaiser, Balschbach, Schmaus; vgl. dazu auch Mollenkopf & Flaschenträger, 1997).

4.3 Die Nutzung alltäglicher Umwelten und Veränderungen über die Lebensspanne

Erkenntnisse der Differentiellen Psychologie verweisen auf die große Heterogenität individueller Alternsprozesse (Tesch-Römer). Verstärkt werden die inter- und intraindividuellen Unterschiede durch gesellschaftliche Differenzierung und Pluralisierung (Zapf et al., 1987), durch unterschiedliche Lebenslagen, Lebensstile und Umweltbedingungen. Diese Heterogenität schlägt sich natürlich auch in verschiedenartigen Drinnen- und Draußen-Orientierungen nieder, die ihrerseits wiederum – über die Lebensspanne hinweg – unterschiedliche Facetten von Kontinuität und Wandel und Phasen von Exploration und Rückzug, Nähe und Ferne, Sicherheit und „Thrill" umfassen können (Fooken; vgl. auch Flade, 1994).

Die daraus folgenden Unterschiede der Realisierung, also der konkreten Art und Weise, Häufigkeit und Dauer der Nutzung außerhäuslicher Umwelten, werden zum einen als abhängig von personalen Faktoren wie biographischen Erfahrungen, körperlicher Verfassung, Bildung, Einkommen, Pkw-Besitz und Lebensstil erklärt, zum anderen durch strukturelle Faktoren und Ressourcen wie „haltende" Strukturen und „Spielräume", soziale Netzwerke und institutionelle Rahmenbedingungen. Welche

Bedingungen sich jedoch im einzelnen unter welchen Voraussetzungen in welcher Weise auswirken, ist weitgehend ungeklärt. Das Alter selbst hat sich beispielsweise als relevant für ehrenamtliche Tätigkeiten erwiesen, nicht aber für politisches Engagement, wofür das Bildungsniveau viel ausschlaggebender ist. Und wenn man die Parteipräferenzen betrachtet, sind es plötzlich Kohorten- und Periodeneffekte, die sich als relevant erweisen (Künemund).

4.4 Der gesellschaftliche Kontext

Dadurch, daß „Altern draußen" in öffentlichen Räumen und damit auch in der sozialen Öffentlichkeit stattfindet, also nicht wie das Wohnen individuell gestaltbare Privatangelegenheit ist, rücken in einigen Beiträgen auch sozialstrukturelle und gesellschaftliche Aspekte der Umwelt stärker ins Blickfeld. Zwar hängen auch Lage und Qualität einer Wohnung unter anderem davon ab, was jemand sich leisten kann, und auch die Wahl der Einrichtung ist nicht unabhängig von ökonomischen Ressourcen und milieuspezifischen Geschmacksmustern und Lebensstilen, aber innerhalb dieser Grenzen besteht doch ein großer Spielraum für eigene Gestaltungsmöglichkeiten. Mit dem Schritt nach draußen dagegen setzt man sich zum einen als Person der mehr oder weniger aufmerksamen und mehr oder weniger wohlwollenden sozialen Öffentlichkeit aus. Zum anderen ist die außerhäusliche Umwelt – und dies dürfte ein zentraler Unterschied zwischen dem „Draußen" und dem „Drinnen" sein – weitaus stärker durch

- natürliche (geographische, klimatische),
- bauliche (Gebäude- und Siedlungsformen),
- sozialstrukturelle (residentielle Segregation, soziale Brennpunkte),
- infrastrukturelle (Dienstleistungseinrichtungen, Verkehrswege) und
- gesellschaftliche (soziale Normen, gesetzliche Regelungen)

Faktoren geprägt und in weit geringerem Maß individuell beeinflußbar.

Auch Veränderungen im näheren und weiteren Wohnumfeld, im Stadtteil oder Wohnort können nur zu einem geringen Teil mitbestimmt werden. Im öffentlichen Bereich Einfluß zu nehmen, um eigene Vorstellungen und Bedürfnisse zu verwirklichen – sei es, damit ein Einzelhandelsgeschäft oder ein Postamt erhalten bleibt, daß eine Fußgängerampel an einer verkehrsreichen Kreuzung eingerichtet oder der Arbeitsvertrag eines städtischen Sozialarbeiters verlängert wird –, erfordert zumeist viel Ausdauer, Eigeninitiative und Engagement. Die Mikroebene individueller Person-Umwelt-Bezüge wird hier verlassen und um die gesellschaftliche beziehungsweise politische Dimension erweitert.

Deutlicher als in den Beiträgen zum „Drinnen" werden deshalb auch historische Entwicklungen und gesellschaftlicher Strukturwandel angesprochen (Heuwinkel & Borchers, Künemund). So weist Künemund darauf hin, daß es sich bei der Altersphase selbst um eine historisch neue Erscheinung handelt. Da sie unter anderem durch das Ausscheiden aus dem Erwerbsleben definiert wird, wächst nach dem Fortfall der Erwerbsarbeit die Bedeutung alternativer Partizipationsformen wie ehrenamtliche Tätigkeit und politisches Engagement. Damit die Aktivitätsbereitschaft der Älteren, ihr Humanpotential und ihre Kompetenzen zum Wohle des Gemeinwesens zum Tragen kommen und Innovationskraft und Selbsthilfepotentiale der mittleren und höheren Lebensalter sich entfalten können, sind wiederum stützende sozialstrukturelle Rahmenbedingungen erforderlich (Heuwinkel & Borchers).

Die Perspektive öffnet sich noch weiter über die mikrosoziale Sichtweise von Person-Umwelt-Relationen hinaus durch die Einbeziehung von Konzepten der Ökologischen Soziologie, die „soziale Nachhaltigkeit auf die Sicherung der Entwicklungs- und Funktionsfähigkeit solidarischer Gemeinschaften und Gesellschaften" einfordert, und dies unter Einbeziehung auch der Länder der Zweiten und Dritten Welt (Karl, Schmaus). Die Berücksichtigung einer derart erweiterten Sicht erscheint nicht nur im Hinblick auf die Nutzung der bereits angesprochenen Kompetenzen und Potentiale alter Menschen angebracht, sondern auch aus ökologischen Gründen: So ist beispielsweise in Anbetracht des zukünftig zu erwartenden weiteren Ansteigens des Individualverkehrs aufgrund alternder Generationen von Autofahrern und Autofahrerinnen mit einer wachsenden Umweltbelastung zu rechnen, wenn nicht für alle (nicht nur die älteren) Verkehrsteilnehmer akzeptable Alternativen geschaffen werden (Kaiser, Balschbach).

5. Was haben „Drinnen" und „Draußen" miteinander zu tun? Unterschiede und Gemeinsamkeiten

Bereits bei der Lektüre einiger Beiträge dieses Buches und mehr noch in diesem Schlußkapitel dürfte sich die Frage aufgedrängt haben, ob eine Trennung der Person-Umwelt-Bezüge in die Kategorien „Drinnen" und „Draußen" vor dem Hintergrund des realen Alltags alter Menschen überhaupt möglich und sinnvoll ist. Allein schon wenn man sich die konkrete Situation einer hörbeeinträchtigten Frau vor Augen führt, die ihr Radio- oder Fernsehgerät auf eine Lautstärke einstellt, die ihr das Hören noch ermöglicht, ihre Nachbarn aber stark beeinträchtigt, wird deutlich, wie Innen- und Außenwelt ineinander wirken. Ein weiteres Beispiel wären die Abgase und der Lärm des vor einem Haus vorbeirauschenden Verkehrs, die von der Straße in die Wohnung dringen. Und, um noch ein letztes Beispiel zu nennen: Schon mit dem traditionellen Telefon und mehr noch mit Hilfe moderner Informations- und Kommunikationstechnologien ist es möglich, sich die Welt in die Wohnung und sich selbst in die Welt zu bringen, ohne auch nur einen Schritt vor die Tür zu setzen.

Darüber hinaus hat sich gezeigt, daß einige wichtige Fragen sich für beide Bereiche in gleicher Weise stellen: Die Frage nach den sozialen, strukturellen, baulichen, technischen und sonstigen Voraussetzungen für gelingendes Altern drinnen und draußen, die Frage nach den jeweiligen subjektiven Bedeutungen (Lieblingsplätze wie problematische Ecken gibt es drinnen und draußen), und die Frage nach Kontinuität und Wandel über die Lebensspanne.

Gerade in bezug auf die letztgenannten Aspekte besteht noch großer Klärungsbedarf: Während das „Draußen" sich rapide verändert, scheint das „Drinnen" durch Stabilität geprägt zu sein. Im Vergleich zu Jüngeren haben alte Menschen im Laufe ihres Lebens schon viele Veränderungen erlebt, und ihre Wohnung weist dabei womöglich die geringsten Veränderungsspuren auf. Andererseits bestehen häufig ungerechtfertigt negative Assoziationen mit dem „Drinnen" (Ans-Haus-gefesselt-Sein) und überzogen positive Verknüpfungen mit dem „Draußen" (Sich-ins-Leben-Stürzen). Dabei hat „Drinnen" auch positive Anteile (Sicherheit, Gestaltbarkeit, Kontrolle), und „Draußen" kann auch negative Aspekte beinhalten (Fremdbestimmung, Fremdheit, Gefahr).

Eine Schlußfolgerung zumindest läßt sich also ziehen: Es gibt kein Entweder-Oder von „Drinnen" und „Draußen", sondern immer ein Sowohl-als-auch. Und dies gilt sowohl für beide Phänomene in ihrer Gesamtheit als auch für einzelne Teilaspekte jedes Phänomens. So kann mit dem „Drinnen" Geborgenheit und Sicherheit – aber auch Passivität und Engstirnigkeit assoziiert werden, und mit dem „Draußen" Frische und Aktivität, Anregung und Abwechslung – aber auch Verunsicherung, Fremdheit und Bedrohung. „Haltende Umgebungen" können Strukturen beinhalten, die notwendigen Halt geben – aber auch Strukturen, die festhalten und keinen Spielraum für Eigeninitiative lassen.

5.1 Ohne „Drinnen" kein „Draußen" – und umgekehrt

„Drinnen" und „Draußen" durchdringen und ergänzen sich also, sie sind verbunden durch diffuse (Luft, Geräusche, Licht) oder konkrete (Treppen, Gänge, Vorgärten) Zwischenräume und bilden die komplementären Teile eines Ganzen. Beides sind letztlich aber dennoch hilfreiche analytische Kategorien, da sie alltagsnah, disziplinübergreifend, handlungsbezogen, lebenslaufübergreifend und methodisch gut abgrenzbar sind. Als Kategorien sind „Drinnen" und „Draußen" sowohl anwendbar zur Beschreibung von normalen wie krankhaften Altersverläufen, und sie umfassen funktionelle, symbolische und emotional bedeutsame Person-Umwelt-Bezüge. Dabei hat sich das „Draußen" in bezug auf zugrunde liegende Konzeptionen von Umwelt, auf Beschreibungsdimensionen, beteiligte Disziplinen, auf die Variabilität von Handlungsmöglichkeiten und individuelle Erlebensvielfalt als vielfältiger als das „Drinnen" erwiesen.

Die entscheidenden Unterschiede zeigen sich jedoch in der künstlichen Polarisierung von privat versus öffentlich, individuell versus gesellschaftlich, Begrenzung versus Offenheit, und Selbstbestimmung versus Fremdbestimmung.

Einen weiteren Unterschied könnte man darin sehen, daß unterschiedliche Sichtweisen der Beziehung alter Menschen zu ihrer Wohnumwelt (speziell zur räumlich-dinglichen Umwelt) auch mit unterschiedlichen praktischen Implikationen verknüpft sind. Sieht man die Wohnung als wichtige, vielleicht als die wichtigste Umweltstruktur des Alterns an, so zielen auch die anvisierten Interventionen vor allem auf direkte Veränderungen dieser Struktur, sei es durch verbesserte architektonische Entwürfe und entsprechende Umsetzungen, sei es durch die direkte Umgestaltung und Anreicherung vorhandener Wohnungen (etwa durch schönes, barrierefreies Design) oder den Einsatz neuester Technologien (z.B. das Bildtelefon). Interventionen können sich aber auch daran orientieren, daß die soziale und gesellschaftliche Integration von Älteren grundlegend verbessert wird (etwa durch verstärkte Nutzung ihrer Expertise, ihres Erfahrungswissens und ihrer Bereitschaft für ehrenamtliches Engagement) oder indem vieles dafür getan wird, daß die personalen Ressourcen von Älteren so lange wie möglich erhalten bleiben (etwa durch kognitive Trainings, durch person-orientierte Trainings zur möglichst langen Bewahrung beziehungsweise Wiedererlangung von Alltagsfertigkeiten). Daraus ergeben sich wertbezogene Fragen der gerechten Verteilung, beziehungsweise des „richtigen" Einsatzes gesellschaftlicher Güter, die auch etwas mit dem Menschenbild des Alterns und Alters zu tun haben. (Wie stark wird die Rolle der gebauten Umwelt für gutes Altern letztlich gewichtet?)

Abgesehen von der gewissermaßen natürlichen Perspektivenverschiebung, die sich zwischen „Umwelttheoretikern" und Anwendern ergibt (die einen sehen eher die konzeptuellen und empirischen Fragen einer Theorie der Person-Umwelt-Transaktion, die anderen wollen Umwelt konkret gestalten), und die sich auch (gewollt) in diesem Buch widerspiegelt, ergeben sich jedoch auch einige weitere Unterschiede. Ein solcher Unterschied scheint uns darin zu liegen, daß einige Autorinnen und Autoren doch sehr stark die Person des alten beziehungsweise alternden Menschen in den Vordergrund stellen, während andere eher die Rolle der Umwelt hervorheben. Prototypisch für die erste Sichtweise ist der Ansatz der soziologischen Lebensstilforschung (Lüdtke), in der die Wohnumwelt zwar auch als Rahmen, vor allem aber als Ausdruck des eigenen Lebensentwurfs (der wiederum von gesellschaftlichen Strömungen mit beeinflußt wird) gesehen wird. Demgegenüber sehen umweltpsychologische Zugänge zum Wohnen im Alter (z.B. Flade, Saup) in stärkerem Maße auch die alltagsprägende Rolle der objektiven Wohnumwelt, was möglicherweise – im Gegensatz zur Soziologie – auch damit zu erklären ist, daß diese Bedeutung der objektiven Umwelt in der Psychologie (mit Ausnahme der Lerntheorie) lange Zeit vernachlässigt wurde (Kaminski, 1976).

6. Die Zukunft des Alterns im Spannungsfeld von „Drinnen" und „Draußen"

In beiden Disziplinen wird allerdings häufig vernachlässigt, daß die Umwelt in modernen Industriegesellschaften drinnen wie draußen eine weitgehend technisierte ist. Dabei braucht die Bedeutung der fortschreitenden Technisierung für den Alltag im Alter kaum hervorgehoben zu werden. Haushaltstechnik und Wohninfrastruktur, öffentliche Verkehrssysteme und individuelle Transportmittel, Telefon, Faxgeräte und

Computer, elektronische Medien und Rehabilitationshilfen sowie die zunehmende Automatisierung von Dienstleistungen erleichtern oder erschweren älteren Menschen je nach Art ihrer Gestaltung und Handhabbarkeit, nach Ausmaß ihrer Verbreitung und Zugänglichkeit die alltägliche Lebensführung und gesellschaftliche Teilhabe.

Altern in modernen Gesellschaften, dies betont auch Friedrich in seinem Beitrag, bedeutet auch eine aktive Auseinandersetzung mit dem hochgradigen Wandel der sozialen und räumlichen Umwelten. Bisher wissen wir kaum etwas darüber, wie die teils abrupten, teils schleichenden Veränderungen von älteren Menschen erlebt und verarbeitet werden und in welcher Weise sie sich auswirken, je nachdem, ob sie exogen oder selbst herbeigeführt, individuell oder kollektiv erlebt werden. Angesichts der bevorstehenden vierten Technisierungswelle (Glatzer et al., 1998) – das heißt: nach Maschinisierung, Elektrifizierung und Elektronisierung erfolgt als neuer Schritt die Vernetzung einzelner elektronischer Geräte zu integrierten Systemen wie beispielsweise der so genannten „Intelligenten Haustechnik" – stellen sich mit großer Dringlichkeit Fragen wie: Welchen Stellenwert sollen und können neue Technologien – seien es Computer, intelligente Hausgeräte oder situationsadaptive Systeme für private Personenwagen –, in der Lebensgestaltung Älterer haben? Wovon hängt ab, ob eine positiv akzeptierende oder eine resignative Adaptation – oder eine aktiv mitgestaltende Nutzung erfolgt? Und wie wird sich das räumliche Verhalten und das Verhältnis von „Drinnen" und „Draußen" durch den technologischen Wandel verändern? Werden beispielsweise Mobilitäts- oder Sehbeeinträchtigungen in Zukunft durch den Einsatz neuer Technologien kompensiert – oder verlagern sich außerhäusliche Aktivitäten nach drinnen, wo sie möglicherweise unterstützt durch Multimedia weitergeführt werden können? Führen die Vereinfachung der Aufrechterhaltung der innerhäuslichen Wohnumwelt durch barrierefreie Ausstattung und die Freisetzung von notwendigen Tätigkeiten durch intelligente Haustechnik zu mehr Zeit für nicht notwendige, auch außerhäusliche Aktivitäten?

Neue Technologien ermöglichen andererseits das „Hereinholen" der Außenwelt in die Wohnung (Einkauf, Kontaktpflege, Information). Welche Auswirkungen wird dies zukünftig auf ältere Menschen haben? Wird es zu Disuse führen oder zu vermehrter, selbstbestimmter Aktivität? Und wo finden diese Aktivitäten statt?

Eine ganz andere Frage ist darüber hinaus, wie in einer Zeit zunehmender Mobilität, Pluralisierung und Individualisierung die Konstruktion von Identität über Verortung (Fooken) noch möglich ist. Wenn mehr persönlicher Austausch mit den fernen Internet-Freunden stattfindet als mit den unmittelbaren Nachbarn – wer sind in Zukunft die signifikanten Anderen, die zur Identitätsentwicklung beitragen? Wenn die Grenzen von Drinnen und Draußen, von Nähe und Distanz verschwimmen, wenn die Wohnung auch von einem fernen Ferienort aus kontrolliert und umgekehrt die weite Welt in die Wohnung geholt werden kann – wo ist dann in Zukunft noch Zuhause?

Literatur

Abschlußbericht des Forschungsprojektes. (1996). *„Die Freideutschen: Seniorenkreise aus jugendbewegter Wurzel – ein Modell für sinnerfülltes Alter"*. Unveröffentlichter Bericht an das Bundesministerium für Familie, Senioren, Frauen und Jugend. Siegen: Universität Gesamthochschule Siegen. Fachbereich 1, Lehrstuhl für Neuere und Neueste Geschichte.

Ainsworth, M.D.S., Blehar, M.C., Waters, E. & Walls, S. (1978). *Patterns of attachment. A psychological study of the strange situation.* Hillsdale, NJ: Erlbaum.

Alber, J. (1994). Soziale Integration und politische Repräsentation von Senioren. In G. Verheugen (Hrsg.), *60 plus: Die wachsende Macht der Älteren* (S. 145-168). Köln: Bund-Verlag.

Arbeitskreis „Barrierefreie Hausgeräte", Fachausschuß Haushaltstechnik, Deutsche Gesellschaft für Hauswirtschaft (Hrsg.). (1996a). *Barrierefreie Hausgeräte (Checklisten).* Heidelberg: Energie-Verlag.

Arbeitskreis „Barrierefreie Hausgeräte" Fachausschuß Haushaltstechnik, Deutsche Gesellschaft für Hauswirtschaft (Hrsg.). (1996b). *Forderungen zur barrierefreien Gestaltung von Hausgeräten.* Heidelberg: Energie-Verlag.

Arbeitskreis „Barrierefreie Hausgeräte", Fachausschuß Haushaltstechnik, Deutsche Gesellschaft für Hauswirtschaft (Hrsg.). (1996c). *Forderungen zur barrierefreien Gestaltung von Küchen.* Heidelberg: Energie-Verlag.

Aries, Ph. (1980). *Geschichte des Todes.* München: Hauser.

Atteslander, P. & Hamm, B. (Hrsg.). (1974). *Materialien zur Siedlungssoziologie.* Köln: Luchterhand.

Bäcker, G., Dieck, M., Naegele, G. & Tews, H.P. (1989). *Ältere Menschen in Nordrhein-Westfalen.* Düsseldorf: Ministerium für Arbeit, Gesundheit und Soziales.

Backes, G. (1987). *Frauen und soziales Ehrenamt. Zur Vergesellschaftung weiblicher Selbsthilfe.* Augsburg: Maro.

Backes, G. (1993). Frauen zwischen „neuen" und „alten" Alter(n)srisiken. In G. Naegele & H.P. Tews (Hrsg.), *Lebenslagen im Strukturwandel des Alters* (S. 170-187). Opladen: Westdeutscher Verlag.

Backes, G.M. & Clemens, W. (1998). *Lebensphase Alter.* Weinheim: Juventa.

Bähr, J., Jentsch, C. & Kuls, W. (Hrsg.). (1992). *Bevölkerungsgeographie. Lehrbuch der Allgemeinen Geographie 9.* Berlin.

Bahrdt, H.P. (1961). *Die moderne Großstadt.* Reinbek: Rowohlt.

Bakan, D. (1966). *The duality of human existence.* Chicago: Rand McNally.

Baltes, M.M. (1988) The etiology and maintenance of dependency in the elderly. Three phases of operant research. *Behavior Therapy, 19,* 301-319.

Baltes, M.M. (1995) Verlust der Selbständigkeit im Alter. Theoretische Überlegungen und empirische Befunde. *Psychologische Rundschau, 46,* 159-170.

Baltes, M.M. (1996). Produktives Leben im Alter. Die vielen Gesichter des Alters. Resümee und Perspektiven für die Zukunft. In M.M. Baltes & L. Montada (Hrsg.), *Produktives Leben im Alter* (S. 309-408). Frankfurt: Campus.

Baltes, M.M. & Barton, E.M. (1979). Behavioral analysis of aging: A review of the operant model and research. *International Journal of Behavioral Development, 2,* 297-320.

Baltes, M.M., Barton, E.M., Orzech, M.J. & Lago, D. (1983). Die Mikroökologie von Bewohnern und Personal. *Zeitschrift für Gerontologie, 16,* 18-26.

Baltes, M.M. & Lang, F. (1996-1999). Erfolgreiches Altern: Überprüfung des Metamodells „Selektive Optimierung mit Kompensation". *DFG, BA902*/11-1-2.

Baltes, M.M., Maas, I., Wilms, H.-U. & Borchelt, M. (1996). Alltagskompetenz im Alter: Theoretische Überlegungen und empirische Befunde. In K.U. Mayer & P.B. Baltes (Hrsg.), *Die Berliner Altersstudie* (S. 525-542). Berlin: Akademie-Verlag.

Baltes, M.M., Mayr, U., Borchelt, M., Maas, I. & Wilms, H.-U. (1993). Everyday competence in old and very old age. An interdisciplinary perspective. *Aging and Society, 13*, 657-680.

Baltes, M.M. & Wahl, H.-W. (1992). The behavior system of dependency in the elderly. Interaction with the social environment. In M. Ory, R.P. Abeles & P.D. Lipman (Eds.), *Aging, health and behavior* (pp. 83-106). Bevely Hills Sage.

Baltes, M.M., Wahl, H.-W. & Schmid-Furstoss, U. (1990). The daily life of elderly Germans: Activity patterns, personal control, and functional health. *Journal of Gerontology, 45*, 173-179.

Baltes, P.B. (1968). Longitudinal and cross-sectional sequences in the study of age and generation effects. *Human Development, 11*, 145-171.

Baltes, P.B. (1990). Entwicklungspsychologie der Lebensspanne: Theoretische Leitsätze. *Psychologische Rundschau, 41*, 1-24.

Baltes, P.B. (1993). The aging mind: Potentials and limits. *The Gerontologist, 13*, 458-467.

Baltes, P.B. & Baltes, M.M. (1989). Optimierung durch Selektion und Kompensation: Ein psychologisches Modell erfolgreichen Alterns. *Zeitschrift für Pädagogik, 35*, 85-105.

Baltes, P.B. & Baltes, M.M. (1990). Psychological perspectives on successful aging: The model of selective optimization with compensation. In P.B. Baltes & M.M. Baltes (Eds.), *Successful aging. Perspectives from the behavioral sciences* (pp. 1-34). Cambridge: Cambridge University Press.

Baltes, P.B. & Baltes, M.M. (1992). Gerontologie: Begriff, Herausforderung und Brennpunkte. In P.B. Baltes & J. Mittelstraß (Hrsg.), *Zukunft des Alterns und gesellschaftliche Entwicklung.* Akademie der Wissenschaften zu Berlin. Forschungsbericht 5 (S. 1-34). Berlin: De Gruyter.

Baltes, P.B., Mayer, K.U., Helmchen, H. & Steinhagen-Thießen, E. (1996). Die Berliner Altersstudie (BASE): Überblick und Einführung. In H.-U. Mayer & P.B. Baltes (Hrsg.), *Die Berliner Altersstudie* (S. 21-54). Berlin: Akademie Verlag.

Barker, R.G. (Ed.). (1963). *The stream of behavior. Explorations of its structure and content.* New York: Appleton-Century-Crofts.

Barker, R.G. (1968). *Ecological psychology: Concepts and methods for studying the environment of human behavior.* Stanford, Ca.: Stanford University Press.

Barker, R.G. & Barker, L.S. (1961). The psychological ecology of old people in Midwest, Kansas, and Yordale, Yorkshire. *Journal of Gerontology, 16*, 144-149.

Barker, R.G. & Wright, H.F. (1949). Psychological ecology and the problem of psychosocial development. *Child Development, 20*, 131-143.

Barker, R.G. & Wright, H.F. (1955). *Midwest and its children.* New York: Harper & Row.

Barthelmess, W. (1998). Aggressives Verkehrsverhalten. Eine Feldstudie über Zivil-Anzeigen. *Zeitschrift für Verkehrssicherheit, 44,4*, 150-158.

Bayerische Architektenkammer (Hrsg.). (1992). *Arbeitsblätter Bauen und Wohnen für Behinderte Nr. 2: Barrierefreie Wohnungen.* München.

Bayerische Architektenkammer (Hrsg.). (1997). *Arbeitsblätter Bauen und Wohnen für Behinderte Nr. 6: Barrierefreies Bauen – Teil 2.* München.

Bechtel, R.B. (1984). Patient and community. The ecological bond. In W. O'Connor & B. Lu-bin (Eds.), *Ecological approaches to clinical psychology* (pp. 216-231). New York: Wiley-Interscience.

Bechtel, R.B. (1997). *Environment and behavior. An introduction.* Thousand Oaks, CA: Sage.

Beck, U. (1986). *Risikogesellschaft. Auf dem Weg in eine andere Moderne.* Frankfurt: Suhrkamp.

Beck, U. & Beck-Gernsheim, E. (1993). Nicht Autonomie, sondern Bastelbiographie. *Zeitschrift für Soziologie, 22*, 178-187.

Beck, B., Naegele, G. & Reichert, M. (1997). *Vereinbarkeit von Erwerbstätigkeit und Pflege.* Stuttgart: Kohlhammer.

Bendit, R., Gaiser, W. & Marbach, J. (1999). *Youth and Housing in Germany.* Opladen: Leske + Budrich.

Bergmann, K., Heuwinkel, D. & Kujath, H.-J. (1996). Entwicklung des Wohnens und Wohnumfeldes älterer Menschen bis zum Jahr 2030. In Enquete-Kommission „Demographischer Wandel", Deutscher Bundestag (Hrsg.), *Herausforderungen unserer älter werdenden Gesellschaft an den einzelnen und die Politik.* Heidelberg.

Bertels, L. & Herlyn, U. (Hrsg.). (1990). *Lebenslauf und Raumerfahrung.* Opladen: Westdeutscher Verlag.

Bertsch, F. (1997). Thesen zur standortbezogenen Familienpolitik. In *Lokale Agenda 21 – Chancen für eine Neuorientierung der kommunalen Sozialpolitik.* Rundbrief des Netzwerks für örtliche und regionale Familienpolitik, November 1997. Hannover: IES.

Bien, W. (Hrsg.). (1994). *Eigeninteresse oder Solidarität. Beziehungen in modernen Mehrgenerationenfamilien.* Opladen: Leske + Budrich.

Birren, J.E. (1974). *Altern als psychologischer Prozeß.* Freiburg: Lambertus.

Böcker, M. & Mühlbach, L. (1994). Telepräsenz und Fernlernen. In A. Günther (Hrsg.), *Computerbasiertes Training und Fernlernen.* Berlin: Köster.

Bollnow, O.F. (1963). *Mensch und Raum* (6. Aufl.: 1990). Stuttgart: Kohlhammer.

Borchers, A. (1997). *Die Sandwich-Generation. Ihre zeitlichen und finanziellen Leistungen und Belastungen.* Frankfurt: Campus.

Borchers, A. (1998). Soziale Netzwerke älterer Menschen. In Deutsches Zentrum für Altersfragen (Hrsg.), *Wohnbedürfnisse, Zeitverwendung und soziale Netzwerke älterer Menschen.* Expertisenband 1 zum Zweiten Altenbericht der Bundesregierung. Frankfurt: Campus.

Borchers, A. & Miera, S. (1993). *Zwischen Enkelbetreuung und Altenpflege. Die mittlere Generation im Spiegel der Netzwerkforschung.* Frankfurt: Campus.

Bourdieu, P. (1983). Ökonomisches Kapital, kulturelles Kapital, soziales Kapital. In R. Kreckel (Hrsg.): *Soziale Ungleichheiten.* Sozialen Welt, Sonderband 2 (S. 183-198). Göttingen: Schwartz-Verlag.

Bourdieu, P. (1984). *Die feinen Unterschiede* (3. durchges. Aufl.). Frankfurt: Suhrkamp.

Bourdieu, P. (1991). Physischer, sozialer und angeeigneter physischer Raum. In M. Wentz (Hrsg.), *Stadt-Räume* (S. 25-33). Frankfurt: Campus.

Bowlby, J. (1976) *Trennung.* München: Kindler.

Bracken, H. von (1952). Wandlungen der menschlichen Persönlichkeit im mittleren und höheren Alter. *Stud. Gen., 5.*

Brand, K.W. (Hrsg.). (1997). *Nachhaltige Entwicklung – eine Herausforderung an die Soziologie.* Opladen: Leske & Budrich.

Braun, J. & Claussen, F. (unter Mitarbeit von Bischoff, S., Sommer, L. & Thomas, F.). (1997). *Freiwilliges Engagement im Alter. Nutzer und Leistungen von Seniorenbüros.* Stuttgart: Kohlhammer.

Brech, J. & Potter, Ph. (1991). *Älter werden – Wohnen bleiben. Europäische Beispiele im Wohnungs- und Städtebau.* Darmstadt: Verlag für wissenschaftliche Publikationen.

Brech, J. & Gutmann, (1995). Die Alten – das neue Objekt der Begierde. Frankfurt: Wohnbund Frankfurt, *Wohnbund-Informationen 2/95.*

Brech, J., Klingeisen, M., Schmidt, P.& Späth, M. (1994). *Integriertes Wohnen – Ein Modell für sozialen Wohnungsbau.* Darmstadt: Verlag für wissenschaftliche Publikationen.

Brockmann, H. (1998). *Die Lebensorganisation älterer Menschen.* Wiesbaden: Deutscher Universitätsverlag.

Brög, W., Erl, E. & Glorius, B. (1998). *Transport and the ageing of the population. European conference of ministers of transport.* Socialdata Report zum Round Table 112. München.

Bronfenbrenner, U. (1981). *Die Ökologie der menschlichen Entwicklung.* Stuttgart: Klett.

Brouwer, W. (1994). Ältere Autofahrer und Anforderungen an die Aufmerksamkeit. In U. Tränkle (Hrsg.), *Autofahren im Alter. Mensch-Fahrzeug-Umwelt* (Bd. 30, S. 121-137). Köln: TÜV Rheinland/Deutscher Psychologen Verlag.

Brunstein, J.C. & Maier, G.W. (1996). Persönliche Ziele. Ein Überblick über den Stand der Forschung. *Psychologische Rundschau, 47,* 146-160.

Buck, G. (1987). *Veränderungen in Institutionen unter ökopsychologischer Perspektive am Beispiel von Alten- und Pflegeheimen.* Diplomarbeit am Psychologischen Institut der Universität Tübingen.

Bühl, W. (1980). Das ökologische Paradigma in der Soziologie. In H. Niemeyer (Hrsg.), *Soziale Beziehungsgeflechte* (S. 97-122). Berlin: Duncker + Humblot.

Bundesanstalt für Arbeitsschutz und Arbeitsmedizin (Hrsg.). (1998). *Amtliche Mitteilungen. Gesundheitsschutz in Zahlen 1996.* Dortmund.

Bundesforschungsanstalt für Landeskunde und Raumordnung. (1993a). ExWoSt-Informationen zum Forschungsfeld: *Ältere Menschen und ihr Wohnquartier, Erfahrungen und Ergebnisse der Modellvorhaben.* Bonn: BfLR.

Bundesforschungsanstalt für Landeskunde und Raumordnung (1993b). ExWoSt-Informationen zum Forschungsfeld: *Ältere Menschen und ihr Wohnquartier, Ergebnisse und Empfehlungen.* Bonn: BfLR.

Bundesforschungsanstalt für Landeskunde und Raumordnung (1996). ExWoSt-Informationen zum Forschungsfeld: *Ältere Menschen und ihr Wohnquartier, Ergebnisse der Nachuntersuchungen.* Bonn: BfLR.

Bundesministerium für Familie und Senioren (Hrsg.). (1994). *Familien und Familienpolitik im geeinten Deutschland – Zukunft des Humanvermögens.* Fünfter Familienbericht. Bonn: BMFuS.

Bundesministerium für Familie, Senioren, Frauen und Jugend (Hrsg.). (1998): *Zweiter Altenbericht der Bundesregierung: Wohnen im Alter.* Bonn: BMFSFJ.

Bundesministerium für Familie, Senioren, Frauen und Jugend. (1997). *Die Familie im Spiegel der amtlichen Statistik.* (Aktualisierte und erweiterte Neuauflage 1998). Bonn: BMFSFJ

Bundesministerium für Jugend, Familie und Gesundheit (Hrsg.). (1973). *Rehabilitationsmöglichkeiten alternder Menschen. Untersuchungen zur Bedingungsanalyse des Alterns.* Bonn.

Bundesministerium für Raumordnung, Bauwesen und Städtebau (1992). *Wohnberatung für ältere Menschen.* Dresden: BRBuS.

Bundesministerium für Raumordnung, Bauwesen und Städtebau (1995). *Wohnen im Alter – zuhause im Wohnquartier. Forschungsvorhaben des Experimentellen Wohnungs- und Städtebaus.* Köln: BRBuS.

Bundesministerium für Raumordnung, Bauwesen und Städtebau (1996). *Dezentrale Konzentration – Neue Perspektiven der Siedlungsentwicklung in den Stadtregionen.* Bonn: BRBuS.

Bundesministerium für Raumordnung, Bauwesen und Städtebau (1996). *Lokale Agenda 21 – A: Stand und Perspektiven der Umsetzung. B: Übersicht über internationale Programme und Perspektiven.* Bonn: BRBuS.

Bürklin, W.P. (1987). Alte Wähler morgen: „Graue Panther" oder konservative Stammwähler der CDU? In Deutsches Zentrum für Altersfragen (Hrsg.), *Die ergraute Gesellschaft* (S. 116-140). Berlin: DZA.

Bürklin, W.P. (1989). Politisches System und politische Interessenartikulation alter Menschen. In M. Baltes, M. Kohli & K. Sames (Hrsg.), *Erfolgreiches Altern. Bedingungen und Variationen* (S. 60-66). Bern: Huber.

BW (1994). *Barrierefreie Wohnungen. Leitfaden zu den Planungsgrundlagen der DIN 18025. Teil 1 und Teil 2.* Stuttgart: Wirtschaftsministerium Baden-Württemberg & Ministerium für Arbeit, Gesundheit und Sozialordnung Baden-Württemberg.

Campbell, A. (1971). Politics through the life cycle. *The Gerontologist, 11,* 112-117.

Campbell, J.C. & Strate J. (1981). Are old people conservative? *The Gerontologist, 21,* 580-591.

Carp, F.M. (1966). *A future for the aged.* Austin: University of Texas Press.

Carp, F.M. (1987). Environment and aging. In D. Stokols & I. Altman (Eds.), *Handbook of environmental psychology* (Vol. 1, pp. 330-360). New York: Wiley.

Carstensen, L.L. (1991). Socioemotional selectivity theory. Social activity in life-span context. *Annual Review of Gerontology and Geriatrics, 11,* 195-217.

Carstensen, L.L. (1993). Motivator for social contact across the lilfe span. A theory of socioemotional selectivity. In J. Jacob (Ed.), *Nebraska symposium on motivation. Development perspectives on motivation* (Vol. 40, pp. 209-254). Lincoln: University of Nebraska Press.

Carstensen, L.L. (1995). Evidence for a life-span theory of socioemotional selectivity. *Current Directions in Psychological Science, 5,* 151-156.

Catton, W. (1993). Sociology as an ecological science. In S.D. Wright (Ed.), *Human ecology: Crossing boundaries.* Fort Collins, Col.

Catton, W. & Dunlap, R. (1978). Environmental sociology: A new paradigm. *The American Sociologist, 13,* 41-49.

Chalupka, C. (1994). Was hat es mit der Veränderung der Leistungsfähigkeit älterer Verkehrsteilnehmer wirklich auf sich? In U. Tränkle (Hrsg.), *Autofahren im Alter.* (Mensch-Fahrzeug-Umwelt Bd. 30, S. 321-334). Köln/Bonn: TÜV Rheinland/Deutscher Psychologen Verlag.

Cohen, A.S. (1994). Sensorik und ihre altersabhängige Variation. In U. Tränkle (Hrsg.), *Autofahren im Alter* (S. 231-243). Köln/Bonn: TÜV Rheinland/Deutscher Psychologen Verlag.

Cooper-Markus, C. (1995). *House as a mirror of self. Exploring the deeper meaning of home.* Berkley, CA: Conari Press.

Cranach, M. von (1982). The psychological study of goal-directed action: Basic issues. In M. von Cranach & R. Harré (Hrsg.), *The analysis of action: Recent theoretical and empirical advances* (pp. 35-73). Cambridge: Cambridge University Press.

Cranach, M. von, Ochsenbein, G. & Valach, L. (1986). The group as a self-active system: outline of a theory of group action. *European Journal of Social Psychology, 16,* 193-229.

Csikszentmihalyi, M. & Rochberg-Halton, E. (1989). *Der Sinn der Dinge. Das Selbst und die Symbole des Wohnbereichs.* München: Psychologie VerlagsUnion.

Cumming, E. & Henry, W.E. (1961). *Growing old. The process of disengagement.* New York: Basic Books.

Cutler, N.E. (1969). Generation, maturation, and party affiliation. *Public Opinion Quarterly, 33,* 583-588.

Cutler, N.E. & Bengtson, V.L. (1974). Age and political alienation: Maturation, generation and period effects. *Annals of the American Academy of Political and Social Science, 415,* 160-175.

Cutler, S.J., Lentz, S.A., Muha, M.J. & Riter, R.N. (1980). Aging and conservatism: Cohort changes in attitudes about legalized abortion. *Journal of Gerontology, 35,* 115-123.

Cutrona, C. & Suhr, J. (1990). The transition to parenthood and the importance of social support. In S. Fischer und C.L. Cooper (Eds.), On *the move: The psychology of change and transition.* Chichester: Wiley.

Dangschat, J. (1997). Sustainable City – Nachhaltige Zukunft für Stadtgesellschaften? In K.W. Brand (Hrsg.), *Nachhaltige Entwicklung – eine Herausforderung an die Soziologie* (S. 169-191). Opladen: Leske + Budrich.

Dangschat, J. (1997a). Sag' mir, wo Du wohnst, und ich sag' Dir, wer Du bist! Zum aktuellen Stand der deutschen Segregationsforschung. *Prokla. Zeitschrift für kritische Sozialwissenschaft, 27,* 619-647.

Dangschat, J., Droht, W., Friedrichs, J. & Kiehl, K. (1982). *Aktionsräume von Stadtbewohnern.* Opladen: Westdeutscher Verlag.

Danigelis, N.L. & Cutler, S.J. (1991). Cohort trends in attitudes about law and order: Who's leading the consevative wave? *Public Opinion Quarterly, 55,* 24-49.

Danner, D.B. & Schröder, H.C. (1992). Biologie des Alterns (Ontogenese und Evolution). In P.B. Baltes & J. Mittelstraß (Hrsg.), *Zukunft des Alterns und gesellschaftliche Entwicklung.* (S. 95-123). Berlin: de Gruyter.

DeMaris, A. (1992). *Logit modelling.* Newbury Park: Sage.

Deutscher Bundestag (1998). *Zweiter Bericht zur Lage der älteren Generation in der Bundesrepublik Deutschland: Wohnen im Alter und Stellungnahme der Bundesregierung zum Bericht der Sachverständigenkommission* (Drucksache 13/9750-28.01.1998). Bonn.

Deutscher Bundestag (1998). Zweiter Zwischenbericht der Enquete-Kommission „Demographischer Wandel" – Herausforderungen unserer älter werdenden Gesellschaft an den einzelnen und die Politik. *Zur Sache 8/98.* Bonn.

Deutsches Jugendinstitut (Hrsg.). (1996). Wohnen – biographische und sozialstaatliche Herausforderung. *Themenheft des DISKURS – Studien zur Kindheit, Jugend, Familie und Gesellschaft.* Nr. 2/96.

Deutsches Zentrum für Altersfragen – DZA (Hrsg.). (1998). *Wohnformen älterer Menschen im Wandel.* Frankfurt: Campus.

Dieck, M. (1982) Tagungsprotokolle zu den Ergebnissen des DZA-Betriebsvergleichs (1978) und weiterführende Überlegungen. Berlin: Deutsches Zentrum für Altersfragen.

Dieck, M. & Naegele, G. (1993). „Neue Alte" und soziale Ungleichheiten – vernachlässigte Dimensionen in der Diskussion des Altersstrukturwandels. In G. Naegele & H.P. Tews (Hrsg.), *Lebenslagen im Strukturwandel des Alters* (S. 43-60). Opladen: Westdeutscher Verlag.

Diehl, M. (1998). Everyday competence in later life: current status and future directions. *The Gerontologist, 38,* 422-433.

Dietzel-Papakyriakou, M. (1993). Ältere ausländische Menschen in der Bundesrepublik. In DZA (Hrsg.), *Expertisen zum ersten Altenbericht der Bundesregierung – III Aspekte der Lebensbedingungen ausgewählter Bevölkerungsgruppen* (S. 1-154). Berlin: DZA.

Dirisamer, R. (1984): Wohnverhältnisse und Wohnverhalten. In R. Dirisamer, G. Figlhuber & O. Uhl (Hrsg.), *Wohnen. Ein Handbuch* (S. 71-158). Wien.

Dittmann-Kohli, F., Kohli, M. & Künemund, H. (1995). *Lebenszusammenhänge, Selbstkonzepte und Lebensentwürfe. Die Konzeption des Deutschen Alters-Survey.* Forschungsgruppe Altern und Lebenslauf (FALL), Forschungsbericht 47. Berlin: Freie Universität.

Dittmann-Kohli, F., Kohli, M., Künemund, H., Motel, A., Steinleitner & Gerben Westerhof, C, in Zusammenarbeit mit infas-Sozialforschung (1997). *Lebenszusammenhänge, Selbst- und Lebenskonzeptionen – Erhebungsdesign und Instrumente des Alters-Survey.* Forschungsgruppe Altern und Lebenslauf (FALL), Forschungsbericht 61. Berlin: Freie Universität.

Duerk, D.P. (1996). *Architectural programming. Information management for design.* New York: Van Nostrand Reinhold.

Dunlap, R. & Catton, W.Z. (1994). Toward an Ecological Sociology. The development, current status and probable Future of environmental sociology. In W. D'Antonio, M. Sasaki & Y. Yonebayashi (Eds.), *Ecology, society and the quality of social life* (S. 11-31). New Brunswick.

Edinger, L.J. (1985). Politics of the aged: orientations and behaviour in major liberal democracies. *Zeitschrift für Gerontologie, 18,* 58-64.

Ehrhardt, J. (1998). *Die Dynamik ehrenamtlichen Engagements. Längsschnittanalysen mit dem Sozio-ökonomischen Panel.* Berlin: Freie Universität (unveröffentliche Diplomarbeit).

Ellinghaus, D., Schlag, B. & Steinbrecher, J. (1990). *Leistungsfähigkeit und Fahrverhalten älterer Kraftfahrer.* Bremerhaven: Wirtschaftsverlag NW.

Erikson, E.H. (1966). *Identität und Lebenszyklus.* Frankfurt: Suhrkamp.

Erikson, E.H. (1981). *Jugend und Krise. Die Psychodynamik im sozialen Wandel.* Frankfurt/M.: Klett-Cotta.

Erikson, E.H. (1985). *The life cycle completed.* New York: Norton.

Erlhoff, M. (1995). Wozu Design? In Spiegel Spezial 6: Design. *Das Jahrhundert des Designs: Der schöne Schein.* Hamburg.

Ermert, K., Meyer-Engelke, E. & Rach, L. (1996). *Forschungs- und Wissenstransfer im Alter. Potentiale und Interessen der älteren Generation.* Hannover: IES.

Erkert, Thomas (1995). Videophonie, ein Instrument für die Vernetzung sozialer Dienste. In Empirica Gesellschaft für Kommunikations- und Technologieforschung mbH (Hrsg.), *Neue Wege in der Betreuung älterer und behinderter Menschen. Chancen für eine qualitative Verbesserung der Versorgung in der häuslichen Umgebung.* Dokumentation der gleichnamigen Konferenz, Frankfurt a.M., November 1993 (S. 171-173). Bonn: empirica Selbstverlag.

European Foundation for the Improvement of Living and Working Conditions (Hrsg.). (1991). *The changing use of time. Report from an international workshop.* Luxembourg.

Filipp, S.-H. (1996). Motivation and emotion. In J.E. Birren & K.W. Schaie (Eds.), *Handbook of the psychology of aging* (4th ed., pp. 218-234). San Diego: Academic Press.

Flade, A. (1984). *Die Wohnumwelt als Erfahrungs- und Handlungsraum des Menschen* (S. 1-26). Darmstadt: Institut Wohnen und Umwelt.

Flade, A. (1987). *Wohnen psychologisch betrachtet.* Bern: Huber.

Flade, A. (1990). Wohnen und Wohnzufriedenheit. In L. Kruse, C.F. Graumann & E.D. Lantermann (Hrsg.), *Ökologische Psychologie* (S. 484-492). München: Psychologie VerlagsUnion.

Flade, A. (1993). Das Spielen von Kindern im Wohnviertel: Das home range-Konzept. In H.-J. Harloff (Hrsg.), *Psychologie des Wohnungs und Siedlungsbaus.* Göttingen: Verlag für Angewandte Psychologie.

Flade, A. (1993a). Wohnen und Wohnbedürfnisse im Blickpunkt. In H.-J. Harloff (Hrsg.), *Psychologie des Wohnungs- und Siedlungsbaus* (S. 45-55). Göttingen: Verlag für Angewandte Psychologie.

Flade, A. (1994). Wohnbedingungen und Lebensqualität im Alter. *Die Wohnungswirtschaft,* Heft 10, 596-600.

Flade, A. (unter Mitarb. v. Roth, W.). (1987). *Wohnen – psychologisch betrachtet.* Bern: Huber.

Flade, A., Greif, R. & Kustor, B. (1996). *Familienfreundlicher Städtebau.* Wiesbaden: Hessisches Ministerium für Wirtschaft, Verkehr und Landesentwicklung.

Flade, A. & Kustor, B. (1997). *Begleitforschung innovativer Wohnprojekte in Hessen: Projekt Frankfurt-Praunheim.* Darmstadt: Institut Wohnen und Umwelt.

Flade, A. & Kulisch, B. (1994). *Wohnprobleme junger Familien.* Darmstadt: Institut Wohnen und Umwelt.

Förster, H.J. (1990). Anpassung der Automobiltechnik an die Bedürfnisse alter Menschen. In *Ältere Menschen im Straßenverkehr. Kolloquium des Instituts f. Verkehrssicherheit* (S. 125-154). Köln: Verlag TÜV Rheinland.

Francescato, G., Weidemann, S. & Anderson, J.R. (1989). Evaluating the built environment from the user's point of view: An attitudinal model of residential satisfaction. In W.F.E. Preiser (Ed.), *Building Evaluation* (pp. 181-188). New York: Plenum Press.

Friedrich, K. (1988). Das Wohnumfeld älterer Menschen. In A. Kruse, U. Lehr, F. Oswald & Ch. Rott (Hrsg.), *Gerontologie. Wissenschaftliche Erkenntnisse und Folgerungen für die Praxis* (S. 224-245). München: Peutinger.

Friedrich, K. (1992): Alltagshandeln älterer Menschen in ihrer räumlichen Umwelt. In A. Niederfranke, U. Lehr u.a. (Hrsg.), *Altern in unserer Zeit* (S. 115-126). Heidelberg.

Friedrich, K. (1994). *Intraregionale und interregionale Muster und Prinzipien der Mobilität älterer Menschen.* Expertise im Auftrag der Enquete-Kommission „Demographischer Wandel" des Deutschen Bundestages. Bonn.

Friedrich, K. (1994a). Person-Umwelt-Interaktionen als Gegenstand geographischer Alternsforschung. *Geographische Zeitschrift, 82,* 239-256.

Friedrich, K. (1995). *Altern in räumlicher Umwelt. Sozialräumliche Interaktionsmuster älterer Menschen in Deutschland und in den USA.* Darmstadt: Steinkopff.

Friedrich, K. & Koch, R. (1988). Migration of the elderly in the Federal Republic of Germany. In A. Rogers & W.J. Serow (Eds.), *Elderly migration: An international comparative study.* (Chap. 10, pp. 1-23) Boulder, Col.: University of Colorado.

Friedrichs, J. (1977). *Stadtanalyse. Soziale und räumliche Organisation der Gesellschaft.* Reinbeck: Rowohlt.

Friedrichs, J. (1990). Aktionsräume von Stadtbewohnern verschiedener Lebensphasen. In L. Bertels & U. Herlyn (Hrsg.), *Lebenslauf und Raumerfahrung* (S. 161-178). Opladen: Leske & Budrich.

Friedrichs, J. (1995). *Stadtsoziologie.* Opladen: Leske + Budrich.

Fuhrer, U. (1984). *Mehrfachhandeln in dynamischen Umfeldern. Vorschläge zu einer systematischen Erweiterung psychologisch-handlungstheoretischer Modelle.* Göttingen: Hogrefe.

Fuhrer, U. (1990a). *Handeln-Lernen im Alltag.* Bern: Huber.

Fuhrer, U. (1990b). Bridging the ecological-psychological gap. Behavior settings as interfaces. *Environment and Behavior, 22,* 518-537.

Furby, L. (1978). Possessions: Toward a theory of their meaning und function throughout the life cycle. In P.B. Baltes (Ed.), *Life-span development and behavior* (Vol. 1, pp. 297-336). New York: Academic Press.

Gaiser, W. & Müller, H.-U. (1990). Jugend und Wohnen. Biographische Aufgabe und gesellschaftspolitisches Problem. In M. Markefka (Hrsg.), *Handbuch der Jugendforschung*. Neuwied: Luchterhand.

Gaiser, W. & Müller, H.-U. (1990a). Junge Erwachsene auf großstädtischen Wohnungsmärkten – Zugänge, Plazierungen, Ausgrenzungen. In J. Blasius & J.S. Dangschat (Hrsg.): *Gentrification. Die Aufwertung innenstadtnaher Wohngebiete*. Frankfurt: Campus.

Galster, G. (1987). Identifying the correlates of dwelling satisfaction. An empirical critique. *Environment and Behavior, 19*, 539-568.

Garms-Homolová, V. & Korte, W. (1993). Altern in der Stadt und auf dem Lande – Unterschiede oder Angleichung? In G. Naegele & H.P. Tews (Hrsg.), *Lebenslagen im Strukturwandel des Alters. Alternde Gesellschaft – Folgen für die Politik*. Opladen: Westdeutscher Verlag.

Gaskin, K., Smith, J.D. & Paulwitz I. et al. (1996). *Ein neues bürgerschaftliches Europa. Eine Untersuchung zur Verbreitung und Rolle von Volunteering in zehn Ländern*. Freiburg: Lambertus.

Gather, C. (1996). *Konstruktionen von Geschlechterverhältnissen. Machtstrukturen und Arbeitsteilung bei Paaren im Übergang in den Ruhestand*. Berlin: Edition Sigma.

Geiser, M. (1998). *Alterssozialpolitik. Fragementierung überwinden – Lebenslagen verbessern*. Hannover: Vincentz.

Geißler, C. (1994). Investitionen in private Netzwerke. Individuelle und gesellschaftliche Perspektiven. In S. Gräbe (Hrsg.), *Lebensform Einpersonenhaushalt: Herausforderung an Wirtschaft, Gesellschaft und Politik*. Frankfurt: Campus.

Geißler, C. (1998). Die Potentiale der älteren Generation in der alternden Gesellschaft. *IES 1998*, 127-138.

Gelau, Ch., Metker, Th. & Tränkle, U. (1994). Untersuchungen zu Leistungsfähigkeit und Verkehrsverhalten älterer Autofahrer. In U. Tränkle (Hrsg.), *Autofahren im Alter*. (Mensch-Fahrzeug-Umwelt Bd. 30, S. 139-159). Köln/Bonn: TÜV Rheinland/Deutscher Psychologen Verlag.

Georg, W. (1996). Zur quantitativen Untersuchung des Zusammenhangs von Lebensstilen und sozialer Ungleichheit. In O.G. Schwenk (Hrsg.), *Lebensstil zwischen Sozialstrukturanalyse und Kulturwissenschaft* (S. 165-182). Opladen.

Georg, W., Strzoda, Ch. & Zinnecker, J. (1994). Determinanten des Auszugs junger Erwachsener aus dem Elternhaus. Eine Analyse mit Survivalmodellen. *ZA-Information 34*, Mai 1994.

Germain, G.B. & Gitterman, A. (1983). *Praktische Sozialarbeit: das „life model" der sozialen Arbeit*. Göttingen: Enke.

Gerok, W. & Brandtstädter, J. (1992). Normales, krankhaftes, optimales Altern: Variations- und Änderungsspielräume. In P.B. Baltes & J. Mittelstraß (Hrsg.), *Zukunft des Alterns und gesellschaftliche Entwicklung* (S. 356-385). Berlin: de Gruyter.

GfK – Gesellschaft für Konsumforschung (1993). *Die neuen Alten. Eine Untersuchung der GfK-Nürnberg e.V.* Nürnberg: GfK.

Giddens, A. (1988). *Die Konstitution der Gesellschaft. Grundzüge einer Theorie der Strukturierung*. Frankfurt.

Glamser, F.D. (1974). The importance of age to conservative opinions: A multivariate analysis. *Journal of Gerontology, 29*, 549-554.

Glatzer, W. & Zapf, W. (Hrsg.). (1984). *Lebensqualität in der Bundesrepublik. Objektive Lebensbedingungen und subjektives Wohlbefinden*. Frankfurt: Campus.

Gleichmann, P.R. (1976). Wandel der Wohnverhältnisse, Verhäuslichung der Vitalfunktionen, Verstädterung und siedlungsräumliche Gestaltungsmacht. *Zeitschrift für Gerontologie, 5*, 319-329.

Goffman, E. (1969). *Wir alle spielen Theater*. München.

Golant, S.M. (1984). The effects of residential and activity behaviors on old people's environmental experiences. In I. Altman u.a. (Eds.), *Elderly people and the environment* (pp. 239-278). New York.

Goodman, P. & Goodmann, P. (1994). *Communitas. Lebensformen und Lebensmöglichkeiten menschlicher Gemeinschaften*. Köln.

Gräbe, S. (1991). Reziprozität und Stress in 'support'-Netzwerken. Neue Perspektiven in der familiensoziologischen Netzwerkforschung. *Kölner Zeitschrift für Soziologie und Sozialpsychologie, 43* (2), 344-356.

Grimm, J. & Grimm, W. (1860). *Deutsches Wörterbuch.* Leipzig: Hirzel.

Gross, P. (1994). *Die Multioptionsgesellschaft.* Frankfurt.

Hacker, W., Volpert, W. & von Cranach, M. (Hrsg.). (1982). *Kognitive und motivationale Aspekte der Handlung.* Bern: Huber.

Hägerstrand, T. (1970). What about people in regional science? *Regional Science Association Papers, 24,* 7-21.

Hamm, B. (1994). Neue Aufgaben für sozialwissenschaftliche (Stadt-)Forschung. In S. Meyer & E. Schulze (Hrsg.), *Ein Puzzle, das nie aufgeht. Stadt, Region und Individuum in der Moderne* (S. 209-226). Berlin: Edition Sigma.

Hamm, B. (1996). *Struktur moderner Gesellschaften* (Ökologische Soziologie, Band 1). Opladen: Leske und Budrich.

Hamm, B. & Neumann, I. (1996). *Siedlungs-, Umwelt- und Planungssoziologie* (Ökologische Soziologie Bd. 2). Opladen: Leske und Budrich.

Hartenstein, W. (1995). Das „Älterwerden" der Autofahrer-Population: Größenordnungen, Fahrgewohnheiten, Einstellungen, Auswirkungen. In ADAC (Hrsg.), *Ältere Menschen im Straßenverkehr* (S. 16-24). Schriftenreihe Straßenverkehr 34.

Hauff, V. (Hrsg.). (1988). *Stadt und Lebensstil.* Weinheim: Beltz.

Häußermann, H. & Siebel, W. (1987). *Neue Urbanität.* Frankfurt: Suhrkamp.

Häussermann, H. & Siebel, W. (1996). *Soziologie des Wohnens: eine Einführung in Wandel und Ausdifferenzierung des Wohnens.* Weinheim: Juventa.

Havighurst, R.J. (1948). *Developmental tasks and education.* New York: McKay.

Havighurst, R.J. (1972). *Development tasks and education* (3rd ed.). New York: McKay.

Havinghurst, R.J., Neugarten, B.L. & Tobin, S. (1968) Disengagement and patterns of aging. In B.L. Neugarten (Ed.), *Middle age and aging* (pp. 161-172). Chicago.

Heckhausen, J. & Schulz, R. (1995). A life-span theory of control. *Psychological Review, 102,* 284-304.

Heeg, S. (1994). Verbesserte Wohnkonzepte für Menschen im Heim aus der Sicht einer Architektin. In A. Kruse & H.-W. Wahl (Hrsg.), *Altern und Wohnen im Heim: Endstation oder Lebensort?* (S. 219-230). Bern: Huber.

Helms, H.G. (Hrsg.). (1992). *Die Stadt als Gabentisch. Beobachtungen der aktuellen Städtebauentwicklung.* Leipzig: Reclam.

Herlyn, U. (1990). Zur Aneignung von Raum im Lebenslauf. In L. Bertels & U. Herlyn (Hrsg.), *Lebenslauf und Raumerfahrung* (S. 7-34). Opladen: Westdeutscher Verlag.

Heuwinkel, D. (1997). Soziale Nachhaltigkeit als Ziel einer zukunftsfähigen Entwicklung. In: Netzwerk für örtliche und regionale Familienpolitik. *Rundbrief November 1997,* S. 9-13.

Heuwinkel, D. (1998). Ansätze für eine neue programmatische Ausrichtung der Sozialpolitik. *IES 1998,* 75-90.

Heuwinkel, D., Kujath, J. & Bergmann, K. (1996). Entwicklung des Wohnens und Wohnumfeldes älterer Menschen bis zum Jahr 2030. In Enquete-Kommission „Demographischer Wandel" Deutscher Bundestag (Hrsg.), *Herausforderungen unserer älter werdenden Gesellschaft an den einzelnen und die Politik* (S. 619-827). Heidelberg: Hüthig.

HEWI (1996). *Dokumentation HEWI-Forum Barrierefreies Wohnen, Leben ohne Ausgrenzung.* Arolsen.

Hilgers, M. (1992). *Total abgefahren. Psychoanalyse des Autofahrens.* Freiburg: Herder.

Hoffmann (1986). *Die Welt der Begriffe.* Berlin: VEB Deutscher Verlag der Wissenschaften.

Hoffmann-Axthelm, D. (1993). *Die dritte Stadt.* Frankfurt: Suhrkamp.

Hoffmann-Lange, U. (Hrsg.). (1995). *Jugend und Demokratie in Deutschland. DJI-Jugendsurvey 1.* Opladen: Leske + Budrich.

Höhn, Ch. & Roloff, J., unter Mitarbeit von U. Schneekloth, Infratest Sozialforschung & B. Störzbach (1994). *Die Alten der Zukunft – Bevölkerungsstatistische Datenanalyse.* Stuttgart: Kohlhammer.

Höpflinger, F. (1998). *Lebenslagen im Alter aus der Sicht der Schweiz.* Manuskript des Vortrags auf dem Kongreß für Soziologie 1998. Freiburg.

Hormuth, S.E. (1990). *The ecology of the self. Relocation and self-concept change.* Paris: Editions de la Maison des Sciences de l'Homme & Cambridge, UK: Cambridge University Press.

Hörrmann, S. (1998). „Die gewohnte Freiheit nutzen und verwerten". *Im Blick, Landesseniorenrat Baden-Württemberg,* 4/1999, 112-113.

Hosmer, D.W. & Lemeshow, S. (1989). *Applied logistic regression.* New York: Wiley.

IES – Institut für Entwicklungsplanung und Strukturforschung (Hrsg.). (1996). *Jugendkompaß.* Hannover: Niedersächsisches Kultusministerium.

IES – Institut für Entwicklungsplanung und Strukturforschung (Hrsg.). (1998). *Humanpotential und Landesentwicklung.* Hannover.

Jette, A.M. (1996). Disability, trends, and transitions. In R.H. Binstock & L.K. George (Eds.), *Handbook of aging and the social sciences* (4th ed., pp. 94-116). San Diego: Academic Press.

Jirovec, R.L., Jirovec, M.M. & Bosse, R. (1984). Environmental determinants of neighborhood satisfaction among urban elderly men. *The Gerontologist, 24,* 261-265.

Jugendwerk der Deutschen Shell (Hrsg.). (1992). *Jugend 92. Lebenslagen, Orientierungen und Entwicklungsperspektiven im vereinigten Deutschland.* Opladen: Leske + Budrich.

Jüttemann, G. (Hrsg.). (1988). *Wegbereiter der Historischen Psychologie.* München: Psychologie VerlagsUnion.

Kahana, E. (1982). A congruence model of person-environment interaction. In M.P. Lawton, P.G. Windley & T.O. Byerts (Eds.), *Aging and the environment. Theoretical approaches* (pp. 97-121). New York: Springer.

Kahn, R.L. & Antonucci, T.C. (1980). Convoys over the life course: Attachment, roles, and social support. In P.B. Baltes & O.G. Brim jr. (Eds.), *Life-span development and behavior* (pp. 254-283). New York: Academic Press.

Kaiser, H.J. (in Druck). Ältere Kraftfahrer als Gefahr: Ein Blick in die Volksseele. In H.J. Kaiser & W.D. Oswald (Hrsg.), *Altern und Autofahren.* Bern: Huber.

Kaiser, H.J. & Myllymäki-Neuhoff, J. (1996). Die Verkehrsteilnahme älterer Menschen als komplexes Handlungsproblem. In Deutsche Verkehrswacht (Hrsg.), *Verkehrswachtforum,* H. 1. Meckenheim.

Kaminski, G. (1973). Bewegungshandlungen als Bewältigung von Mehrfachaufgaben. *Sportwissenschaft, 3,* 233-250.

Kaminski, G. (Hrsg.). (1976). *Umweltpsychologie. Perspektiven, Probleme, Praxis.* Stuttgart: Klett.

Kaminski, G. (1983). Probleme einer ökopsychologischen Handlungstheorie. In L. Montada, K. Reusser & G. Steiner (Hrsg.), *Kognition und Handeln* (S. 35-53). Stuttgart: Klett.

Kaminski, G. (Hrsg.). (1986a). Ordnung und Variabilität im Alltagsgeschehen. Das Behavior Setting-Konzept in den Verhaltens- und Sozialwissenschaften. Göttingen: Hogrefe.

Kaminski, G. (1986b). Paradigmengebundene Behavior Setting-Analyse. In G. Kaminski (Hrsg.), *Ordnung und Variabilität im Alltagsgeschehen* (S. 154-176). Göttingen: Hogrefe.

Kaminski, G. (1989a). Transitions – „Übergänge" zwischen Lebensorten aus ökopsychologischer Sicht. In E. Wacker & H. Metzler (Hrsg.), *Familie oder Heim? Unzulängliche Alternativen für das Leben behinderter Menschen* (S. 197-216). Frankfurt: Campus.

Kaminski, G. (1989b). The relevance of ecologically oriented theory building in environment and behavior research. In E.H. Zube & G.T. Moore (Eds.), *Advances in environment, behavior, and design,* Vol. 2 (pp. 3-36). New York: Plenum.

Kaminski, G. (1990a). Handlungstheorie. In L. Kruse, C.-F. Graumann & E.-D. Lantermann (Hrsg.), *Ökologische Psychologie. Ein Handbuch in Schlüsselbegriffen* (S. 112-118). München: Psychologie VerlagsUnion.

Kaminski, G. (1990b). Behavior Setting-Analyse. In L. Kruse, C.-F. Graumann & E.-D. Lantermann (Hrsg.), *Ökologische Psychologie. Ein Handbuch in Schlüsselbegriffen* (S. 154-159). München: Psychologie VerlagsUnion.

Kaminski, G. (1992). Ecological psychology's trouble with knowledge: One terrible example. In M. von Cranach, W. Doise & G. Mugny (Eds.), *Social representations and the social bases of knowledge.* Proceedings of the 1st Congress of the Swiss Society of Psychology (pp. 61-68). Bern: Huber.

Kaminski, G. (1995). Methodik angewandter Ökopsychologie. In L. von Rosenstiel, C.M. Hockel & W. Molt (Hrsg.), *Handbuch der Angewandten Psychologie. Grundlagen, Methoden, Praxis* (III-8, S. 1-22). Landsberg: Ecomed.

Kaminski, G. (1998). Wohnen in „kulturökologischer" Perspektive. In Billaud et al. (Hrsg.), *ExtrALang* (CD-ROM): Zur Emeritierung von Prof. A. Lang. Bern: Cloue Media.

Kaminski, G. & Bellows, S. (1982). Feldforschung in der Ökologischen Psychologie. In J.-L. Patry (Hrsg.), *Feldforschung. Methoden und Probleme sozialwissenschaftlicher Forschung unter natürlichen Bedingungen* (S. 87-116). Bern: Huber.

Kaminski, G. & Fleischer, F. (1984). Ökologische Psychologie: Ökopsychologische Untersuchungs- und Beratungspraxis. In H.A. Hartmann & R. Haubl (Hrsg.), *Psychologische Begutachtung. Problembereiche und Praxisfelder* (S. 329-358). München: Urban & Schwarzenberg.

Karl, F. (1995). Interessensausübung im Kontext von Mobilitätsspielräumen. *Zeitschrift für Gerontologie und Geriatrie, 28,* 374-377.

Karl, F. (1996). *Performanz im Kontext. Plurales und polares Alter im Quer- und Längsschnitt.* Kasseler Gerontologische Schriften Bd. 20. Kassel: Gesamthochschulbibliothek.

Karl, F. u.a. (1990). Modellprojekt Zugehende stadtteilorientierte Beratung älterer und alter Menschen. Stuttgart: Kohlhammer.

Karl, F. & Tokarski, W. (Hrsg.). (1989). *Die „neuen" Alten.* Kassel: Kasseler Gerontologische Schriften (Vol 6).

Karthaus, F. & Fuhrich, M. (1991). *thema –, Wohn- und Lebenshilfen für ältere Menschen.* Köln: Kuratorium Deutsche Altershilfe.

Katschnig, H. & Nouzak, A. (1988). Life Event-Forschung. In R. Asanger & G. Wenninger (Hrsg.), *Handwörterbuch Psychologie* (4. Aufl.). München: Psychologie VerlagsUnion.

Kegan, R. (1986). *Die Entwicklungsstufen des Selbst: Fortschritte und Krisen im menschlichen Leben* (3. Aufl. 1994). München: Kindt.

Kehrer, F.A. (1961). Grundsätzliches über Geriatrie und Gerologie. *Ärztl. Mitteilungsblatt, 63.*

Kemper, P. (Hrsg.). (1988). *Postmoderne oder der Kampf um die Zukunft.* Frankfurt: Fischer.

Kistler, E., Noll, H.-H. & Priller, E. (Hrsg.). (1999). *Perspektiven gesellschaftlichen Zusammenhalts. Empirische Befunde, Praxiserfahrungen, Meßkonzepte.* Berlin: Edition Sigma.

Klages, H. (1998). Engagement und Engagementpotential in Deutschland. *Aus Politik und Zeitgeschichte, 38,* 29-38.

Klebelsberg, D. (1982). *Verkehrspsychologie.* Berlin: Springer.

Klein, Th. & Salaske, I. (1996). Der Altenheimsurvey: Ergebnisse einer Befragung in Einrichtungen stationärer Altenhilfe. *Evangelische Impulse, 18,* 5, 26-28.

Kleemeier, R.W. (1959). Behavior and the organization of the bodily and external environment. In J.E. Birren (Ed.), *Handbook of aging and the individual* (pp. 400-451). Chicago: The University of Chicago Press.

Klein, T. (1991). Zur Bedeutung von Alters-, Perioden- und Kohorteneinflüssen für den Wandel der politischen Einstellungen in der Bundesrepublik. *Zeitschrift für Soziologie, 20,* 138-146.

Klingbeil, D. (1978). Aktionsräume im Verdichtungsraum: Zeitpotentiale und ihre räumliche Nutzung. *Münchener Geographische Hefte 41.* Kallmünz.

Knoflacher, H. (1996). *Zur Harmonie von Stadt und Verkehr. Freiheit vom Zwang zum Autofahren.* Wien: Böhlau.

Koch-Straube, U. (1997). *Fremde Welt Pflegeheim. Eine ethnologische Studie.* Bern: Huber.

Kohli, M. (1985): Die Institutionalisierung des Lebenslaufs. *Kölner Zeitschrift für Soziologie und Sozialpsychologie, 37,* 1-29.

Kohli, M., Freter, H.-J., Langehennig, M., Roth, S., Simoneit, G. & Tregel St. (1993). *Engagement im Ruhestand. Rentner zwischen Erwerb, Ehrenamt und Hobby.* Opladen: Leske + Budrich.

Kohli, M. & Künemund, H. (1997). *Nachberufliche Tätigkeitsfelder – Konzepte, Forschungslage, Empirie.* Stuttgart: Kohlhammer.

Kohli, M. & Künemund, H. (Hrsg.). (1998). *Die zweite Lebenshälfte – Gesellschaftliche Lage und Partizipation. Ergebnisse des Alters-Survey,* Band 1. Berlin: Freie Universität Berlin, Forschungsgruppe Altern und Lebenslauf (FALL).

Kondratowitz, H.-J. von (1985). Verwendungsdimensionen gerontologischen Wissens in der Praxis kommunaler Sozialpolitik. *Zeitschrift für Gerontologie, 18,* 65-71.

Konietzka, D. (1995). *Lebensstile im sozialstrukturellen Kontext.* Opladen: Westdeutscher Verlag.

Kruse, A. (1992). Altersfreundliche Umwelten: Der Beitrag der Technik. In P.B. Baltes & J. Mittelstraß (Hrsg.), *Zukunft des Alterns und gesellschaftliche Entwicklung,* Akademie der Wissenschaften zu Berlin – Forschungsbericht Bd. 5 (S. 668-694). Berlin: Walter de Gruyter.

Kruse, A. (1996). Alltagspraktische und sozioemotionale Kompetenz. In M.M. Baltes & L. Montada (Hrsg.), *Produktives Leben im Alter* (S. 290-322). Frankfurt: Campus.

Kruse, A. & Thomae, H. (1992). *Menschliche Entwicklung im historischen Wandel.* Heidelberg: Asanger.

Kruse, L. & Graumann, C.F. (1987). Environmental psychology in Germany. In D. Stokols & I. Altman (Eds.), *Handbook of environmental psychology* (Vol. 2, pp. 1195-1225). New York: Wiley.

Kruse, L. & Graumann, C.F. (1998). Metamorphosen der Umwelt im Lebenslauf. In A. Kruse (Hrsg.), *Psychosoziale Gerontologie. Band I: Grundlagen* (S. 51-64). Göttingen: Hogrefe.

Kuhl, J. & Waldmann, M.R. (1985). Handlungspsychologie: Vom Experimentieren mit Perspektiven zu Perspektiven fürs Experimentieren. *Zeitschrift für Sozialpsychologie, 16,* 153-181.

Künemund, H. (1994). Politisches Interesse und politisches Verhalten. In J. Wolf, M. Kohli & H. Künemund (Hrsg.), *Alter und gewerkschaftliche Politik. Auf dem Weg zur Rentnergewerkschaft?* (S. 140-152). Köln: Bund-Verlag.

Künemund, H. (1998). „Produktive" Tätigkeiten in der zweiten Lebenshälfte. In M. Kohli & H. Künemund (Hrsg.), *Die zweite Lebenshälfte – Gesellschaftliche Lage und Partizipation. Ergebnisse des Alters-Survey,* Band I (S. 313-361). Berlin: Freie Universität.

Künemund, H. (1999). Entpflichtung und Produktivität des Alters. *WSI-Mitteilungen, 52,* 26-31.

Kuratorium Deutsche Altershilfe (Hrsg.). (1996). *Rund ums Alter.* München: Beck.

Küster, C. (1998). Zeitverwendung und Wohnen im Alter. In Deutsches Zentrum für Altersfragen (Hrsg.), *Wohnbedürfnisse, Zeitverwendung und soziale Netzwerke älterer Menschen.* Expertisenband 1 zum Zweiten Altenbericht der Bundesregierung (S. 51-117). Frankfurt: Campus.

Lachenmayr, B. (1995). Sehen, Sicht, sicher Fahren im höheren Lebensalter. In J. Lindlacher (Hrsg.), *Ältere Menschen im Straßenverkehr.* Bericht über das 9. Symposium Verkehrsmedizin des ADAC. Schriftenreihe Straßenverkehr, Bd. 34 (S. 80-89). München: ADAC.

Lang, F. (im Druck). Soziale Beziehungen im Alter. In H.-W. Wahl & C. Tesch-Römer (Hrsg.), *Angewandte Gerontologie in Schlüsselbegriffen.* Stuttgart: Kohlhammer.

Langen, I. & Schlichting, R. (1992). *Altenhilfeplanung für einen Landkreis.* Landkreis Marburg-Biedenkopf, Leitstelle „Älter werden". Marburg.

Lantermann, E.D. (1976). Eine Theorie der Umwelt-Kompetenz: Architektonische und soziale Implikationen für eine Altenheim-Planung. *Zeitschrift für Gerontologie, 9,* 433-443.

Läpple, D. (1991). „Gesellschaftszentriertes Raumkonzept". Zur Überwindung von physikalisch-mathematischen Raumauffassungen in der Gesellschaftsanalyse. In M. Wentz (Hrsg.): *Stadt-Räume.* Frankfurt: Campus.

Läpple, D. (1991a). Essay über den Raum. In H. Häußermann et al. (Hrsg.), *Stadt und Raum – Soziologische Analysen* (S. 157-207). Pfaffenweiler: Centaurus.

Lawton, M.P. (1977). The impact of the environment on aging and behavior. In J.E. Birren & K.W. Schaie (Eds.), *Handbook of the psychology of aging* (pp. 276-301). New York: Van Nostrand.

Lawton, M.P. (1985). The elderly in context. Perspectives from environmental psychology and gerontology. *Environment and Behavior, 17,* 501-519.

Lawton, M.P. (1989). Behavior-relevant ecological factors. In K.W. Schaie & C. Schooler (Eds.), *Social structure and aging: Psychological processes* (pp. 57-78). Hillsdale, NJ: Erlbaum.

Lawton, M.P. & Nahemow, L. (1973). Ecology and the aging process. In C. Eisdorfer & M.P. Lawton (Eds.), *The psychology of adult development and aging* (pp. 619-674). Washington, DC: American Psychological Association.

Lawton, M.P. & Simon, B.B. (1968). The ecology of social relationships in housing for the elderly. *The Gerontologist, 8,* 108-115.

Lawton, M.P., Windley, P.G. & Byerts, T.O. (Eds.). (1982). *Aging and the environment: Theoretical approaches.* New York: Springer.

Lehmann, A. (1999). *Von Menschen und Bäumen. Die Deutschen und ihr Wald.* Rowohlt: Reinbek bei Hamburg.

Lehr, U.M. (1977). *Psychologie des Alterns* (3. Aufl.). Heidelberg: Quelle & Meyer.

Lehr, U.M. (1978). Das mittlere Erwachsenenalter – ein vernachlässigtes Gebiet der Entwicklungspsychologie. In R. Oerter (Hrsg.), *Entwicklung als lebenslanger Prozeß.* Hamburg: Hoffmann und Campe.

Lehr, U. (1990): Potentiale im Alter – auch ein Aufgabengebiet für die Politik. *Zeitschrift für Gerontologie, 23,* 288-292.

Lehr, U.M. & Thomae, H. (1991). *Alltagspsychologie: Aufgaben, Methoden, Ergebnisse.* Darmstadt: Wissenschaftliche Buchgesellschaft.

Leimer, S. (1997). *Seniorenreisen. Ansprüche, Angebote, Nachfragen – eine Marktübersicht.* KDA-Reihe Thema Nr. 127. Köln: Kuratorium Deutsche Altershilfe.

Lerner, R.M. & Busch-Rossnagel, N.A. (Eds.). (1981). *Individuals as producers of their own development: A life-span perspective.* New York: Academic Press.

Lerner R.M. & Busch-Rossnagel, N.A. (1981a). Individuals as producers of their own development: Conceptual and empirical bases. In R.M. Lerner & N.A. Busch-Rossnagel (Eds.), Individuals as producers of their development. A life-span perspective (pp. 1-36). New York: Academic Press.

Linden, M., Gilberg, R., Horgas, A.L. & E. Steinhagen-Thiessen (1996). Die Inanspruchnahme medizinischer und pflegerischer Hilfe im hohen Alter. In K.U. Mayer & P.B. Baltes (Hrsg.), *Die Berliner Altersstudie* (S. 475-495). Berlin: Akademie Verlag.

Lindsley, O.R. (1964). Geriatric behavioral prothetics. In R. Kastenbaum (Ed.), *New thoughts on old age* (pp. 41-60). New York: Springer.

Little, B.R. (1983). Personal projects: A rationale and method for investigation. *Environment & Behavior, 15,* 273-309.

Lohmann, M. (1988). Die neuen Alten und ihre alten Reisen. In J. Fromme & M. Stoffers (Hrsg.), *Freizeit im Lebensverlauf* (S. 240-248). Bielefeld: Erkrath.

Lüdtke, H. (1989). *Expressive Ungleichheit.* Opladen: Leske + Budrich.

Lüdtke, H. (1995a). *Zeitverwendung und Lebensstile.* Marburg: Universität.

Lüdtke, H. (1995b). Vier Dimensionen von Lebensstilen. *Angewandte Sozialforschung, 19,* 1, S. 77-92 und 2, S. 317f.

Lüdtke, H. (1996): Methodenprobleme der Lebensstilforschung. In O.G. Schwenk (Hrsg.), *Lebensstil zwischen Sozialstrukturanalyse und Kulturwissenschaft* (S. 139-163). Opladen: Leske + Budrich.

Lüdtke, H. (1997). Der Eigensinn privater Alltagstechnik und ihre paradoxe Beziehung zur Freizeit. In J. Fromme & R. Freerichs (Hrsg.), *Freizeit zwischen Ethik und Ästhetik* (S. 116-127). Neuwied: Luchterhand.

Lüdtke, H., Matthäi, I. & Ulbrich-Herrmann, M. (1994). *Technik im Alltagsstil. Eine empirische Studie zum Zusammenhang von technischem Verhalten, Lebensstilen und Lebensqualität privater Haushalte.* Marburg: Institut für Soziologie der Philipps-Universität.

Marans, R.W. (1976). Perceived quality of residential environments – some methodological issues. In K.H. Craik & E.H. Zube (Eds.), *Perceiving environmental quality* (pp. 123-148). New York: Plenum Press.

Mathey, F.J. (1984). Verkehrsteilnahme. In W.D. Oswald, M. Werner, S. Kanowski, U.M. Lehr & H. Thomae (Hrsg.), *Gerontologie*. Stuttgart: Kohlhammer.

Mathey, J.F. (1991). Verkehrsteilnahme. In W.D. Oswald, M. Werner, S. Kanowski, U.M. Lehr & H. Thomae (Hrsg.), *Gerontologie* (2. Aufl., S. 606-620). Stuttgart: Kohlhammer.

Matthes, J. (1978). Wohnverhalten, Familienzyklus und Lebenslauf. In M. Kohli (Hrsg.), *Soziologie des Lebenslaufs* (S. 154-172). Darmstadt: Luchterhand.

Mayer, K.-U. & Baltes, P.B. (Hrsg.). (1996). *Die Berliner Altersstudie*. Berlin: Akademie-Verlag.

Mayer, K.-U. & Wagner, M. (1996). Lebenslagen und soziale Ungleichheit im Alter. In K.-U. Mayer & P.B. Baltes (Hrsg.). *Die Berliner Altersstudie* (S. 251-275). Berlin: Akademie Verlag.

Menon, G. (1994). Judgements of behavioral frequencies: Memory search and retrieval strategies. In N. Schwarz & S. Sudman (Eds.), *Autobiographical memory and the validity of retrospective reports* (pp. 161-172). New York: Springer.

Meyer, B. (1992). Die „unpolitische" Frau. Politische Partizipation von Frauen oder: Haben Frauen ein anderes Verständnis von Politik? *Aus Politik und Zeitgeschichte, B25/92*, 3-18.

Meyer, S., Ansorge, V., Steffens, T. & Wurm, S. (1999). *Sozialwissenschaftliche Evaluation des Modellprojektes „Bildtelefon für Berliner Senioren"*. BIS Berliner Institut für Sozialforschung GmbH, Unveröff. Abschlußbericht. Berlin.

Meyer, S. & Schulze, E. (1996). Alte Menschen – modernste Technik: Selbständige Lebensführung durch vernetzte Systeme im Haushalt. In S. Gräbe (Hrsg.), *Vernetzte Technik für private Haushalte. Intelligente Haussysteme und interaktive Dienste aus Nutzersicht* (S. 129-156). Frankfurt: Campus.

Meyer, S. & Schulze, E. (1998). *Tele-Reha. Telematikeinsatz in der geriatrischen Rehabilitation und Pflege*. Unveröff. Abschlußbericht, BIS Berliner Institut für Sozialforschung GmbH, Berlin

Meyer, S., Schulze, E. & Ansorge, V. (1998). *Teletherapie in der Neurologischen Rehabilitation*. Unveröff. Abschlußbericht, BIS Berliner Institut für Sozialforschung GmbH, Berlin

Meyer, S., Schulze, E. & Müller, P. (1997). *Das intelligente Haus – selbständige Lebensführung im Alter. Möglichkeiten und Grenzen vernetzter Technik im Haushalt alter Menschen*. Reihe Stiftung Der Private Haushalt, Bd. 30. Frankfurt: Campus.

Midwinter, E. & Tester S. (1987). *Polls apart? Older voters and the 1987 general election*. London: Centre for Policy on Ageing.

Miller, G.A., Galanter, E. & Pribram, K.H. (1960). *Plans and the structure of behavior*. New York: Holt, Rinehart & Winston. (Dt. Übersetzung 1973, Strategien des Handelns. Pläne und Strukturen des Verhaltens. Stuttgart: Klett).

Mittelstraß, J. (1992). Auf dem Wege zur Transdisziplinarität. *GAIA, 1* (5), 250.

Mohr, W. (1979). Aktivitätsmuster alter Menschen. In Institut für Städtebau und Landesplanung (Hrsg.), *Aktivitätsmuster für die Stadtplanung* (S. 299-335). Karlsruhe.

Moleski, W. (1974). Behavioral analysis and environmental programming for offices. In J. Lang, C. Burnette, W. Moleski & D. Vachon (Eds.), *Designing for human behavior: Architecture and the behavioral sciences* (pp. 302-315). Stroudsburg, PA: Dowden, Hutchinson & Ross.

Mollenkopf, H. (1998a). Altern in technisierten Gesellschaften. In W. Clemens & G.M. Backes (Hrsg.), *Altern und Gesellschaft* (S. 217-236). Opladen: Leske+Budrich.

Mollenkopf, H. (1998b). Soziale Integration und gesellschaftliche Teilhabe alter Menschen durch Technik. In T. Erkert & J. Salomon (Hrsg.), *Seniorinnen und Senioren in der Wissensgesellschaft* (S. 125-135). Bielefeld: Kleine Verlag.

Mollenkopf, H. (1998c). Technik im Dienste der Lebensqualität im Alter. In P. Borscheid, H. Bausinger, L. Rosenmayr u.a. (Hrsg.), *Die Gesellschaft braucht die Alten. Fragen der (Wieder-)Eingliederung in den Lebenszusammenhang* (S. 98-118). Opladen: Leske + Budrich.

Mollenkopf, H. & Flaschenträger, P. (1997). Mobilität im Alter. In H. Reents (Hrsg.), *Handbuch der Gerontotechnik 12/97* (Kap. III-4.6.2.). Landsberg: ecomed.

Mollenkopf, H., Flaschenträger, P. & Werner, S. (1998). Wohnen und Mobilität Älterer. In Deutsches Zentrum für Altersfragen (Hrsg.), *Regionales Altern und Mobilitätsprozesse Älterer. Expertisenband 2 zum Zweiten Altenbericht der Bundesregierung* (S. 264-350). Frankfurt: Campus.

Mollenkopf, H. & Hampel, J. (1994). *Technik, Alter, Lebensqualität.* Schriftenreihe des Bundesministeriums für Familie und Senioren, Band 23. Stuttgart/Berlin/Köln: W. Kohlhammer.

Mollenkopf, H., Oswald, F. & Wahl, H.-W. (1998, Juni). *Verändert die Technik das Altern von morgen?* Vortrag auf dem Symposion „Selbständigkeit durch Technik und technische Hilfen im Alter", GeroCare 8, Bonn.

Montada, L. (1995). Fragen, Konzepte, Perspektiven. In R. Oerter & L. Montada (Hrsg.), *Entwicklungspsychologie* (3. Aufl., S. 1-83). Weinheim: Psychologie VerlagsUnion.

Moritz, K.Ph. (1980). *Versuch einer kleinen praktischen Kinderlogik welche auch zum Teil für Lehrer und Denker geschrieben ist/Kinderlogik.* Faksimile der Erstausgabe von 1786 mit den Illustrationen von Daniel Chodowiecki. Frankfurt: Insel.

Moss, M.S. & Lawton, M.P. (1982). Time budgets of older people: A window on four lifestyles. *Journal of Gerontology, 37,* 115-123.

Motel, A. (1998). Einkommen und Vermögen älterer Menschen, subjektive Bewertungen des persönlichen Lebensstandards und Erwartungen seiner künftigen Entwicklung. In M. Kohli & H. Künemund (Hrsg.), *Die zweite Lebenshälfte – Gesellschaftliche Lage und Partizipation. Ergebnisse des Alters-Survey,* Band 1. Berlin: Freie Universität Berlin, Forschungsgruppe Altern und Lebenslauf (FALL).

Motel, A. & Szydlik, M. (1999). Private Transfers zwischen den Generationen. *Zeitschrift für Soziologie, 28* (1), 3-22.

Müller, H.-P. (1992). Sozialstruktur und Lebensstile. In S. Hradil (Hrsg.), *Zwischen Bewußtsein und Sein* (S. 57-66). Opladen: Leske + Budrich.

Naegele, G. (1999). Strukturen politischer Mitbestimmung älterer Menschen in Deutschland. *Theorie und Praxis der Sozialen Arbeit, 50,* 131-137.

Narten, R. (1991). *Wohnbiographien als Grundlagen einer bedürfnisgerechten Wohnraumplanung – Kritik des altengerechten Wohnungsbaus am Beispiel der Wohnsituation alter, alleinstehender Frauen im sozialen Wohnungsbau der 60er Jahre.* Forum Bd. 15. Köln: Kuratorium Deutsche Altershilfe.

Narten, R. (1993). Ansätze einer entwurfsbezogenen Sozialforschung. In H.J. Harloff (Hrsg.), *Psychologie des Wohnungs- und Siedlungsbaus. Psychologie im Dienste von Architektur und Stadtplanung* (S. 87-95). Göttingen: Verlag für angewandte Psychologie.

Nie, N.H., Verba, S. & Kim, J. (1974). Political participation and the life cycle. *Comparative Politics, 6,* 319-340.

Nitsch, J. (1980). Verhalten und Handlung. In R. Asanger & G. Wenninger (Hrsg.), *Handwörterbuch der Psychologie* (S. 525-530). Weinheim: Beltz.

Norm DIN 18025 Teil 1 + 2 (Dez. 1992). *Barrierefreie Wohnungen*: Wohnungen für Rollstuhlbenutzer, Planungsgrundlagen.

Norm DIN 18024 Teil 2 (Nov. 1996). *Barrierefreies Bauen*: Öffentlich zugängige Gebäude und Arbeitsstätten, Planungsgrundlagen.

Opaschowski, H.W. (1998). *Leben zwischen Muß und Muße. Die ältere Generation: Gestern. Heute. Morgen.* Hamburg: Germa Press.

Oster, P. & Schlierf, G. (1998). Die gesundheitliche Situation älterer Menschen. In A. Kruse (Hrsg.), *Psychosoziale Gerontologie.* Band 1: Grundlagen (S. 79-86). Göttingen: Hogrefe.

Oswald, F. (1996). *Hier bin ich zu Hause. Zur Bedeutung des Wohnens: Eine empirische Studie mit gesunden und gehbeeinträchtigten Älteren.* Regensburg: Roderer.

Oswald, F. (1998). Umzug im Alter: Eine ökogerontologische Studie zum Wohnungswechsel privatwohnender Älterer in Heidelberg. *Zeitschrift für Gerontopsychologie & -psychiatrie, 12,* 1-19.

Pappi, F.U. (1998). Soziale Netzwerke. In B. Schäfers & W. Zapf. (Hrsg.), *Handwörterbuch zur Gesellschaft Deutschlands.* Opladen: Leske + Budrich.

Pichert, H. (1995). Barrierefreie Hausgeräte – nutzerfreundliche Helfer im Alltag. *AID-Verbraucherdienst 40,* Nr. 12, 280-284.

Pichert, H. (1996a). Barrierefreie Hausgeräte. *Fundus, 3,* Nr. 2, 10-12.

Pichert, H. (1996b). Familien- und seniorengerechte Technik im Haushalt. Gesellschaft im Wandel. In Deutsche Gesellschaft für Hauswirtschaft e.V. (Hrsg.), *Familien- und seniorengerechter Haushalt. Neue Konzepte für Haushaltstechnik und Wohnen.* Tagungsreader der 46. Jahrestagung der Deutschen Gesellschaft für Hauswirtschaft e.V. (S. 4-16). Ansbach.

Plath, D.W. (1980). Contours of consociation: Lessons from a Japanese narrative. In P.B. Baltes & O.G. Brim jr. (Eds.), *Life-span development and behavior* (pp. 287-305). New York: Academic Press.

Plum, W. & Schleusener, E. (1981). *Das politische Verhalten älterer Menschen in der Bundesrepublik Deutschland.* Köln: Gesellschaftspolitik e.V., Institut für Sozialforschung und Gesellschaftspolitik e.V.

Popov, L. (1998). *A metatheoretical framework for guiding the collection of facility programming information.* Paper presented at the Environmental Design Research Association 29th Annual Conference, St. Louis, MO, March 1998.

Projektgruppe Sozio-ökonomisches Panel (1995): Das Sozio-ökonomische Panel (SOEP) im Jahre 1994. *Vierteljahreshefte zur Wirtschaftsforschung, 64,* 5-14.

Pulver, U. (1991). *Die Bausteine des Alltags: zur Psychologie des menschlichen Arbeitens und Handelns.* Heidelberg: Asanger.

Quinten, D. (1997). *Wohnen mit allen Sinnen. Konzepte und Entwürfe für das Pflegewohnen von morgen.* Unveröffentlichte Diplomarbeit: Bergische Universität-Gesamthochschule Wuppertal FB 5 Industrial Design.

Rapp, E. (1997). *Der Tageslauf als Gegenstand neuerer ökologischer Psychologie* (Diplomarbeit). Tübingen: Psychologisches Institut der Universität Tübingen.

Reischies, F.M. & Lindenberger, U. (1996). Grenzen und Potentiale kognitiver Leistungsfähigkeit im Alter. In K.U. Mayer & P.B. Baltes (Hrsg.), *Die Berliner Altersstudie* (S. 351-377). Berlin: Akademie Verlag.

Richter, R. (1994). Der Lebensstil. In R. Richter (Hrsg.), *Sinnbasteln* (S. 48-65). Wien: Böhlau.

Rieser, D. (1997). *Jugend und Wohnen. Wohnsituation und Lebenslage junger Erwachsener in der Stadt.* Opladen: Westdeutscher Verlag.

Risser, R. & Steinbauer, J. (1987). Senioren als Kfz-Lenker – ein Anlaß zu Änderungen im System Straßenverkehr. *Psychologie in Österreich, 7,* 4-5, 168-175.

Risser, R., Steinbauer, J., Amann, A., Roest, F., Anderle, F.G., Schmidt, G.A., Lipovitz, G. & Teske, W. (1988). *Probleme älterer Menschen bei der Teilnahme am Straßenverkehr.* Wien: Literas Universitätsverlag.

Romsa, G. (1986). Geographische Aspekte der Altersforschung in Kanada und in der Bundesrepublik Deutschland. *Geographische Zeitschrift, 74,* 207-224.

Rosenmayr, L. (1987). Altsein im 21. Jahrhundert. Ein Versuch, über Zukunft zu spekulieren. In Deutsches Zentrum für Altersfragen (Hrsg.), *Die ergraute Gesellschaft* (S. 460-485). Berlin: Deutsches Zentrum für Altersfragen.

Rosenmayr, L. & Köckeis, E. (1965). *Umwelt und Familie alter Menschen.* Neuwied: Luchterhand.

Rosenmayr, L. (1988). Besser wohnen – besser leben. Die Wohnung im Erlebnis und Selbstverständnis alter Menschen. *Information zur Raumentwicklung, 1/2,* 23-36.

Rosow, I. (1967). *Social integration of the aged.* New York: Free Press.

Rothe, P.J. (1993). Nicht mehr Auto zu fahren – ein kritisches Lebensereignis. *Zeitschrift für Verkehrssicherheit, 39,* 1, 12-16.

Rowe, J.W. & Kahn, R.L. (1998). *Successful aging.* New York: Pantheon Books.

Rowles, G.D. (1978). *Prisoners of space? Exploring the geographical experience of older people.* Boulder.

Rughöft, S., unter Mitarbeit von E. Ahlert (1992). *Wohnökologie – Grundwissen.* Stuttgart: Ulmer.

Russell, J.A. & Ward, L.M. (1982). Environmental psychology. *Annual Review of Psychology, 33,* 651-688.

Sackmann, R. (1996). Technik und Generationen – Technikgenerationen. In S. Gräbe (Hrsg.), *Vernetzte Technik für private Haushalte. Intelligente Haussysteme und interaktive Dienste aus Nutzersicht.* Reihe Stiftung Der Private Haushalt, Bd. 27 (S. 15-33). Frankfurt: Campus.

Sackmann, R. & Weymann, A. (1994). Die Technisierung des Alltags. Generationen und technische Innovationen. Frankfurt: Campus.

Saunders, P. (1987). *Soziologie der Stadt.* Frankfurt: Campus.

Saup, W. (1984). *Übersiedlung ins Altenheim.* Weinheim: Beltz.

Saup, W. (1992): *Ökologische Gerontologie – eine Standortbestimmung.* Stuttgart.

Saup, W. (1993). *Alter und Umwelt. Eine Einführung in die Ökologische Gerontologie.* Stuttgart: Kohlhammer.

Saup, W. et al. (in Vorbereitung). *Betreutes Wohnen im Alter – Möglichkeiten und Grenzen. Ergebnisse einer Längsschnittstudie.* Augsburg: Verlag für Gerontologie.

Schaie, K.W. (1965). A general model for the study of developmental processes. *Psychological Bulletin, 64,* 91-107.

Schaie, K.W. (1983). The Seattle Longitudinal Study: A 21-year exploration of psychometric intelligence in adulthood. In K.W. Schaie (Ed.), *Longitudinal studies of adult psychological development* (pp. 64-135). New York: Guilford Press.

Scherpe, K.R. (1988). Die Unwirklichkeit der Städte. *Großstadtdarstellungen zwischen Moderne und Postmoderne.* Reinbeck: Rohwolt.

Schlag, B. (1986). Mehr ältere Autofahrer – neue Verkehrssicherheitsprobleme? In A. Schorr (Hrsg.), *Bericht über den 13. Kongreß f. Angewandte Psychologie,* Bonn, Sept. 1985, Band I. Bonn: Deutscher Psychologen Verlag.

Schlag, B. (1993). *Verkehrssicherheit älterer Menschen – Mobilität erhalten und fördern.* Bericht und Dokumentation zum Fachkongreß in Bonn, 5.-7.10. 1993. Bonn: DVR.

Schneekloth, U. & Potthoff, P. (1993). *Hilfe- und Pflegebedürftige in privaten Haushalten.* Stuttgart: Kohlhammer.

Schönle, P.-W. (1998). Home-Teletherapie in der Neurologischen Rehabilitation – eine Telematikanwendung in der Medizin. In J. Eberspächer, K.-H. Vöge & A. Ziemer (Hrsg.), *TeleHome interaktiv.* Tagungsband, Kongreß, München, 2.-3. Juli 1997, Forum Telekommunikation, Bd. 10 (S. 215-221). Heidelberg: Hüthig.

Schott, J. & Zill, G. (1995). *Funktion und Formen von Bewohnerbeteiligung im betreuten Wohnen.* Stuttgart: Wohnbund Frankfurt, Wüstenrot Stiftung, Deutscher Eigenheim e.V.

Schramm, W. (1998). Humanpotential und Landesentwicklung – eine Einführung. In *IES 1998,* 7-18.

Schubert, H. (1990). *Private Hilfenetze. Solidaritätspotentiale von Verwandtschaft, Nachbarschaft und Freundschaft.* Hannover: IES.

Schubert, H. (1992): *Hilfenetze älterer Menschen. Ergebnisse einer egozentrierten Netzwerkanalyse im ländlichen Raum.* Hannover: IES.

Schütz, A. & Luckmann, Th. (1988). *Strukturen der Lebenswelt.* Bd. 1 (3. Aufl.). Frankfurt.

Schütz, M.W. (1985). *Die Trennung von Jung und Alt in der Stadt.* Hamburg: Christians.

Schulz-Nieswandt, N. (1998). *Lebenslagen und Persönlichkeit. Zur Phänotypik der Haltungen in einem Prägehorizont von Raum und Zeit. Eine Studie zum 100. Geburtstag von Gerhard Weisser.* Regensburg: Eurotrans.

Schumacher, J. & Stier, K., unter Mitarbeit von Lotz, K., Rauch U. & Ritter J. (1996). *Ältere Menschen im sozialen Ehrenamt. Exemplarische Bestandsaufnahme und Handlungsempfehlungen.* Stuttgart: Kohlhammer.

Schupp, J. (1987). Politisches Interesse. In H.-J. Krupp & J. Schupp (Hrsg.), *Lebenslagen im Wandel: Daten 1987* (S. 257-267). Frankfurt: Campus.

Schwarz, N. (1990). Assessing frequency reports of mundane behaviours: Contributions of cognitive psychology to questionnaire construction. In C. Hendrik & M.S. Clark (Eds.), *Research methods in personality and social psychology* (pp. 98-119). Beverly Hills: Sage.

Schwitzer, K.-P. (1992). Ältere Menschen in den neuen Bundesländern. *Aus Politik und Zeitgeschichte, B 29-30/92*, S. 44-54.

sentha Seniorengerechte Technik im häuslichen Alltag (1999). *Seniorengerechte Technik im häuslichen Alltag.* Eine interdisziplinäre Forschergruppe, gefördert von der Deutschen Forschungsgemeinschaft. Technische Universität Berlin. http://www.sentha.tu-berlin.de.

Silbereisen, R.K., Eyferth, K. & Rudinger, G. (Eds.). (1986). *Development as action in context. Problem behavior and normal youth development.* Berlin: Springer.

Silbereisen, R.K., Vaskovic, L.A. & Zinnecker, J. (Hrsg.). (1996). *Jungsein in Deutschland. Jugendliche und junge Erwachsene 1991 und 1996.* Opladen.

Silbermann, A. (1991). *Neues vom Wohnen der Deutschen.* Köln.

Slogo, D., Schär Moser, M., Richner, M., Billaud, C., Schläppi Schreiber, S. & Lang, A. (1995). *Über die Regulation psycho-sozialer Systeme durch architektonische und alltagsdingliche Kultur.* Forschungsbericht aus dem Psychologischen Institut der Universität Bern: Eigenverlag.

Smith, J. & Baltes, P.B. (1996). Altern aus psychologischer Perspektive: Trends und Profile im hohen Alter. In K.-U. Mayer & P.B. Baltes (Hrsg.), *Die Berliner Altersstudie* (S. 221-250). Berlin: Akademie Verlag.

Socialdata (Hrsg.). (1984). *Kontinuierliche Erhebung zum Verkehrsverhalten 1982 (Kontiv 82).* Unveröff. Forschungsbericht im Auftrag des Bundesministers für Verkehr. Bonn.

Spellerberg, A. (1996). *Soziale Differenzierung durch Lebensstile.* Berlin.

Spellerberg, A. (1997). *Lebensstile und Wohnverhältnisse.* WZB, Veröffentlichungen der Abt. Sozialstruktur und Sozialberichterstattung, FS III 97-403. Berlin: WZB.

Spellerberg, A. & Berger-Schmitt, R. (1998). *Lebensstile im Zeitvergleich: Typologien für West- und Ostdeutschland 1993 und 1996.* Wissenschaftszentrum Berlin für Sozialforschung, FS III 98-403. Berlin: WZB.

Stadié, R. (1987). *Altsein zwischen Integration und Isolation. Empirische Ergebnisse zur Lebenssituation und Befindlichkeit alter Menschen.* Melle: Knoth.

Stadt Heidelberg (1997). *Stadtentwicklungsplan Heidelberg 2010. Leitlinien und Ziele.* Heidelberg.

Statistisches Bundesamt (Hrsg.). (1995). *Die Zeitverwendung der Bevölkerung* (4 Bände). Wiesbaden: Statistisches Bundesamt.

Staudinger, U.M. (1989). *The study of life review: An approach to the investigation of intellectual development across the life span.* Berlin: Edition Sigma.

Staudinger, U.M. & Baltes, P.B. (1996). Weisheit als Gegenstand psychologischer Forschung. *Psychologische Rundschau, 47*, 57-77.

Staudinger, U.M. & Fleeson, W. (1996). Self and personality in old and very old age: A sample case of resilience? *Development and Psychopathology, 8*, 867-885.

Staudinger, U.M., Freund, A.M., Linden, M. & Maas, I. (1996). Selbst, Persönlichkeit und Lebensgestaltung im Alter. Psychologische Widerstandsfähigkeit und Vulnerabilität. In K.U. Mayer & P.B. Baltes (Hrsg.), *Die Berliner Altersstudie.* Die vielen Gesichter des Alterns (S. 321-350). Berlin: Akademie-Verlag.

Staudinger, U.M., Marsiske, M. & Baltes, P.B. (1995). Resilience and reserve capacity in later adulthood: Potentials and limits of development across the life span. In D. Cicchetti & D. Cohen (Eds.), *Developmental psychopathology: Risk, disorder, and adaptation* (Vol. 2, pp. 801-847). New York: Wiley.

Steinhagen-Thiessen, E. & Borchelt, M. (1996). Morbidität, Medikation und Funktionalität im Alter. In K.U. Mayer & P.B. Baltes (Hrsg.), *Die Berliner Altersstudie* (S. 151-183). Berlin: Akademie Verlag.

Stemshorn, A. (1994). *Barrierefrei Bauen für Behinderte und Betagte.* Leinfelden-Echterdingen: Alexander Koch.

Stierlin, H., Levi, D.L. & Savard, R.J. (1980). Zentrifugale und zentripetale Ablösung in der Adoleszenz: zwei Modi und einige ihrer Implikationen. In R. Döbert, J. Habermas & G. Nunner-Winkler (Hrsg.), *Entwicklung des Ichs* (S. 46-67). Königstein: Anton Hain Meisenheim.

Stolarz, H. (1992). *Wohnungsanpassung – Maßnahmen zur Erhaltung der Selbständigkeit älterer Menschen.* Köln: Institut für Altenwohnbau des KDA.

Tartler, R. (1961). *Das Alter in der modernen Gesellschaft.* Stuttgart: Enke.

Tesch-Römer, C. & Nowak, M. (1998). Wie bewältigen ältere Menschen Hör- und Verständnisprobleme? *Zeitschrift für klinische Psychologie, 27,* 105-110.

Tews, H.P. (1989). Die „neuen" Alten – Ergebnis des Strukturwandels des Alters. In F. Karl & W. Tokarski (Hrsg.), *Die „neuen" Alten.* Beiträge der XVII. Jahrestagung der deutschen Gesellschaft für Gerontologie (S. 126-143). Kassel: Gesamthochschulbibliothek.

Tews, H.P. (1991). *Altersbilder. Über Wandel und Beeinflussung von Vorstellungen vom und Einstellungen zum Alter.* Köln: KDA.

Tews, H.P. (1993). Neue und alte Aspekte des Strukturwandels des Alters. In G. Naegele & H.P. Tews (Hrsg.), *Lebenslagen im Strukturwandel des Alters* (S. 15-42). Opladen: Westdeutscher Verlag.

Thomae, H. (1970). Persönlichkeit und Leistung im höheren Alter. *Deutsche Gesellschaft für Gerontologie, H. 3.*

Thomae, H. (1983). Probleme und Problembewältigung im Alter. In R.K. Silbereisen & L. Montada (Hrsg.), *Entwicklungspsychologie.* München: Urban & Schwarzenberg.

Thomae, H. (1983a). *Alternsstile und Alternsschicksale.* Bern: Huber.

Thomae, H. (1988). *Das Individuum und seine Welt. Eine Persönlichkeitstheorie.* 2. Aufl. Göttingen: Hogrefe.

Thomae, H. (1998). Probleme der Konzeptualisierung von Altersformen. In A. Kruse (Hrsg.), *Psychosoziale Gerontologie. Band 1: Grundlagen* (S. 35-50). Göttingen: Hogrefe.

Topitsch, E. (Hrsg.). (1995). *Logik der Sozialwissenschaften.* Köln.

Tokarski, W. (1993). Lebensstile: Ein brauchbarer Ansatz für die Analyse des Altersstrukturwandels? In G. Naegele & H.P. Tews (Hrsg.), *Lebenslagen im Strukturwandel des Alters* (S. 116-132). Opladen: Westdeutscher Verlag.

Tornstam, L. (1996). Gerotranscendence – A theory about maturing into old age. *Journal of Aging and Identity, 1,* 37-50.

Tränkle, U. (Hrsg.). (1994). *Autofahren im Alter. Mensch-Fahrzeug-Umwelt,* Bd. 30. Köln/Bonn: TüV Rheinland/Deutscher Psychologen-Verlag.

Tränkle, U. (1994). Autofahren im Alter: Antworten auf offene Fragen. In U. Tränkle (Hrsg.), *Autofahren im Alter. Mensch – Fahrzeug – Umwelt,* Bd. 30 (S. 361-375). Bonn: Deutscher Psychologen-Verlag.

Tränkle, U. & Metker, Th. (1992). Über die Schwierigkeiten, die jüngere und ältere Fahrerinnen und Fahrer bei verschiedenen Fahr- und Manövrieraufgaben erleben. *Zeitschrift für Verkehrssicherheit, 38,* 2, 54-63.

Trautner, H.M. (1991). *Lehrbuch der Entwicklungspsychologie. Band 2: Theorien und Befunde.* Göttingen: Hogrefe.

Tremmel, J. (1996). *Der Generationenbetrug: Plädoyer für das Recht der Jugend auf Zukunft.* Frankfurt: Eichborn.

Ueltzhöffer, J. & Ascheberg, C. (1997). *Bürgerschaftliches Engagement in Baden-Württemberg. Landesstudie 1997.* Stuttgart: Sozialministerium.

Vaskovics L.A. (Hrsg.). (1982). *Raumbezogenheit sozialer Probleme.* Beiträge zur sozialwissenschaftlichen Forschung 35. Opladen: Westdeutscher Verlag.

Vaskovics, L. (1990). Soziale Folgen der Segregation alter Menschen in der Stadt. In L. Bertels & U. Herlyn (Hrsg.), *Lebenslauf und Raumerfahrung* (S. 59-79). Opladen: Westdeutscher Verlag.

Vaskovics, L., Franz, P. & Ueltzen, W. (1983). *Ursachen der räumlichen Segregation alter Menschen in bundesdeutschen Städten.* Forschungsbericht Nr. 12 der sozialwissenschaftlichen Forschungsstelle. Universität Bamberg.

Volpert, W. (Hrsg.). (1980). *Beiträge zur psychologischen Handlungstheorie.* Bern: Huber.

Wagner, M., Schütze, Y. & Lang, F. (1996). Soziale Beziehungen alter Menschen. In K.-U. Mayer & P.B. Baltes (Hrsg.), *Die Berliner Altersstudie* (S. 301-319). Berlin: Akademie Verlag.

Wahl, H.-W. (1992). Ökologische Perspektiven in der Gerontopsychologie: ein Blick in die vergangenen drei Jahrzehnte und in die Zukunft. *Psychologische Rundschau, 43*, 232-248.
Wahl, H.-W. (1997). *Ältere Menschen mit Sehbeeinträchtigung: Eine empirische Untersuchung zur Person-Umwelt-Transaktion.* Frankfurt: Peter Lang.
Wahl, H.-W., unter Mitarbeit von Oswald, F. & Mollenkopf, H. (1997, September). *Die Zukunft des Wohnens im Alter – Die nächste Altersgeneration.* Vortrag auf der Messe „Älter werden"/„Tag des Wohnens", Stuttgart.
Wahl, H.-W. (1998a). Interdisziplinäres Arbeiten in der Gerontologie: Ist die Gefahr einer Lehrformel heute gebannt. In SGG-SSG (Hrsg.), *Späte Freiheit?! Bericht der Jahrestagung der Schweizerischen Gesellschaft für Gerontologie* (S. 34-41). Gwatt (Schweiz).
Wahl, H.-W. (1998b). Alltagskompetenz: Ein Konstrukt auf der Suche nach einer Identität. *Zeitschrift für Gerontologie und Geriatrie, 31*, 243-249.
Wahl, H.-W., Mollenkopf, H., Oswald, F. (1999): Alte Menschen in ihren räumlich-dinglichen Umwelten: Herausforderungen einer Ökologischen Gerontologie, in: G. Naegele & R.M. Schütz (Hrsg.), *Soziale Gerontologie und Sozialpolitik für ältere Menschen. Gedenkschrift für Margret Dieck* (S. 62-84). Opladen: Westdeutscher Verlag.
Wahl, H.-W., Mollenkopf, H. & Oswald (1999). Vorwort. In H.-W. Wahl, H. Mollenkopf & F. Oswald (Hrsg.) *Alte Menschen in ihrer Umwelt: Ökologische Perspektiven in der Gerontologie.* Opladen: Westdeutscher Verlag.
Wahl, H.-W., Oswald, F. & Mollenkopf, H. (1999). Ökologische Gerontologie – Beobachtungen und Analysen der Forschungslandschaft. In H.-W. Wahl, H. Mollenkopf & F. Oswald (Hrsg.) *Alte Menschen in ihrer Umwelt: Ökologische Perspektiven in der Gerontologie.* Opladen: Westdeutscher Verlag.
Wahl, H.-W. & Oswald, F. (in Druck). The person/environment perspective of visual impairment. In B. Silverstone, M.A. Lang, B. Rosenthal & E. Faye (Eds.), *The Lighthouse handbook on vision and rehabilitation.* New York: Oxford University Press.
Wahl, H.-W., Oswald, F. & Zimprich, D. (1999). Everyday competence in visual impaired older adults: A case for person-environment perspectives. *The Gerontologist*, S. 140-149.
Wahl, H.-W. & Saup, W. (1994). Ökologische Gerontologie: mehr als die Docility-Hypothese? *Zeitschrift für Gerontologie (Editorial für Heft 6), 27*, 347-454.
Wahl, H.-W. & Schmid-Furstoss, U. (1988). Alltagsaktivitäten und Kontrolle im Alter. Eine Tageslaufstudie. *Report Psychologie, 13*, 24-30.
Wahl, H.-W. & Tesch-Römer, C. (1998). Interventionsgerontologie im deutschsprachigen Raum: Eine sozial- und verhaltenswissenschaftliche Bestandsaufnahme. *Zeitschrift für Gerontologie und Geriatrie, 31*, 76-88.
Wahl, H.-W. & Tesch-Römer, C. (Hrsg.). (im Druck). *Angewandte Gerontologie in Schlüsselbegriffen.* Stuttgart: Kohlhammer.
Walden, R. (1993). *Lebendiges Wohnen: Entwicklung psychologischer Leitlinien zur Wohnqualität. Aneignungshandlungen in Wohnumwelten aus der Sicht von Architekten, Bewohnerinnen und Bewohnern.* Frankfurt: Peter Lang.
Wallner, E. (1972). *Soziologie, Einführung in Grundbegriffe und Probleme.* Heidelberg: Quelle & Meyer.
Warnes, A.M. (1990). Geographical questions in gerontology: Needed directions for research. *Progress in Human Geography, 14*, 24-56.
Wehling, P. (1989). *Ökologische Orientierung in der Soziologie.* Frankfurt: IKO.
Wehling, P. (1997). Sustainable development – eine Provokation für die Soziologie? In K.W. Brand (Hrsg.), *Nachhaltige Entwicklung – eine Herausforderung an die Soziologie* (S. 35-50). Opladen.
Weichhart, P. (1993). *Mikroanalytische Ansätze der Sozialgeographie – Leitlinien und Perspektiven der Entwicklung. Innsbrucker Geographische Studien 20* (S. 101-115). Innsbruck.
Weinand, M. (1997). *Kompensationsmöglichkeiten bei älteren Kraftfahrern mit Leistungsdefiziten.* Berichte der Bundesanstalt f. Straßenwesen, Reihe Mensch und Sicherheit, Heft M 77. Bergisch Gladbach: BASt.

Weiss, G. (1993). Der Einfluß von Kohorteneffekten auf den Wandel des Naherholungsverhaltens von Senioren. Das Beispiel Köln. In J. Bähr (Hrsg.), *Untersuchungen zum räumlichen Verhalten alter Menschen* (S. 85-101). Kiel: Kieler Arbeitspapiere zur Landeskunde und Raumordnung Bd. 28.

Welford, A.T. (1977). Motor performance. In J.E. Birren & K.W. Schaie (Eds.), *Handbook of the psychology of aging* (pp. 450-496). New York: Van Nostrand.

Welter, R. (1990). Therapeutische Umwelten. In L. Kruse et al. (Hrsg.), *Ökologische Psychologie. Ein Handbuch in Schlüsselbegriffen* (S. 446-450). München: Psychologie VerlagsUnion.

Wendt, W.R. (1982). *Ökologie und soziale Arbeit.* Stuttgart: Enke.

Wendt, W.R. (1990). *Ökosozial denken und handeln. Grundlagen und Anwendungen in der Sozialarbeit.* Freiburg: Lambertus.

Wicker, A.W. & August, R.A. (in press). Working lives in context: Engaging the views of participants and analysts. To appear in W.B. Walsh, K.H. Craik & R.H. Price (Eds.), *New directions in person-environment psychology* (2nd ed.), Hillsdale, NJ: Erlbaum.

Wicker, A.W. & King, J.C. (1988). Life cycles of behavior settings. In J.E. McGrath (Ed.), *Research in the social psychology of time* (pp. 182-200). Newbury Park, CA: Sage.

Wicker, A.W. (1981). Nature and assessment of behavior settings: Recent contributions from the ecological perspective. In P. McReynolds (Ed.), *Advances in psychological assessment* (Vol. 5) (pp. 22-61). San Francisco: Jossey-Bass.

Wicker, A.W. (1987). Behavior settings reconsidered: Temporal stages, resources, internal dynamics, context. In D. Stokols & I. Altman (Eds.), *Handbook of environmental psychology,* Vol. 1 (pp. 613-654). New York: Wiley.

Wicker, A.W. (1992). Making sense of environments. In W.B. Walsh, K.H. Craik & R.H. Price (Eds.), *Person-environment psychology: Models and perspectives* (pp. 157-192). Hillsdale, NJ: Erlbaum.

Willis, S.L. (1991). Cognition and everyday competence. *Annual Review of Gerontology and Geriatrics, 11,* 80-109.

Wissenschaftlicher Beirat (1975). *Familie und Wohnen.* Schriftenreihe des Bundesministeriums für Jugend, Familie und Gesundheit. Stuttgart: Kohlhammer.

Wittenberg, R. (1977). *Straßenverkehrsbeteiligung älterer Menschen.* Unfall- und Sicherheitsforschung. Köln.

Wittenberg, R. (1986). Einstellung zum Autobesitz und Unsicherheitsgefühle älterer Menschen im Straßenverkehr. *Zeitschrift für Gerontologie, 19,* 400-409.

Wohlfahrt, S. (1983). Wohnumfeldstruktur und Aktivitäten älterer Menschen. *Zeitschrift für Bevölkerungswissenschaft, 9,* 93-107.

Zank, S. (im Druck). Gesundheit und Krankheit. In H.-W. Wahl & C. Tesch-Römer (Hrsg.), *Angewandte Gerontologie in Schlüsselbegriffen.* Stuttgart: Kohlhammer.

Zapf, W. et al. (1987). *Individualisierung und Sicherheit. Untersuchungen zur Lebensqualität in der Bundesrepublik Deutschland.* München: Beck.

Ziegler, H. (1998). Bausteine für eine wissenschaftliche Sozialberichterstattung. *Soziologie, 2/1998,* 38-43.

Glossar der Forschungs- und Anwendungsperspektiven der Ökologischen Gerontologie

Diesem Buch liegt die Überlegung zugrunde, daß eine Vielzahl von Perspektiven zu einem Verständnis der Thematik „Alte Menschen in ihrer Umwelt" beitragen und beitragen müssen. Als Ergänzung ihrer Beiträge in diesem Buch hatten die Herausgeber die Autoren deshalb gebeten, ihre Disziplin bzw. ihr Arbeitsgebiet, so wie sie diese(s) in diesem Buch und in ihrem Beitrag vertreten haben, noch einmal „auf den Punkt zu bringen". Das folgenden Glossar der Forschungs- und Anwendungsperspektiven der Ökologischen Gerontologie enthält diese Beschreibungen in alphabetischer Reihenfolge.

Architekturpsychologie (Antje Flade)
Architektursoziologie (Renate Narten)
Design (Dorothee Quinten)
Differentielle Gerontologie (Clemens Tesch-Römer)
Entwicklungspsychologie der Lebensspanne (Insa Fooken)
Entwicklungspsychologie des höheren Lebensalters (Doris Sowarka & Margret M. Baltes†)
Haushaltstechnik (Horst Pichert)
Intelligente Haustechnik (Fritz Breimesser)
Lebensstilforschung (Hartmut Lüdtke)
Öffentlicher Personennahverkehr (Karl-Heinz Balschbach)
Ökologische Gerontologie (Winfried Saup)
Ökologische Psychologie (Gerhard Kaminski)
Ökologische Soziologie (Fred Karl)
Produktentwicklung für barrierefreies Wohnen (Markus Hütt)
Soziale Gerontologie und Wohnen (Hans Peter Tews)
Soziale Partizipation (Harald Künemund)
Soziale und Ökologische Gerontologie (Hans-Werner Wahl, Frank Oswald & Heidrun Mollenkopf)
Sozialgeographie (Klaus Friedrich)
Sozialwissenschaftliche Technikforschung (Heidrun Mollenkopf, Sibylle Meyer & Eva Schulze)
Soziologie (Wolfgang Gaiser)
Stadtentwicklung (Bruno Schmaus)
Strukturforschung des Alterns (Dirk Heuwinkel & Andreas Borchers)
Verkehrspsychologie (Heinz-Jürgen Kaiser)

Architekturpsychologie

von
Antje Flade
Institut Wohnen und Umwelt, Darmstadt

Die Konzeption einer Psychologie der gebauten Umwelt wurde durch eine Frage in Gang gesetzt, die man sich Anfang der 60er Jahre zu stellen begann. Man fragte sich, wie optimal gestaltete Krankenhäuser und Heilanstalten aussehen müßten. Die Voraussetzung, daß diese Frage überhaupt gestellt werden konnte, war die Erkenntnis, daß Einflüsse der gebauten Umwelt für das Wohlbefinden und die seelische Gesundheit wesentlich sind. Für die meisten Menschen ist die Wohnumwelt der zentrale Lebensbereich, so daß das Anliegen, bestmögliche Umwelten herzustellen, nicht auf Krankenhäuser beschränkt blieb. Die Wohnumwelt, d.h. die Wohnung und die Wohnungsumgebung, ist ein primäres Territorium, das sich Menschen aktiv aneignen und mit dem sie sich identifizieren. Seit dem Auftauchen der Architekturpsychologie kann die Frage, wie die Qualität gebauter Umwelt beurteilt werden kann, nicht mehr allein mit dem Hinweis auf formal-ästhetische Kriterien beantwortet werden. Funktionalität, Gebrauchsfähigkeit und die Ermöglichung und Förderung psychologischer Prozesse, wie z.B. Privatheit, sind aus der Sicht der Architekturpsychologie zentrale Kriterien. Wohnfläche und Wohnungsgrundrisse sowie die Wohnungsumgebung müssen in Bezug darauf bewertet werden.

Architektursoziologie

von
Renate Narten
Büro für Sozialräumliche Forschung und Beratung, Hannover

Die Architektursoziologie befaßt sich mit dem Zusammenhang von Gesellschaft und gebauter Umwelt. Sie untersucht:

- die Entstehung von Architektur in ihrem historischen Entwicklungsprozeß;
- den Produktionsprozeß von Architektur unter den jeweils historisch gegebenen gesellschaftlichen Rahmenbedingungen;
- die gesellschaftlichen Strukturen der am Produktionsprozeß von Architektur beteiligten Berufe;
- die gesellschaftlichen Beziehungsgeflechte der am Produktionsprozeß von Architektur beteiligten Personengruppen;
- die Wirkung der gebauten Umwelt auf das Verhalten von Menschen;
- die Ansprüche einzelner Bevölkerungsgruppen an die gebaute Umwelt.

Design

von
Dorothee Quinten
Atelier für Gestaltung, Design für Ältere, Wuppertal

„Das soziale und moralische Urteil eines Designers muß schon lange bevor er mit dem Entwurf beginnt sprechen, denn er hat eine Entscheidung, und sogar eine a-priori-Entscheidung zu treffen, ob der Gegenstand, den er entwerfen oder neu entwerfen soll, seine Aufmerksamkeit überhaupt verdient. Mit anderen Worten: Dient seine Arbeit dem Wohl der Öffentlichkeit oder nicht?"

Victor Papaneks Forderung nach einer dem menschlichen Wohl dienenden Gestaltung scheint eine sehr klare und auf der Hand liegende Sache des Designs zu sein, doch die Realität sieht oftmals ganz anders aus: Design zum Lutschen – mit den Gummibärchen „Millis" von Andrea Anastasio der neueste Schrei aus Italien. Food-Design, Nail-Design, Hair-Design etc. – vor allem seit den 80er Jahren hat sich eine Inflationierung des Begriffs entwickelt, die das Wort von seiner eigentlichen Bedeutung trennt. Dabei wird die Leichtigkeit des schönen Scheins allmählich unerträglich, aber die Presse ist voll damit. An solchen Punkten eröffnet sich die Frage für Designer/innen: Trennen wir uns gänzlich von dem Begriff oder füllen wir ihn endlich wieder auf mit Inhalten? Das Design wird in Zukunft wieder viel stärker auf inhaltliche Fragestellungen eingehen müssen. Denn Design kann mehr als das Bild von Design, das für die Öffentlichkeit gezeichnet wird. Die Zukunft des Designs wird in der Auseinandersetzung mit gesellschaftlich relevanten Themen – wie beispielsweise dem Thema Alter & Design – zu finden sein. Bei Bemühungen um eine Integration des Menschen in allen Lebensphasen werden entsprechende Umweltangebote gefordert sein. Dazu kann das Design entsprechende Konzepte und Entwürfe liefern. Das bedeutet: Zeit für einen Aufbruch im Design und für die Mit-Gestaltung an einer menschlicheren Gesellschaft, welche die Qualität allen Lebens erkennt und respektiert. Es geht nicht länger um Lebensstandard, sondern um Lebensqualität.

Differentielle Gerontologie

von
Clemens Tesch-Römer
Deutsches Zentrum für Altersfragen e.V., Berlin

Aus der Perspektive einer allgemeinen Gerontologie interessieren Veränderungsphänomene, die für alle Menschen in gleicher Weise gelten. Idealtypisch handelt es sich hierbei um „Universalia" des Alternsprozesses, die bei allen Menschen in allen Kulturen zu allen historischen Zeiten zu finden sind. Immer dann, wenn eine Korrelation zwischen chronologischem Alter und Veränderungsprozessen identifiziert wird, spricht man auch von „Alterung(sprozessen)". Allerdings gibt es nur wenige Merkmale, die sich in dieser Weise mit zunehmendem Alter bei allen älterwerdenden Menschen verändern. Aus diesem Grund ergänzt die Perspektive der differentiellen Gerontologie eine solche Sicht: Die Unterschiede zwischen älterwerdenden Menschen sind in der Regel außerordentlich groß, die Verschiedenheit der Altersverläufe erheblich. Zudem ist für die Erklärung alterskorrelierter Veränderungen der Bezug auf das chronologische Alter (Lebensalter) allein nicht ausreichend. Vielmehr ist es notwendig, jene Einflußfaktoren zu identifizieren, die sich hinter dem Etikett des „Alterns" verbergen und für „Alterungsprozesse" verantwortlich sind. Sehr häufig ist es der Fall, daß eine empirisch gefundene Korrelation zwischen chronologischem Alter und einem Merkmal (wie z.B. Gedächtnisleistung) geringer wird, wenn andere (Kausal)faktoren (wie z.B. Bildung oder Gesundheitszustand) berücksichtigt werden. Allgemeine und differentielle Perspektive werden in der Gerontologie daher in der Regel miteinander kombiniert: Die Verbindung der Konzepte „Alterung" (im Sinne allgemeiner Prozesse) und „Variabilität" (als Verweis auf differentiell unterschiedlich verlaufende Prozesse) verdeutlicht, daß eine Vielzahl von Altersformen nebeneinander bestehen und daß chronologisches Alter nicht als Ursache für alle Alternsphänomene interpretiert werden sollte.

Entwicklungspsychologie der Lebensspanne

von
Insa Fooken
Fachbereich 2 – Psychologie der Universität Gesamthochschule Siegen

Die Entwicklungspsychologie der Lebensspanne befaßt sich mit Entwicklungs- und Veränderungsprozessen über den *gesamten Lebensverlauf*. Entwicklung findet somit nicht nur in der Kindheit und im Jugendalter statt, sondern auch in der gesamten Phase des Erwachsenenalters und höheren Alters. Betrachtet man Entwicklungsvorgänge in einzelnen Lebensphasen dementsprechend im *Kontext der gesamten Lebensspanne,* dann kommt man meist zu relativierenden Einschätzungen der Bedeutung dieser einzelnen Phasen. Kindheit und Jugend können stärker unter dem Aspekt von Bedingungen für Risiken und Chancen der weiteren Entwicklungsverlaufsmöglichkeiten wahrgenommen werden, das Alter stärker im Zusammenhang mit der lebensgeschichtlichen Gewordenheit und seinem Bedingungsgefüge.

Das Entwicklungsgeschehen ist *multikausal,* d.h. es gibt viele verschiedene Begründungs- und Bedingungszusammenhänge für Entwicklungsprozesse; es ist *multidirektional,* d.h. es ist nicht einheitlich gerichtet auf Abbau oder auf einen bestimmten Endzustand, sondern kann (je nach Entwicklungsbereich oder betroffenen Menschen) ganz unterschiedliche Richtungen annehmen; und es ist *multidimensional,* d.h. es findet auf verschiedenen Dimensionen (z.B. psychisch, physisch, sozial) und in verschiedenen Lebensbereichen (z.B. Familie, Freizeitverhalten) statt. Erst in der auf die gesamte Lebensspanne ausgerichteten Zusammenschau dieser einzelnen Komponenten lassen sich ganzheitliche Entwicklungsverlaufsmuster bestimmen.

Dabei ist zu berücksichtigen, daß grundsätzlich eine hohe *interindividuelle Variabilität* besteht, d.h. Menschen unterscheiden sich in ihren Entwicklungsprozessen voneinander; sie unterscheiden sich insbesondere in der Art und Weise ihrer *intraindividuellen Variabilität,* d.h. in ihrer Plastizität und individuellen Veränderbarkeit.

Darüber hinaus berücksichtigt der Ansatz einer Entwicklungspsychologie der Lebensspanne, daß Entwicklung immer *zeithistorisch eingebettet* und Ausdruck einer *Person-Umwelt-Interaktion* ist. So gibt es wichtige zeitgeschichtliche und gesellschaftliche Einflußfaktoren, die als Rahmenbedingungen von Entwicklungsvorgängen wirksam sind und diese entscheidend mit beeinflussen können. Hinsichtlich solcher potentiell wichtigen Einflußfaktoren unterscheidet man zum einen solche, die an das kalendarische Alter geknüpft sind, wie z.B. die Berentung, zum anderen solche, die mit historischen Ereignissen zusammenhängen und gleichzeitig viele Menschen betreffen, wie z.B. Kriege oder Massenarbeitslosigkeit, und zuletzt noch solche, die man als non-normative Ereignisse bezeichnet, weil es sich um sehr individuelle Lebensereignisse handelt (z.B. plötzliche Krankheit). Lebensgeschichtliche Entwicklung findet darüber hinaus in alltäglichen Lebenskontexten und Umwelten statt;

dabei kommt sowohl den Umweltbedingungen, aber in jedem Falle auch dem Individuum in der Auseinandersetzung mit seinen Umwelten eine aktive Rolle zu.

Gerade in der Gesamtschau einer Entwicklungspsychologie der Lebensspanne bedeutet Entwicklung in allen Phasen des Lebenslaufes, daß immer sowohl *Gewinn*- als auch *Verlust*erfahrungen gemacht werden. Subjektiv gesehen mag bei manchen Menschen für bestimmte Lebensabschnitt allerdings das eine oder das andere überwiegen.

Entwicklungspsychologie des höheren Lebensalters

von
Doris Sowarka und Margret M. Baltes†
Deutsches Zentrum für Altersfragen e.V., Berlin
Forschungsgruppe für Psychologische Gerontologie, Freie Universität Berlin

Entwicklungspsychologie beschäftigt sich mit der Beschreibung, Erklärung und Veränderung (Modifikation, Optimierung) psychischer Aspekte im Verlauf der Individualentwicklung. Die Entwicklung des Individuums umspannt hierbei den Zeitraum von der Konzeption bis zum Tod. Der Entwicklungsbegriff beruht auf der Erkenntnis, daß die individuelle Entwicklung durch das Zusammenspiel biologischer, sozio-ökologischer und psychologischer Faktoren bestimmt wird.

Dieses Verständnis von Entwicklung ist das Ergebnis der Auseinandersetzung mit unterschiedlichen Traditionen, die zum Teil bis heute nachwirken. Auf der einen Seite steht die Tradition, die primär von der biologischen Programmiertheit der Entwicklung ausgeht und Entwicklung mit Wachstum und Altern mit Abbau verbindet. Auf der anderen Seite hat sich eine jüngere Tradition durchgesetzt, die für die lebenslange Entwicklung Heterogenität und Plastizität hervorhebt. Die heutige Entwicklungspsychologie bezieht ihre inhaltlichen Themen aus Modellen der Entwicklung, die auf die gesamte Lebensspanne gerichtet sind und hierfür multiple Einflußfaktoren und Entwicklungsrichtungen annehmen. Das Konzept der Entwicklungsaufgaben und die Gestaltbarkeit des individuellen Entwicklungsverlaufs liefern in solchen Modellen einen theoretischen Bezugsrahmen.

In der Entwicklungspsychologie haben drei Themen an Bedeutung gewonnen: (a) Differentielle Entwicklung: Was sind die Bedingungen für die Heterogenität von Entwicklungsverläufen? (b) Plastizität in der Entwicklung: Was ist in der individuellen Entwicklung möglich? Welche Interventionen optimieren Entwicklungsverläufe und tragen zur Aktivierung von Entwicklungsreserven bei? (c) Entwicklung als Gewinn und Verlust: Wie verändern sich die Gewinn-Verlust-Relationen im Verlauf der Entwicklung und welche Modelle eignen sich für die Erklärung von Adaptationen?

Beispiele für konkrete Themen, die bei besonderer Betonung der gesamten Lebensspanne behandelt werden, sind: Fragen der Stabilität und Konstanz in der Persönlichkeitsentwicklung, Fragen zu Prozessen des Selbst, Anpassung an zunehmende Verluste, differentielle Entwicklungsverläufe der kognitiven Entwicklung und Möglichkeiten ihrer Optimierung, soziale Beziehungen.

In der heutigen Entwicklungspsychologie wird auf die enge Wechselwirkung zwischen Theorie und Praxis hingewiesen. Ein Beispiel ist die Ausarbeitung, Durchführung und Evaluation von Interventionsprogrammen, die entweder beim einzelnen oder in dessen Umwelt ansetzen. Solche Erfahrungen aus der Praxis wirken auf die Theoriebildung zurück und gestatten, neue Zusammenhänge zu prüfen und in theoretische Überlegungen einzubeziehen.

Haushaltstechnik

von
Horst Pichert
Technische Universität München, Fachgebiet Haushaltstechnik

Das Wissenschaftsgebiet Haushaltstechnik umfaßt naturgemäß die gesamte „Technik im Haushalt“. In der fachlichen Terminologie unterscheidet man:

- „Weiße Ware“ (Geräte zur Bewältigung hauswirtschaftlicher Arbeiten);
- „Braune Ware“ (Unterhaltungselektronik, ggf. auch Kommunikationsgeräte);
- „Grüne Ware“ (Garten- und Freizeitgeräte);
- „Rote Ware“ (Werkzeuge und Geräte für Heimwerker).

Viele Haushaltstechniker konzentrieren ihre wissenschaftliche Arbeit auf die erstgenannte Gerätegruppe (Küchenmaschinen, Gargeräte, Kühl- und Gefriergeräte, Geschirrspülmaschinen, Waschmaschinen, Wäschetrockner, Heißwasserbereiter etc.), da bereits hier erheblicher Forschungsbedarf existiert.

Im Lehrgebiet Haushaltstechnik werden zunächst Grundlagen dieser Technik wie „Technische Mechanik“, „Thermodynamik“ sowie „Elektrotechnik und Elektronik“ behandelt, gefolgt von Lehrveranstaltungen wie „Geräte und Maschinen im Haushalt“ sowie wahlweise „Gastronomie- und Großküchengeräte“. Im Rahmen der „Gemeinschaftsverpflegung“ ergibt sich mit dem Thema „Seniorenverpflegung“ (u.a. Essen auf Rädern) ein enger Bezug zur Gerontologie.

Noch deutlicher wird dieser Bezug beim Lehr- und Forschungsgebiet „Sicherheitstechnik im Haushalt“. Das dramatische Unfallgeschehen in der Bundesrepublik mit einem auffallend hohen Seniorenanteil belegt auch hier den Handlungsbedarf.

Basis aller wissenschaftlichen Betrachtungen ist das Arbeitssystem im Haushalt mit den Elementen „Mensch“ (im Mittelpunkt), „Geräte“ (Arbeitsmittel), „Zu bearbeitendes Gut“ (Arbeitsgegenstand) und „Umwelt“ (Arbeitsumgebung). Bei einer ganzheitlichen Beurteilung von „Technik im Haushalt“ hat sich der Gebrauchstauglichkeitsvektor bewährt, der z.B. neben den Kriterien Qualität des Arbeitsergebnisses, Energiebedarf oder Umweltwirkung das Kriterium „Barrierefreie Gebrauchsgüte“ enthält. Bei letzterem ist die „Seniorengerechte Produktgestaltung“ subsumiert.

Die klassische Ergonomie, die Senioren oder Behinderte ausgrenzte, böte hier kaum Hilfe. Senioren mit altersbedingten Behinderungen gestatten es der Haushaltstechnik, mit entsprechend strengen Prüfkriterien eine Ergonomie höherer Art für eine neue Person-Umwelt-Gestaltung wissenschaftlich zu konzipieren. Besonders hier wird der Bezug zur (öko-)gerontologischen Forschung deutlich.

Intelligente Haustechnik

von
Fritz Breimesser
Siemens AG, Zentralabteilung Technik,
Innovationsfeld Gesundheit, Erlangen

Gebräuchliche andere Bezeichnungen sind „Integriertes Haus", „Intelligente Wohntechnik", „Intelligentes Haus" bzw. im englischen Sprachgebrauch „Intelligent Home", „Smart Home"oder „Smart House". Intelligente Haustechnik (IHT) beschreibt eine Infrastruktur im Wohnbereich, bei der alle elektrisch abfragbaren und bedienbaren Geräte miteinander vernetzt und fernsteuerbar sind. Neben Heizung und Beleuchtung gehören dazu Sicherheitseinrichtungen, Betätigung von Türen, Fenstern und Jalousien, Steuerung von Geräten der Unterhaltungselektronik und ähnliches. Zusätzlich integriert IHT die bisher getrennten Bereiche Gebäudetechnik und Informations- und Kommunikationstechnik (Telefon, PC ...) zu einem System, das die Bewohner mit der Außenwelt verbindet. Über die persönliche Kommunikation hinaus ermöglicht IHT, z.B. den Zustand des Hauses aus der Ferne abzufragen bzw. einzustellen, Verbindungen mit Alarm- und Servicezentren herzustellen und den Gesundheitszustand abzufragen.

Technisch wird IHT mit einem Bussystem realisiert, das die Informationen (Meßwerte, Steuersignale) zwischen allen Komponenten überträgt und leicht und einfach bedienbare Benutzerschnittstellen aufweist. Um die für IHT erforderliche hohe Betriebssicherheit zu erreichen, ist das Bussystem ohne zentrale Steuereinheit organisiert, d.h., jede Komponente verfügt über die für ihre Funktion nötige lokale Intelligenz. Als Bedienelemente werden busfähige Taster, Infrarot-Fernsteuerungen und Sprachsteuerungen eingesetzt. Zusätzlich können weitere Ein-/Ausgabemedien wie z.B. ein interaktives Fernsehgerät oder ein Computer angeschlossen werden. Ein wesentlicher Vorteil des Bussystems ist seine Flexibilität: Nutzungsänderungen der Räume, Adaptionen an wechselnde Alltagssituationen und Erweiterungen der Funktionalität sind problemlos möglich.

Lebensstilforschung

von
Hartmut Lüdtke
Institut für Soziologie der Philipps-Universtät Marburg

Lebensstile, Lebensformen, soziale Milieus – zwischen ihnen wird nicht immer klar unterschieden – sind biographisch erworbene und sozial selektive Muster des Alltagshandelns sowie der Besetzung soziokultureller, aber auch sozialräumlicher Territorien. In ihnen finden sich Ressourcen bzw. Restriktionen, Tätigkeiten in Artefaktumwelten und Interaktion sowie mentale Dispositionen wie Ziele, Wertorientierungen, Einstellungen, Selbstbilder in interdependenter und interferentieller Verflechtung. Als empirische Konstrukte dienen sie der Beschreibung typischer Alltagsroutinen sowie sozialer Affiliation und Distinktion ebenso wie der Erklärung und Prognose bestimmter Kriteriumseigenschaften. „Erklärung" geht dabei über die Analyse linearer Kausalbeziehungen hinaus in Richtung auf eine „ganzheitliche", multivariate Analyse des komplexen Zusammenspiels von materiellen und mentalen Ressourcen, Präferenzen, Verhaltensweisen und ihren kognitiven Reflexen in situativen Kontexten. Lebensstile widerspiegeln relativ stabile und konsistente, subjektiv ordnungsstiftende Muster der Lebensführung, deren Auflösung von existentiellen Krisen ausgeht bzw. als solche erlebt wird. Angewendet auf alte Menschen erlaubt der Ansatz die Unterscheidung von typischen Teilgruppen, die sich aufgrund ihrer spezifischen Lage-Performanz-Mentalitäten-Muster auch hinsichtlich ihrer Fähigkeiten unterscheiden, im Alternsprozeß neue Erfahrungen zu verarbeiten, Ressourcen zu mobilisieren oder ihre bisherige Strategie der Lebensführung weiterzuentwickeln oder zu verändern. Der Ansatz verbindet makro- und mikrotheoretische, handlungs- und strukturtheoretische Aspekte. Lebensstile werden seit ca. 15 Jahren vor allem in der Soziologie und Empirischen Sozialforschung verstärkt thematisiert. Die Life-style-Forschung von Ökonomen und Marketingexperten unterscheidet sich davon zum Teil erheblich hinsichtlich der Erkenntnisziele und Erhebungsmethoden.

Öffentlicher Personenverkehr

von
Karl-Heinz Balschbach
Mannheimer Versorgungs- und
Verkehrsgesellschaft (MVV-Verkehr AG), Mannheim

Dem öffentlichen Personennahverkehr (ÖPNV) kommt im Zusammenhang mit älteren Mitbürgern eine besondere Bedeutung zu. Häufig sind diese aufgrund körperlicher Gebrechen nicht mehr in der Lage, selbständig sicher ein eigenes Fahrzeug zu führen und müssen daher auf die Leistungen des ÖPNV zurückgreifen. Eine den Anforderungen älterer Mitbürger entsprechende Gestaltung stellt eine besondere Herausforderung für die Betreiber des ÖPNV dar. Im täglichen Betrieb sind nach Untersuchungen ca. 20% der Fahrgäste des ÖPNV mehr oder weniger „In der Mobilität Eingeschränkte“, d.h. körperlich behinderte oder gebrechliche Personen.

Mit einer diesen besonderen Anforderungen entsprechenden Gestaltung wird nicht nur dieser speziellen Zielgruppe Gutes getan, sondern es profitieren in aller Regel alle Fahrgäste von einer behindertenfreundlichen Gestaltung von Fahrzeugen und Betriebsanlagen. Darüber hinaus wird auch der Betriebsablauf durch entsprechende Maßnahmen begünstigt. Der Gesetzgeber stellt daher über das Gemeindeverkehrsfinanzierungsgesetz (GVFG) Fördermittel bereit, die auch für einen behindertengerechten Ausbau des ÖPNV verwendet werden.

Die häufigsten Alltagsprobleme bei der ÖPNV-Nutzung sind für ältere Menschen:

- Das Steigen von Stufen/Treppen
  - Zugang und Abgang zur/von der Haltestelle
  - Einstieg und Ausstieg in/aus Fahrzeugen des ÖPNV;
- Eingeschränkte Standsicherheit;
- Fehlendes Verständnis für „Moderne Technik“;
- Nichtverstehen von Fahr- und Liniennetzplänen;
- Erkennbarkeit von visuellen Informationen.

Diesen Problemen muß sich ein kundenfreundlicher und attraktiver Öffentlicher Personennahverkehr stellen.

Ökologische Gerontologie

von
Winfried Saup
Philosophische Fakultät I der Universität Augsburg,
Forschungsstelle für pädagogische Psychologie und Entwicklungspsychologie

Die ökologische Gerontologie ist ein relativ junges Betätigungsfeld, welches das Verhalten, Erleben und Wohlbefinden älterer Menschen in der Beziehung zur konkreten räumlich-sozialen Umwelt zum Gegenstand hat. Zu ihren Aufgabenstellungen zählt nicht nur die Theoretisierung der Einfluß- und Wechselbeziehungen von Person und Umwelt, sondern vor allem auch die empirische Beschreibung und Untersuchung des raumbezogenen Verhaltens und Erlebens älterer Menschen, deren Bedingungsanalyse sowie die Explikation von Möglichkeiten einer Optimierung konkreter Umweltbedingungen für ältere und alte Menschen.

Wesentliche Anregungen bezieht die ökologische Gerontologie aus der ökologischen Psychologie sowie der sozial- und verhaltenswissenschaftlichen Gerontologie. In bezug auf das Wohnen älterer Menschen heißt dies die epistemische Neugier zu richten

- auf das konkrete Wohnverhalten,
- auf die alltäglichen Wohnhandlungen und Wohntätigkeiten,
- auf Wohnweisen und -routinen, die biographisch erworben sind,
- auf individuelle Wohnwünsche und -präferenzen,
- auf sozial vermittelte Einstellungen zum Wohnen,
- auf idiosynkratische und interindividuell vergleichbare affektive Reaktionen, die durch die räumlich-soziale Wohnumwelt und durch die Wechselbeziehung der Person mit ihr geweckt werden.

Ökologische Psychologie

von
Gerhard Kaminski
Psychologisches Institut der Universität Tübingen

Ökologische Psychologie befaßt sich mit Mensch (Person, Organismus)/Umgebungs-Beziehungen. Ende der 40er Jahre begann der amerikanische Psychologe Roger Barker damit, angeregt u.a. durch Kurt Lewin und Egon Brunswik, nach dem Vorbild der biologischen Ökologie eine „psychologische Ökologie" aufzubauen. In ihr soll menschliches Alltagsleben in seinen „natürlichen" Umgebungen beschrieben und analysiert werden. Die psychologische Erforschung des Menschen von relativ „künstlichen" Labor- und Befragungssituationen aus soll somit fundamental durch eine „ökologische Perspektive" konstruktiv-kritisch erweitert werden. Ökologische Psychologie bevorzugt, um ihren Gegenstand möglichst „unverfälscht" anzutreffen und zu belassen, nicht-eingreifende Beobachtungsmethodik. Auch in ihren deskriptiven Konzeptualisierungen und explanativ-theoretischen Artikulationen muß Ökologische Psychologie sich an Grundcharakteristika „natürlichen" Alltagsgeschehens zu orientieren versuchen (beispielsweise an seinem unablässigen „Dahinströmen", natürlichen Ablaufsegmentierungen, seiner Komplexität, seiner „verständlichen" Organisiertheit). Dafür erweisen sich insbesondere (prozessual-)handlungstheoretische Konzepte als geeignet. Für ganzheitlich-systemar organisierte Grundeinheiten alltäglichen, „milieu"-eingebundenen Sozialgeschehens (wie eine Schulunterrichtsstunde, eine Gerichtsverhandlung) prägte Barker den Begriff „Behavior Setting".

Diesen Grundlegungen gesellten sich nach und nach thematisch spezialisierte Arbeitsrichtungen zu, die sich für Beziehungen der Menschen zu bestimmten Kategorien von (teilweise problembelasteten) alltäglichen Umgebungen interessieren (beispielsweise zugebauter Umwelt, naturhafter Landschaft, bestimmten Typen sozial-räumlicher Umwelten, durch Fehlnutzung und Verschmutzung gefährdeten Ausschnitten der planetarischen Gesamt-Umwelt). Für derartige, oft primär auf die Analyse und Lösung praktischer Probleme ausgerichtete Bestrebungen wurden Bezeichnungen wie „Umweltpsychologie", „environmental psychology", „environment-behavior research" u.a. üblich.

Ökologische Soziologie

von
Fred Karl
Fachbereich Sozialwesen der Universität-Gesamthochschule Kassel

Die „Ökologische Soziologie" umgreift Ansätze aus der Siedlungs-, Umwelt- und Planungssoziologie und der Stadt- und Regionalsoziologie, sucht dabei analytisch auch nationale und globale Entwicklungen mit dem Ziel eines „global sustainable development" sozialer und stofflicher Ressourcen zu erfassen. Die Perspektive der Nachhaltigkeit meint langfristig tragfähige, dauerhafte, zukunftsfähige Entwicklungen, zu deren Zweck auch auf mikrosozialer Ebene die gegenwärtigen Lebens- und Konsumtionsstile aller Altersgruppen und sozialen Schichten zu hinterfragen sind. Die „Mensch-Umwelt-Relation" wird in soziologischer Sicht über die unmittelbare Umwelt einzelner Individuen hinaus auf gesellschaftliche Prozesse im Rahmen von Produktion und Konsum gerichtet. Die ökologische Gerontologie kann von dieser Sichtweise insoweit profitieren, als sie bei dem Forschungsinteresse danach, welche Aktivitäten alte Menschen außerhalb der Wohnung entfalten (und wie sie dabei unterstützt werden können), auch untersuchen sollte, welche „umweltbewußten" oder konsumistischen Lebensstile die „neuen Alten" praktizieren. So erfährt das Konzept der „Generativität" als Sorge für die Nachkommen neuerdings eine inhaltliche Verbindung mit der Zielsetzung der „sozialen Nachhaltigkeit". Von besonderer Bedeutung sind hierbei Kohorteneffekte und intergenerative Bezüge.

Produktentwicklung für barrierefreies Wohnen

von
Markus Hütt
Heinrich Wilke GmbH (HEWI), Arolsen

Der Forderung der Designwissenschaft, „mit fundierten Konzepten Wege zu finden, sozialverträgliches Design mit ökonomischen Prinzipien zu verbinden", stellt sich HEWI, Hersteller von Sanitärausstattungen und Baubeschlägen, bereits seit vielen Jahren. Dabei geht es uns nicht nur darum, Produkte für barrierefreie Wohnungen herzustellen, sondern vielmehr Lebensräume für Menschen zu gestalten, die durch Unfall, Krankheit oder Alter in ihren Bewegungsmöglichkeiten eingeschränkt sind. Technische Barrieren, ungünstige Wohnungszuschnitte und fehlende Hilfsmittel treffen vor allem körperlich Beeinträchtigte, Familien mit kleinen Kindern und ältere Menschen. Ziel ist es, den unterschiedlichen Lebenslagen Rechnung zu tragen und gerade den Älteren Hilfe und Unterstützung für ein selbstbestimmtes Leben in einer ansprechenden Wohnung zu geben. Ein barrierefreies Wohnumfeld ermöglicht das Verbleiben in der vertrauten Umgebung, fördert das Selbstwertgefühl der alten Menschen und erspart teure Heimunterkünfte. Schließlich ist gerade dies auch ein wichtiges Stück Lebensqualität. Der Integrationsgedanke, den wir vertreten, reicht von der Umsetzung einer barrierefreien Architektur bis zu geeigneten Wohnungsausstattungen, die in Form- und Farbgebung auch hohen ästhetischen Ansprüchen gerecht werden.

Im Geschäftsbereich Barrierefreies Wohnen arbeiten wir sehr eng mit der GGT – Gesellschaft für Gerontotechnik in Iserlohn zusammen, die die Produkte auf Seniorengerechtigkeit prüft und bei Eignung entsprechende Prüfsiegel vergibt. Darüber hinaus bestehen Kooperationen mit Forschungseinrichtungen wie dem Fraunhofer Institut in Stuttgart oder dem Forschungsinstitut Technologie Behindertenhilfe in Wetter-Volmarstein, mit dem international agierenden „Design for Aging Network", mit Verbänden und Interessengruppen im Bereich der Altenhilfe, mit Architekten, Alten- und Pflegeheimen, Wohnraumberatungsstellen sowie mit Verarbeitern, die die Produkte letztlich „an die Wand bringen".

Um den interdisziplinären Dialog zwischen alten Menschen, Architekten, Planern, Produktentwicklern, Entscheidern sowie Experten aus den Bereichen Soziologie, Gerontologie und Designtheorie voranzubringen und ganzheitliche Lösungsansätze für ein barrierefreies Wohn- und Lebensumfeld zu schaffen, in dem sich alle Menschen wohl fühlen, veranstalten wir in zweijährigem Turnus internationale Kongresse zum Thema „Leben ohne Barrieren". Darüber hinaus geben wir Schriften mit Empfehlungen zur Planung, Ausstattung und Nachrüstung barrierefreier Wohnungen heraus und engagieren uns in der Öffentlichkeitsarbeit, um Fachwelt und Bevölkerung dafür zu sensibilisieren, daß Bauen für alte Menschen letztlich auch Bauen für alle Menschen bedeutet. Jeder Mensch, so unsere Philosophie, soll alle Bereiche seines Lebensraumes bis ins hohe Alter unabhängig und weitgehend ohne fremde Hilfe selbständig nutzen können.

Soziale Gerontologie und Wohnen

von
Hans Peter Tews
SRH-Gruppe (Stiftung Rehabilitation Heidelberg), Heidelberg

Die Soziale Gerontologie ist inzwischen ein etabliertes Fach, das ich inhaltlich und mit seinen Orientierungen hier auf den Bereich Wohnen beziehen möchte – dies in durchaus subjektiver Auslegung. *1. Wohnen und Wohnverhältnisse älterer Menschen.* Ein wesentlicher Ausgangspunkt ist die Bedeutungszunahme des Wohnens und des Wohnumfeldes durch den alternsverbundenen räumlichen Rückzug älterer Menschen. Wohnverhältnisse, Wohnsituation und Wohnverhalten sind dann zentrale Themen Sozialer Gerontologie, ihre Abhängigkeiten von Lebenslagemerkmalen stehen im Zentrum – so auch die Verminderung von Substandards und Defiziten in den Wohnverhältnissen durch Interventionen. *2.* bin ich der Ansicht, daß sich wesentliche Aspekte heutigen und zukünftigen Wohnverhaltens älterer Menschen in *drei Handlungsorientierungen* niederschlagen: *„Wohnen bleiben solange wie möglich"* – dies entspricht den Wünschen der Mehrzahl der älteren Menschen. Zunahmen beim Wohneigentum und die institutionelle Ausweitung der Angebote der Wohnberatung und Wohnungsanpassung z.B. müßten dazu führen, daß man heute und in Zukunft noch häufiger länger wohnen bleiben kann, überhaupt durch die ausgeweitete Altersphase im Alter auch länger „wohnt". *„Umziehen zur rechten Zeit"* – dies entspricht einer sich offenbar begünstigt durch neue Angebote (Betreutes oder „Service-Wohnen" als Beispiel) verstärkenden präventiv orientierten Umzugsneigung, die Befragungsergebnissen zufolge auch in nachfolgenden Altersgenerationen steige und sich dort in erhöhter Umzugsbereitschaft im zukünftigen Alter niederschlage. *„Umziehen wenn es nicht mehr anders geht"* und dann in der Regel nur noch in ein Pflegeheim – dies ist die dritte sich zunehmend auch durch die Vorgaben der Pflegeversicherung verstärkende Tendenz, die Verbesserungen der ambulanten Versorgung auf der anderen Seite und die schon genannten verbesserten Möglichkeiten, länger wohnen zu bleiben – sie verstärken diesen Trend. *3.* ist das Thema *Wohnen und Versorgung* ein weiterer Schwerpunkt. Die überwiegende Mehrheit der Wohnverhältnisse Älterer sind sogenannte Normalwohnverhältnisse, also keine „Sonderwohnformen" wie die Heime. Hilfs-, Pflege-, Unterstützungs- und Versorgungsbedarf treten in der Mehrheit deshalb auch hier auf, sind hier zu decken. Wohnbehinderungen z.B. im Sanitärbereich erschweren die Möglichkeiten der Versorgung bei gleichzeitig verstärkter Verfolgung z.B. der Grundsätze „ambulant vor stationär" und der wohnquartiernahen Versorgung. *Neue Wohnformen auch im Alter* sind ein *4.* Themenbereich. Zwei Orientierungen sind für ihre zunehmende Verbreitung prägend: das sich offenbar verbreitende Bedürfnis nach mehr gemeinschaftlichen Wohnformen und die Verbindung von Wohnen und Versorgung, so z.B. wiederum beim Betreuten Wohnen. Neue Wohnformen im Alter werden bisher nur von vergleichsweise kleinen Minderheiten realisiert, es besteht aber offensichtlich eine Diskrepanz zwischen

Wünschen und ihrer Realisierung, in beträchtlichem Ausmaß auch mitbeeinflußt durch objektive Schwierigkeiten bei der Umsetzung solcher Modelle. Die 5. Ebene nun betrifft die *Sonderwohnformen der Heime,* die durch die Pflegeversicherung einem Strukturwandel ausgesetzt wurden – der Umwidmung von Altenwohnheimen und Altenheimen in Pflegeheime, die Verstärkung der „Wohnfunktionen" durch Umbau und Umwidmungen von „Heimplätzen" in Wohnungen und deren ambulante Versorgung, die Öffnung der Heime durch An- und Ausgliederung von Heimpersonal in Pflegedienste, die sowohl stationär als auch ambulant tätig sind.

Das Beispiel des Strukturwandels der Heime vermag vielleicht auch die unterschiedlichen Blickwinkel der Soziologie in der Gerontologie und der Sozialen Gerontologie etwas verdeutlichen, wenn es ersterer eher darum geht, den auch politisch mitverursachten Strukturwandel zu beschreiben und zu erklären, die Soziale Gerontologie in ihren Ausbildungsfunktionen die davon betroffenen Professionen wie Sozialarbeit und Altenhilfe eher darauf vorbereiten muß, mit den Folgen dieser Entwicklung in der Praxis umzugehen und sie zu bewältigen.

Soziale Partizipation

von
Harald Künemund
Institut für Soziologie der Freien Universität Berlin
Forschungsgruppe Altern und Lebenslauf

Im weitesten Sinne thematisiert die Alter(n)ssoziologie die Struktur der Gesellschaft im Zusammenhang mit Alter (als Status von Individuen oder Gruppen) und Altern (als individuellem oder gesellschaftlichem Prozeß). Dabei geht es sowohl um die Analyse der Gesellschaft als Bedingung von Lebenslagen, Handlungspotentialen usw. als auch um die Veränderungen der Gesellschaft und ihrer sozialen Institutionen als Resultat z.B. veränderter Lebenslagen und Handlungsmuster. Als gesellschaftliche Partizipation werden in diesem Zusammenhang die Teilhabe an gesellschaftlichen Entwicklungen, die Beteiligung in sozialen, kulturellen und politischen Tätigkeitsfeldern sowie insgesamt die Integration und Vergesellschaftung der Älteren thematisiert.

Mit dem Altern der Gesellschaft gewinnen Fragen nach der gesellschaftlichen Partizipation, Integration und Vergesellschaftung der Älteren immer größere Bedeutung. Auf der individuellen Ebene ergeben sich aus der Verlängerung der Lebensphase „Alter" und der zunehmend besseren Ressourcenausstattung der Älteren (insbesondere Bildung, Einkommen, Gesundheit) neue Handlungspotentiale und Partizipationsmuster, die immer weniger dem traditionellen Altersbild entsprechen. Auf gesellschaftlicher Ebene rücken vor allem Fragen der Finanzierbarkeit der Sozialleistungen und der Verteilung gesellschaftlicher Ressourcen zwischen den Generationen in den Mittelpunkt, wobei auch von den Älteren u.a. mehr ehrenamtliches Engagement, private Pflegetätigkeiten und aktive gesellschaftliche Partizipation insgesamt gefordert werden. Die Alter(n)ssoziologie kann solche Veränderungen auf empirischer Basis nachzeichnen, theoretisch konzeptualisieren und dabei auf mögliche Entwicklungen wie auch notwendige Interventionen aufmerksam machen.

Soziale und Ökologische Gerontologie

von
Hans-Werner Wahl, Frank Oswald & Heidrun Mollenkopf
Deutsches Zentrum für Alternsforschung
an der Universität Heidelberg (DZFA), Heidelberg

Soziale *und* ökologische Gerontologie scheint auf den ersten Blick zwei unterschiedliche Aspekte vereinigen zu wollen: Das soziale Element betont eher das Eingebundensein von Altern in soziale Netzwerke, in unterschiedliche soziale Lebenslagen und gesellschaftliche Bedingungen, das ökologische Element eher die räumlichen und dinglichen Rahmenbedingungen von Altern. Und in der Tat findet sich in der Scientific Community bis heute häufig eine solche „Arbeitsteilung". Wir glauben, daß es wesentlich ist, diese künstliche Trennung aufzugeben und beide Elemente, das Soziale und das Ökologische, in Forschungsstudien in integrativer Weise zu behandeln. So fragt soziale und ökologische Gerontologie nach unserem Verständnis danach, welchen Einfluß die räumlich-soziale Umwelt auf den Verlauf von Alternsprozessen besitzt, wobei das zugrunde gelegte Menschenbild stets impliziert, daß ältere Menschen ihre räumlich-sozialen Umwelten auch selbst proaktiv verändern können. In den Mittelpunkt rückt damit auch die Frage, wie räumliche soziale Aspekte beeinflussen und vice versa. Beispielsweise sind Umzüge zunächst massive Veränderungen der räumlichen Bezüge, jedoch können mittel- und langfristig Veränderungen in den sozialen Umweltbeziehungen (z.B. unerwartet interessante neue soziale Beziehungen in der neuen räumlichen Umwelt) von größerer Bedeutung für das weitere Altern sein. Umgekehrt können Veränderungen im sozialen Netzwerk, etwa der beruflich bedingte Wegzug eines helfenden Angehörigen aus der Gemeinde, ungünstige Gegebenheiten der räumlichen Umwelt wie beispielsweise einen fehlenden Fahrstuhl oder die ungenügende Infrastruktur des Wohnumfelds eines älteren Menschen, erst voll zur Geltung bringen. Über derartige Zusammenhänge, beziehungsweise die wechselseitigen Beeinflussungen der sozialen und der räumliche Umwelt und ihre Bedeutung für unterschiedliche Alternsverläufe wissen wir erst wenig. Die Hervorhebung der Nahtstelle zwischen dem Sozialen und dem Ökologischen führt im übrigen auch zurück zu frühen prototypischen Arbeiten der Gerontologie, wie sie von Carp (1966), Lawton und Simon (1968) und Rosow (1967) vorgelegt wurden. Im Rahmen der Abteilung für Soziale und Ökologische Gerontologie des Deutschen Zentrums für Alternsforschung an der Universität Heidelberg ist zum ersten Mal in Deutschland eine Plattform gegeben, diese Vernetztheit einer sozialen und ökologischen Perspektive in Grundlagen- und Anwendungsforschung umzusetzen.

Sozialgeographie

von
Klaus Friedrich
Institut für Geographie der Martin-Luther-Universität Halle-Wittenberg, Halle

Geographie befaßt sich mit räumlichen Strukturen und Prozessen auf der Erdoberfläche. Das Fach untergliedert sich in die naturwissenschaftlich ausgerichtete Physische Geographie sowie in die sozialwissenschaftlich geprägte Anthropogeographie (oft auch als Kulturgeographie bezeichnet). Sie stellt die Menschen und die räumlichen Konsequenzen ihres Handelns in den Mittelpunkt ihrer Betrachtung.

Sozialgeographie selbst wird nun entweder umfassend und synonym zur Anthropogeographie gesehen oder im engeren Sinne als anthropogeographische Teildisziplin. Sie befaßt sich mit dem gesellschaftlichen und sozialen Handeln menschlicher Gruppen und Gesellschaften und dessen Auswirkungen auf den Raum. Naturgemäß gibt es dabei thematische und methodische Berührungspunkte zu anderen Sozialwissenschaften, wie etwa zur Soziologie oder Psychologie.

Themen der Sozialgeographie sind z.B. die Stadt- und Siedlungsforschung, die Untersuchung von Migrationsprozessen, die Analyse sozialräumlicher Disparitäten sowie von Konzentrations- und Segregationstendenzen auf den verschiedenen räumlichen Maßstabsebenen. Dabei interessiert vor allem die Rolle der Akteure, deren räumliche Wahrnehmung und Interpretation als wesentliche Voraussetzung für die Entwicklung räumlicher Strukturen und Prozesse begriffen wird. Neben lebensweltlichen Konzepten zielt das Fach auch auf eine disziplinübergreifende allgemeine Gesellschaftstheorie, die eine angemessene Einordnung des raumwirksamen Handelns in die gesellschaftliche Gesamtentwicklung ermöglicht. Methodisch arbeitet die Sozialgeographie mit den verschiedenen Möglichkeiten der empirischen Sozialforschung, wie etwa quantitativen Verfahren, Sozialraumanalysen und qualitativer Sozialforschung.

Der Bezug der Sozialgeographie zur Alternsforschung hat in den angelsächsischen Ländern Tradition. Hierzulande stellen bislang nur wenige Geographen den alternden Menschen in den Mittelpunkt ihres Forschungsinteresses. Dabei eignet sich das fachliche Selbstverständnis einer integralen Sichtweise für die Querschnittsaufgabe der Alternsforschung. Geographische Alternsforschung befaßt sich mit den räumlichen Aspekten des Alterns sowie mit den Beziehungen älterer Menschen zu ihrer Umwelt. Untersucht werden z.B. die demographische Alterung von Gesellschaften, die räumlichen Verteilungsmuster und das Mobilitätsverhalten älterer Menschen, der Einfluß kontextueller Rahmenbedingungen auf ihre Lebensumstände und umgekehrt ihre Einflußnahme auf lebensweltliche Bedingungen. Aufgrund der handlungsorientierten Ausrichtung einer zeitgemäßen Sozialgeographie werden subjektiven Motivationen für raumwirksames Handeln, entscheidungstheoretische Konzepte oder sinnverstellende Zugänge mit systemweltlichen Bezügen verknüpft. Unter dieser Perspektive thematisiert Sozialgeographie auch die Veränderung der Mensch-Umwelt-Bezüge im Alternsverlauf.

Sozialwissenschaftliche Technikforschung

von
Heidrun Mollenkopf,[1] Sibylle Meyer[2] und Eva Schulze[2]
[1]Deutsches Zentrum für Alternsforschung
an der Universität Heidelberg (DZFA), Heidelberg
[2]*BIS* Berliner Institut für Sozialforschung GmbH

Gegenstand Sozialwissenschaftlicher Technikforschung sind die vielfältigen Aspekte und Ausprägungen der Wechselwirkung zwischen Technik und Gesellschaft. Theoretische Diskussion und empirische Untersuchungen waren lange Zeit durch die Auffassung von Technik als einem exogenen Faktor des gesellschaftlichen Wandels und der Veränderung von Arbeitsprozessen und Arbeitsorganisation bestimmt. Auch die zunächst weitgehend theoretische Diskussion um die Technisierung des Alltags stand zu Beginn im Zeichen des wissenschaftlichen Paradigmas der Eigengesetzlichkeit technischer Entwicklung, die – so die Auffassung – auch ursprünglich nichttechnische Bereiche durchdringt und verändert und der sich die einzelnen gesellschaftlichen Gruppen und Individuen nur mehr oder weniger anpassen können. Die etwa Mitte der siebziger Jahre einsetzende Gegenbewegung betonte dagegen die soziale Konstruktion der Technik und die Möglichkeiten ihrer Gestaltung und eigensinnigen Nutzung.

Für eine Untersuchung des Alltags älterer Menschen in technisierten Umwelten erscheint insbesondere die sozialkonstruktivistische Perspektive des Social Shaping of Technology geeignet, in der der Gegensatz von „technisch" und „sozial" aufgehoben ist. Die Nutzer der Alltagstechnik bilden danach einen integralen Teil des Technisierungsprozesses, da sie durch die aktive Integration technischer Artefakte in ihre alltäglichen Handlungsmuster neue Routinen herausbilden, die einerseits Handlungsspielräume eröffnen, andererseits durch die fortwährende Erweiterung des Technikeinsatzes neue Zwänge und Abhängigkeiten in Form neuer Technikentwicklungen sowie erweiterter Infrastruktursysteme und Normierungen schaffen. Im Hinblick auf die alltägliche Lebenswelt alter Menschen bedeutet die in modernen Industriegesellschaften erreichte und weiter fortschreitende Technisierung demzufolge eine zunehmende Erweiterung ihrer Handlungsspielräume und alltagspraktischen Problemlösungsmöglichkeiten, gleichzeitig aber auch gerade durch die vermehrte Nutzung dieser Möglichkeiten die Einschränkung selbstbestimmten Handelns und unmittelbaren Erlebens infolge der damit verbundenen Strukturierung und Standardisierung bis hin zur Normierung und Anonymisierung von Handlungsabläufen.

Eine wichtige Ergänzung dieser Perspektive bilden kultur- und handlungstheoretisch orientierte Ansätze der sozialwissenschaftlichen Technikforschung, die weniger die materiellen oder funktionalen Aspekte technischer Artefakte als ihren symbolischen Charakter betonen, durch den sie zugleich kulturelle Bedeutung als Medien der Vermittlung personaler Identität und sozialer Differenzierung erlangen.

In empirischen Untersuchungen erfolgt die Behandlung des Themas „Alter und

Technik" allerdings weniger theorie- als praxisgeleitet. Das Untersuchungsinteresse ist jeweils eher problemorientiert und bezieht sich zumeist auf spezifische Technikbereiche. Unter anderem wird gefragt, inwieweit Technik zur Bewältigung struktureller Probleme beitragen kann, die durch das Anwachsen des Anteils älterer und insbesondere hochaltriger Menschen an der Bevölkerung entstanden sind. Die Entwicklung und Nutzung technischer Hilfsmittel beispielsweise wird weitgehend unter dem Aspekt der Einsparung von Kosten durch ambulante statt stationärer Pflege untersucht. Weitere Schwerpunkte bilden Fragen der Wohnungsausstattung und -anpassung und des Einsatzes technischer Hilfen zur Unterstützung einer selbständigen Haushaltsführung im Falle physischer und kognitiver Beeinträchtigungen, die allgemeine Zugänglichkeit von Wohnumfeld, Verkehrsmitteln und Verkehrsgeschehen und die Nutzung von Computern und „Neuen Medien". In den letzten Jahren rückten verstärkt die nutzerfreundliche Gestaltung technischer Geräte unter besonderer Berücksichtigung der Kompetenzen, ergonomischen Voraussetzungen und vor allem auch der Bedürfnisse alter Menschen, zum Teil explizit unter dem Begriff „Gerontotechnik", sowie die Akzeptanz und Nutzung moderner Technologien und integrierter Systeme ins Blickfeld.

Soziologie

von
Wolfgang Gaiser
Deutsches Jugendinstitut e.V., München

Die Soziologie ist die Wissenschaft von der Gesellschaft. Sie ist eine theoretisch und empirisch arbeitende Sozialwissenschaft. Ihr Ziel ist die Beschreibung und Erklärung sozialer Phänomene. Sie analysiert „typische" Strukturen sozialer Handlungen, sozialer Prozesse, sozialer Gebilde und gesamtgesellschaftlicher Zusammenhänge. Dabei unterscheidet sie drei Ebenen der Vergesellschaftung:

- eine mikrosoziologische, die sich auf das Handeln einzelner Individuen und kleinerer Gruppen bezieht,
- eine mesosoziologische bei der es um die Institutionen, Verbände, Vereine und Netzwerke geht,
- eine makrosoziologische, die gesellschaftlich bedeutsame Strukturen (Macht, soziale Ungleichheit, Interessenkonstellationen) untersucht.

Für die systematische und intersubjektiv nachvollziehbare Gewinnung soziologischer Erkenntnisse wird die Ertragskraft unterschiedlicher Methoden genutzt. Sie werden entsprechend des Erkenntnisinteresses und des zu untersuchenden Gegenstandsbereichs angewandt. In Frage kommt beispielsweise die Analyse von Texten oder Interaktionen, teilnehmende Beobachtung oder auch breit angelegte Survey-Forschung, die mit Hilfe statistischer Methoden komplexe Auswertungsmöglichkeiten eröffnet. *Praktisch* ertragreich ist die Soziologie insbesondere dann, wenn sie bezogen auf konkrete Problemstellungen theoretisch fundierte und methodisch nachvollziehbare Forschungsergebnisse liefert. Die „Anwender" von Soziologie können auch einen Nutzen aus dem Prinzip des systematisch-analysierenden Mißtrauens gewinnen, dem Versuch hinter die Fassaden der sozialen Beziehungen zu sehen, keine Norm oder soziale „Realität" als unveränderbar zu betrachten und bei allem nach Entstehungsgründen und dahinterliegenden Interessen zu fragen. Bezogen auf eine Soziologie des Wohnens kann dies bedeuten:

- Auf der Makroebene geht es darum, die Bedeutung des Wohnens vor dem Hintergrund der gesellschaftlich-historischen Entwicklung zu erschließen: Durch die Trennung von Wohnen und beruflicher Arbeit wird die Wohnung zum Ort von Erholung, Konsum, Kommunikation und Stilisierung. Rechtlich und ökonomisch ist die Verfügung über eine Wohnung durch eine Kombination von staatlicher Regulierung und Marktprozessen gesteuert. Machtkonstellationen und Interessengegensätze bezüglich Boden, Kapital und Raum prägen via Recht (Eigentum, Miete) und Politik Ungleichheitsstrukturen. Diese manifestieren sich darin, ob, wie und wo wer wohnt sowie welche Wohnungen es gibt und unter welchen Voraussetzungen man welche Wohnqualität erreicht.

- Auf der Mesoebene geht es um das Wohnen im Kontext von sozialen Netzen, Nachbarschaft und Quartier. Die Wohnung ist als Ort von Partnerschaft und Verwandtschaft anzusehen, der gemeinsame Haushalt als rechtliche und ökonomische Bindung.
- Auf der Mikroebene wird die Wohnung als Raum für die privaten Bedürfnisse, für Emotionalität, für Körperlichkeit, Identität und Intimität betrachtet. Sie ist Gegenwelt zu Arbeit und Öffentlichkeit. Mit Wohnen verbindet sich sozialer Zusammenhang, aber auch Konflikt, Lebenslauf, Mobilität und Entwicklung im Generationenverhältnis.

Stadtentwicklung

von
Bruno Schmaus
Amt für Stadtentwicklung und Statistik der Stadt Heidelberg

Stadtentwicklung hat die Aufgabe, strukturelle und räumliche Entwicklungstendenzen sowie Veränderungsprozesse frühzeitig zu erkennen. Neben fachspezifischen Analysen und Prognosen, etwa zur sozio-demographischen und räumlichen Entwicklung, zum Infrastrukturangebot oder zum Wohnungs- und Arbeitsplatzbedarf, liegt das Hauptaufgabengebiet in der Ausarbeitung von Entwicklungsstrategien, Leitlinien und Maßnahmenvorschlägen; zum Teil auf der Basis alternativer Zukunftsszenarien.

Im Gegensatz zur Anpassungsplanung, ist die Arbeitsmethode der Stadtentwicklungsplanung die aktive, vorausschauende Zielplanung für alle Bereiche der Daseinsvorsorge bis zur Erarbeitung räumlicher Entwicklungskonzepte. Kennzeichnend für die Vorgehensweise sind der vernetzte Denkansatz, Interdisziplinarität sowie die Beteiligung der Bürgerinnen und Bürger am Planungsprozeß.

Das Amt für Stadtentwicklung und Statistik der Stadt Heidelberg hat in den vergangenen Jahren federführend den neuen – und in der Bundesrepublik Deutschland wegweisenden – „Stadtentwicklungsplan Heidelberg 2010" erarbeitet. Er wird wegen seinem Bekenntnis zu einer nachhaltigen Entwicklung von der Stadt als Lokale Agenda 21 verstanden. Jene liegt dann vor, wenn sich die soziale, ökologische und wirtschaftliche Entwicklung in Heidelberg in einem langfristigen Gleichgewicht bewegt.

Durch die vom Amt für Stadtentwicklung und Statistik koordinierten und in Zusammenarbeit mit anderen Fachämtern erstellten Stadtteilrahmenpläne für alle 14 Stadtteile in der Größenordnung zwischen 3.000 und 17.000 Einwohnern, ist gewährleistet, daß auch auf der konkreten lokalen Ebene eine ausgeglichene städtebauliche, ökologische und sozio-ökonomische Entwicklung verfolgt wird. Durch die Einbindung von Bewohnern und Bewohnerinnen aller Altersstufen wird die Möglichkeit zur Partizipation sowie zur Selbstverantwortung und Eigeninitiative im Sinne einer nachhaltigen Entwicklung geboten. Daraus ergibt sich für das Amt ein breiter Erfahrungshorizont.

Strukturforschung des Alterns

von
Dirk Heuwinkel & Andreas Borchers
IES – Institut für Entwicklungsplanung und Strukturforschung an der Universität Hannover

Das Ziel eines strukturanalytischen Ansatzes in den Sozialwissenschaften besteht darin, die Größenordnung des regionalen Humanpotentials zu bestimmen und seinen Zusammenhang mit der gesellschaftlichen Entwicklung (bzw. mit der Entwicklung in ausgewählten Sektoren) zu untersuchen. Die damit verbundenen Fragestellungen beziehen sich sowohl auf vorausgehende Einflußfaktoren wie auf Auswirkungen und Effekte unterschiedlicher Rahmenbedingungen und Niveaus. In sozialstrukturellen Analysen werden soziale, ökonomische, regionale, temporale und gegebenenfalls auch ökologische Faktoren als strukturbildend verstanden und in ihrer Vernetzung betrachtet. Daraus ergibt sich, daß Strukturforschung interdisziplinär verfolgt werden muß.

Die Analyse der regionalen Besonderheiten, die in den Gesellschaftswissenschaften oftmals übersehen oder zumindest vernachlässigt werden, und der endogenen Potentiale innerhalb dieser Regionen gewinnt deshalb zunehmend an Bedeutung, weil im verschärften globalen und regionalen Wettbewerb um Entwicklungschancen das in der Bevölkerung liegende Humanpotential zunehmend wichtiger wird. Gesellschaftliche und wirtschaftliche Entwicklung ist ohne den Menschen mit seinen Kompetenzen und Handlungsmöglichkeiten nicht möglich. Strukturforschung spürt vor diesem Hintergrund den Ausgangsbedingungen, den Einflüssen und den Ursache-Wirkungs-Zusammenhängen nach. Der Faktor Zeit wird einerseits als dynamisierender Faktor und darüber hinaus für prognostische Aussagen in die Analysen einbezogen.

Ältere Menschen erscheinen in strukturanalytischer Betrachtung als Träger von Humanpotential. Dieses wird quantitativ definiert durch die Bevölkerungszahl und qualitativ durch die sozioökonomische Struktur sowie durch die beruflichen Qualifikationen, Werthaltungen und sozialen Befähigungen. Dieses Potential nimmt für Menschen im sich ständig verlängernden nachberuflichen Lebensabschnitt mit ihrem – gegenüber früheren Altengenerationen – höheren Qualifikationsniveau, ihrem besseren Gesundheitsstatus usw. zu.

Ältere Menschen mit ihren spezifischen Potentialen an Wissen und Zeit sind deshalb als ein zunehmender Teil des gesellschaftlichen Humanpotentials von großem Interesse. Besonderen Stellenwert nimmt dabei die Untersuchung der sozialen Netzwerke von Familie, Freundschaft und Nachbarschaft ein, in denen ältere Menschen ebenso Empfänger der Leistungen von anderen sind, wie sie selbst Leistungen für andere erbringen. Die sozialen Netzwerke können in der Gesamtschau mit einer sozialen Infrastruktur verglichen werden, weil in diesem Rahmen unverzichtbare Leistungen für den Einzelnen und für die Gesellschaft insgesamt erbracht werden.

Soziale Netzwerke und andere einbindende Strukturen erhalten damit einen zentralen Stellenwert für die Pflege und Entfaltung des in den Älteren liegenden Humanpotentials.

Die Ergebnisse strukturanalytischer Untersuchungen sind unverzichtbar für fundierte Planung, Politik und Verwaltung. Über das Spektrum der traditionellen Altenhilfe hinaus, wie sie sich etwa in der Planung von Infrastruktureinrichtungen und in Altenplänen manifestiert, kann im weiteren Sinne eine nachhaltige soziale Entwicklung begründet und befördert werden, die sich zu einer „Sozialen Strukturpolitik" bündeln läßt. Mit dem „politischen" Bewußtsein für das Potential der Älteren können in unterschiedlichen gesellschaftlichen Bereichen differenzierte Strukturbedingungen angeregt und unterstützt werden, die eine aktive Mitwirkung und Mitverantwortung der unterschiedlichen Bevölkerungsgruppen fördern.

Verkehrspsychologie

von
Heinz-Jürgen Kaiser
Institut für Psychogerontologie der Universität Erlangen-Nürnberg

Der Straßenverkehr ist ein Lebensbereich von großer Bedeutung in allen entwickelten Gesellschaften. Seit dem Aufkommen motorisierter Fahrzeuge und den damit auftretenden neuen Problemen und Gefahren hat das Verhalten der Verkehrsteilnehmer das Interesse auch der Wissenschaft gefunden. Bereits Anfang des 20. Jahrhunderts gab es „professionelle" Verkehrsteilnehmer, die in einem immer dichter werdenden Verkehr mit Motorfahrzeugen Menschen und Güter beförderten und eine hohe Verantwortung trugen. Nicht nur die Versicherungswirtschaft hatte handfeste Gründe, sich mit diesen Menschen und den Bedingungen, unter denen ihr Verhalten realisiert wurde, eingehender zu beschäftigen. Vor allem die Medizin, die Psychologie und die Ingenieurwissenschaften entwickelten Fragestellungen und Methoden, um das aktuell gewordene Problem der Verkehrssicherheit einer wissenschaftlichen Erforschung zugänglich zu machen.

Im Rahmen einer Angewandten Psychologie entwickelte sich bald eine psychologische Grundlagenforschung, die sich mit den Gesetzmäßigkeiten und den Möglichkeiten von Erklärung und Prognose verkehrsbezogenen Verhaltens ganz allgemein beschäftigte. In einer fruchtbaren Gründerzeit zwischen etwa 1905 und 1930 wurden die bis heute gültigen Hauptarbeitsbereiche einer etablierten Verkehrspsychologie mit Leben erfüllt: Analyse des Verkehrsverhaltens, Probleme der Fahrtüchtigkeit und Fahreignung, Fragen der Straßen- und Fahrzeuggestaltung und der Bereich der pädagogischen Beeinflussung der Verkehrsteilnehmer. Eine enge Zusammenarbeit mit anderen Wissenschaftsbereichen (z.B. der Ergonomie) wurde selbstverständlich. Als das bei weitem wichtigste Betätigungsfeld von Verkehrspsychologen bildete sich der Aufgabenbereich der Eignungsdiagnostik heraus, in dem heute der überwiegende Teil der Verkehrspsychologen arbeitet.

Die demographischen Veränderungen in der Gesellschaft mit ihren tatsächlichen oder auch nur prognostizierten Konsequenzen für den Bereich Straßenverkehr konnten der Verkehrspsychologie nicht verborgen bleiben. Vor allem in den 90er Jahren wandten sich deswegen Verkehrspsychologen verstärkt dem älteren Verkehrsteilnehmer zu. Erforscht wurden und werden die Mobilitätsbedürfnisse und Ängste älterer Verkehrsteilnehmer, der Fahrzeug- und Führerscheinbesitz unter Älteren, das Fahrverhalten älterer Autofahrer, etwaige Leistungsdefizite und Möglichkeiten ihrer Kompensation, das Unfallgeschehen unter Beteiligung älterer Menschen und nicht zuletzt auch die Möglichkeiten der Verkehrsaufklärung. Die Verbindung zwischen einer ökologisch orientierten Gerontologie und einer am alten Menschen interessierten Verkehrspsychologie hat sicher Zukunft.

Autorenverzeichnis

Margret M. Baltes, († 1999), Prof. Dr., war Professorin für Psychologische Gerontologie in der Abteilung für Gerontopsychiatrie und am Institut für Psychologie sowie Leiterin der Forschungsgruppe für Psychologische Gerontologie an der Freien Universität Berlin. Forschungsschwerpunkte: Prävention und Frühdiagnose dementieller Erkrankungen, z.B. der Alzheimer-Krankheit, sowie Alltag im Alter.

Karl-Heinz Balschbach, Dipl.-Ingenieur; Abteilungsleiter der Abteilung Fahrbetrieb der MVV (Mannheimer Versorgungs- und Verkehrsgesellschaft)-Verkehr AG.
MVV-Verkehr AG
Möhlstraße 25, 68165 Mannheim
E-Mail: K.Balschbach@MVV.de

Andreas Borchers, Dr., Dipl.-Soziologe; Leiter des Arbeitsbereiches 'Kinder, Jugend, Familie' des Instituts für Entwicklungsplanung und Strukturforschung an der Universität Hannover. Forschungsschwerpunkte: Soziale Netzwerke, Generationenbeziehungen, Familien- und Kinderfreundlichkeit in der Kommune.
IES – Institut für Entwicklungsplanung und Strukturforschung an der Universität Hannover
Lister Straße 15, 30163 Hannover
E-Mail: heuwinkel@ies.uni-hannover.de

Fritz Breimesser, Dipl.-Ingenieur Elektrotechnik; Abteilungsbevollmächtigter der Zentralabteilung Technik, Innovationsfeld Gesundheit der Siemens AG Erlangen. Forschungsschwerpunkt: Einsatzmöglichkeiten moderner Technologien im Gesundheitswesen, u.a. für Ältere und Behinderte.
Zentralabteilung Technik
Innovationsfeld Gesundheit
Siemens AG
Postfach 32 20, 91050 Erlangen
E-Mail: fritz.breimesser@erls.siemens.de

Antje Flade, Dr., Dipl.-Psychologin; Wissenschaftliche Mitarbeiterin im Institut für Wohnen und Umwelt. Tätig im Bereich Umweltpsychologie, darunter insbesondere in der Wohn- und Mobilitätsforschung.
Institut Wohnen und Umwelt
Annastraße 15, 64285 Darmstadt
E-Mail: a.flade@iwu.de

Insa Fooken, Prof. Dr.; Professorin für Psychologie an der Universität-Gesamthochschule Siegen mit dem Schwerpunkt Entwicklungspsychologie. Forschungsschwerpunkte: Entwicklungspsychologie der Lebensspanne, Geschlechter- und Familienbeziehungen.
Fachbereich 2 – Psychologie der Universität Gesamthochschule Siegen
Adolf-Reichwein-Straße 2, 57076 Siegen
E-Mail: Fooken@psychologie.uni-siegen.de

Klaus Friedrich, Prof. Dr.; Professor für Sozialgeographie am Institut für Geographie der Universität Halle-Wittenberg. Arbeitsschwerpunkte: Sozialräumliche Differenzierung, Suburbanisierung; Geographische Alternsforschung; Regionale Schwerpunkte: USA, Mediterranes Europa.
Martin-Luther-Universität Halle-Wittenberg, Institut für Geographie
Heinrich-und-Thomas-Mann-Straße 26, 06108 Halle/Saale
E-Mail: friedrich@geographie.uni-halle.de

Wolfgang Gaiser, Dr., Dipl.-Soziologe; Wissenschaftlicher Mitarbeiter am Deutschen Jugendinstitut, Projekt „Jugendsurvey" in der Abteilung „Jugend und Politik". Arbeitsschwerpunkte: Forschung zu Lebenslage und Lebensbewältigung und insbesondere zum Wohnen und zur politischen Partizipation von Jugendlichen und jungen Erwachsenen.
Deutsches Jugendinstitut e.V.
Nockherstraße 2, 81541 München

Dirk Heuwinkel, Dr., Dipl.-Geograph; Stellvertretender Leiter des Instituts für Entwicklungsplanung und Strukturforschung an der Universität Hannover. Forschungsschwerpunkte: Regionalforschung, Sozialforschung, Kommunale Kinder- und Familienpolitik.
IES – Institut für Entwicklungsplanung und Strukturforschung an der Universität Hannover
Lister Straße 15, 30163 Hannover
E-Mail: heuwinkel@ies.uni-hannover.de

Markus Hütt, Betriebswirt FH; Aufbau des Marktmanagements Barrierefreies Wohnen bei der HEWI Heinrich Wilke GmbH. Arbeitsschwerpunkte: Anwendungsorientierte Produktentwicklung, Aufbau von Seminaren und Netzwerken für unterschiedliche Zielgruppen.
HEWI Heinrich Wilke GmbH
Postfach 12 60, 34442 Arolsen
E-Mail: mhuett@hewi.de

Heinz Jürgen Kaiser, Prof. Dr.; Außerplanmäßiger Professor und Akademischer Direktor am Institut für Psychogerontologie der Universität Erlangen-Nürnberg. Forschungsschwerpunkte: Subjektive Aspekte des Alterns, Verkehrspsychologie (mit Schwerpunkt Alte Menschen im Straßenverkehr).
Institut für Psychogerontologie der Universität Erlangen-Nürnberg
Nägelsbachstraße 25, 91052 Erlangen
E-Mail: juergen.kaiser@geronto.uni-erlangen.de

Gerhard Kaminski, Prof. Dr. em.; Forschungstätigkeit zur Theorie klinisch-psychologischer Diagnostik, zur Handlungspsychologie, Sportpsychologie, Ökologischen und Umweltpsychologie. Von 1968 bis 1990 Lehrstuhl für Psychologie am Psychologischen Institut der Universität Tübingen.
Universität Tübingen, Psychologisches Institut
Friedrichstraße 21, 72072 Tübingen
E-Mail: gerhard.kaminski@uni-tuebingen.de

Fred Karl, Priv.-Doz., Dr. habil., Dipl.-Soziologe; Akademischer Rat für soziale Fragen des Alterns an der Universität-Gesamthochschule Kassel. Forschungsschwerpunkte: Ökologische und soziale Gerontologie, Generationenverhältnisse, soziale Bewegungen, Lehr- und Absolventenforschung.
Universität-Gesamthochschule Kassel
Fachbereich Sozialwesen
Arnold-Bode-Straße 10, 34109 Kassel
E-Mail: fredkarl@hrz.uni-kassel.de

Harald Künemund, Dipl.-Soziologe; Wissenschaftlicher Mitarbeiter am Institut für Soziologie der Freien Universität Berlin. Forschungsschwerpunkte: Gesellschaftliche Partizipation, Generationenbeziehungen, Methoden der empirischen Sozialforschung.
Forschungsgruppe Altern und Lebenslauf (FALL)
Institut für Soziologie der Freien Universität Berlin
Babelsberger Straße 14-16, 10715 Berlin
E-Mail: kunemund@zedat.fu-berlin.de

Hartmut Lüdtke; Prof. Dr.; Professor für Soziologie am Institut für Soziologie der Universität Marburg. Forschungsschwerpunkte: Freizeit und temporale Muster, Jugend, Lebensstile, Alltagstechnik, Räumliche Soziologie.
Institut für Soziologie der Philipps-Universität Marburg
Am Grün 1, 35032 Marburg
E-Mail: luedtke@mailer.uni-marburg.de

Sibylle Meyer, Dr., Dipl.-Soziologin; gemeinsam mit Dr. Eva Schulze Geschäftsführender Vorstand und wissenschaftliche Leiterin des Berliner Instituts für Sozialforschung (BIS). Forschungsschwerpunkte: Familiensoziologie und Technikforschung.
Berliner Institut für Sozialforschung BIS GmbH
Ansbacher Straße 5, 10787 Berlin
E-Mail: s.meyer@bis-berlin.de

Heidrun Mollenkopf, Dr., Dipl.-Soziologin; Wissenschaftliche Mitarbeiterin am Deutschen Zentrum für Alternsforschung an der Universität Heidelberg (DZFA), Abteilung für Soziale und Ökologische Gerontologie. Forschungsschwerpunkte: Lebensqualität, Integration und Mobilität im Alter, und Technik.
Deutsches Zentrum für Alternsforschung an der Universität Heidelberg (DZFA)
Bergheimer Straße 20, 69115 Heidelberg
E-Mail: mollenkopf@dzfa.uni-heidelberg.de

Renate Narten, Dr.-Ingenieur, M.A., Architektursoziologin; Forschungsschwerpunkt: Wohnen im Alter.
Büro für Sozialräumliche Forschung und Beratung
Schönbergstraße 17, 30419 Hannover
E-Mail: r.narten@t-online.de

Frank Oswald, Dr., Dipl.-Psychologe; Wissenschaftlicher Mitarbeiter am Deutschen Zentrum für Alternsforschung an der Universität Heidelberg (DZFA), Abteilung für Soziale und Ökologische Gerontologie. Forschungsschwerpunkte: Wohnen im Alter, Umzug im Alter.
Deutsches Zentrum für Alternsforschung an der Universität Heidelberg (DZFA)
Bergheimer Straße 20, 69115 Heidelberg
E-Mail: oswald@dzfa.uni-heidelberg.de

Horst Pichert, Prof., Dr.-Ingenieur, Dr.oec.troph. habil.; Lehrbefugnis für „Technik und Arbeit im Haushalt". Aufbau des neuen Fachgebietes Haushalttechnik. Forschungsziele: Optimierung der (ganzheitlichen) Gebrauchstauglichkeit technischer Produkte für Heim und Freizeit sowie für Gastronomie und Großküche. Übergreifendes Kriterium: Behindertengerechte, seniorengerechte und barrierefreie Gebrauchsgüte.
Technische Universität München, Fachgebiet Haushalttechnik
Am Hochanger 3, 85354 Freising-Weihenstephan
E-Mail: pichert@pollux.edv.agrar.tu-muenchen.de

Dorothee Quinten, Dipl.-Designerin, Atelier für Gestaltung – Design für Ältere; Spezialisierung im Bereich Produktentwicklungen und Werbestrategien für Ältere. Dienstleistungsangebot: Beratung, Strategien, Gestaltung, Produkte, Corporate Design sowie Werbemaßnahmen für ältere Zielgruppen. Lehrtätigkeit an der Fachhochschule Münster im Fachbereich Design. Mitbegründerin und aktives Mitglied des DAN Deutschland (Design for Ageing Network).
Atelier für Gestaltung – Design für Ältere
Obergrünewalder Straße 8a, 42103 Wuppertal

Winfried Saup, Prof. Dr.; Professor am Lehrstuhl für Psychologie und an der Forschungsstelle für Pädagogische Psychologie und Entwicklungspsychologie der Universität Augsburg. Arbeits- und Forschungsschwerpunkt: Angewandte Gerontologie.
Philosophische Fakultät I der Universität Augsburg
Forschungsstelle für Päd. Psychologie und Entwicklungspsychologie
Universitätsstraße 10, 86135 Augsburg
E-Mail: winfried.saup@phil.uni-augsburg.de

Bruno Schmaus, Dipl.-Soziologe; Leiter des Amtes für Stadtentwicklung und Statistik der Stadt Heidelberg. Themenschwerpunkte: Tourismusleitbild, Stadtentwicklungsplan, Stadtteilrahmenpläne, Lokale Agenda 21, Kommunale Kriminalprävention.
Stadtverwaltung Heidelberg – Amt für Stadtentwicklung
Marktplatz 10, 69045 Heidelberg
E-Mail: Schmaus.Bruno@Heidelberg.de

Eva Schulze, Dr., Dipl.-Soziologin, Innenarchitektin; gemeinsam mit Dr. Sibylle Meyer Geschäftsführender Vorstand und wissenschaftliche Leiterin des Berliner Institut für Sozialforschung (BIS). Forschungsschwerpunkte: Familiensoziologie und Technikforschung.
Berliner Institut für Sozialforschung BIS GmbH
Ansbacher Straße 5, 10787 Berlin
E-Mail: :s.meyer@bis-berlin.de

Doris Sowarka, Dr., Dipl.-Psychologin; Stellvertretende Institutsleiterin am Deutschen Zentrum für Altersfragen in Berlin. Arbeitsschwerpunkte: Entwicklungspsychologie der Lebensspanne, Gerontologie mit Schwerpunkten zur kognitiven Entwicklung und kognitiven Intervention im Alter sowie psychologische Frühdiagnostik dementieller Erkrankungen.
Deutsches Zentrum für Altersfragen e.V. (DZA)
Manfred-von-Richthofen-Straße 2, 12101 Berlin
E-Mail: sowarka@dza.de

Clemens Tesch-Römer, Priv.-Doz., Dr., Dipl.-Psychologe; Leiter des Deutschen Zentrums für Altersfragen, Berlin. Arbeitsschwerpunkte: Soziale Beziehungen und gesellschaftliche Partizipation im Alter, Biographie und Identität, Bewältigung chronischer Belastungen, Kommunikation und Schwerhörigkeit im Alter, Interventionsgerontologie.
Deutsches Zentrum für Altersfragen e.V. (DZA)
Manfred-von-Richthofenstraße 2, 12101 Berlin
E-Mail: tesch-roemer@dza.de

Hans Peter Tews, Dr., Dipl.-Soziologe und Gerontologe; arbeitet bei der SRH-Gruppe in Heidelberg. Kurator beim Kuratorium Deutsche Altershilfe (KDA Köln), 1. Vorsitzender des Vereins Selbständig Wohnen Heidelberg e.V., leitet (mit H. Bühler vom Amt für Soziale Angelegenheiten und Altenarbeit der Stadt Heidelberg) das Projekt „Selbstbestimmt Wohnen im Alter Heidelberg" im Modellprogramm des Bundesministeriums für Familie, Senioren, Frauen und Jugend (BMFSFJ).
SRH-Gruppe
Bonhoefferstraße, 69123 Heidelberg

Hans-Werner Wahl, Prof. Dr.; Professor für Soziale und Ökologische Gerontologie am Deutschen Zentrum für Alternsforschung an der Universität Heidelberg. Arbeitsschwerpunkte: Altern in einer Sicht der Transaktion von älteren Menschen mit ihren räumlich-dinglichen-technischen Umwelten, psychosoziale Aspekte von Sehbeeinträchtigung im Alter, Alltagskompetenz im Alter: Chancen, Grenzen und Veränderungspotentiale.
Deutsches Zentrum für Alternsforschung an der Universität Heidelberg (DZFA)
Bergheimerstraße 20, 69115 Heidelberg
E-Mail: wahl@dzfa.uni-heidelberg.de

GPSR Compliance

The European Union's (EU) General Product Safety Regulation (GPSR) is a set of rules that requires consumer products to be safe and our obligations to ensure this.

If you have any concerns about our products, you can contact us on ProductSafety@springernature.com

In case Publisher is established outside the EU, the EU authorized representative is:

Springer Nature Customer Service Center GmbH
Europaplatz 3
69115 Heidelberg, Germany

Batch number: 10809472

Printed by Printforce, the Netherlands